Hildegard von Bingen

Das Praxisbuch für ein gesundes Leben

7 HILL

Die angegebenen Internet-Adressen wurden vom Verlag mit größtmöglicher Sorgfalt geprüft. Für Inhalt und Gestaltung sowie für Links auf weitere Internetseiten ist ausschließlich der Betreiber der jeweiligen Seite verantwortlich. Der Verlag übernimmt keine Haftung für den Inhalt der angegebenen Seiten und extern verlinkter Webseiten. Ansprüche gegen den Verlag sind insoweit ausgeschlossen.

Dieses Buch soll dem Einzelnen als Anregung dienen. Für seine Handlungen ist der Einzelne jedoch selbst verantwortlich. Eine Haftung des Verlages für Umstände, die aus oder im Zusammenhang mit der Nutzung des Buches resultieren, ist ausgeschlossen. Insbesondere ersetzt dieses Buch keine professionelle oder psychologische Hilfe bei Krankheiten und sonstigen Beschwerden.

Bildnachweis:
S. 11: FOTOLIA – Stefan Homberg, S. 13: picture-alliance/akg-images,
S. 16: Seite aus dem Liber Divinorum Operum, Public Domain,
S. 29: istockphoto.com.
Alle anderen Bilder von Shutterstock, Inc.

Hildegard von Bingen. Das Praxisbuch für ein gesundes Leben

7Hill ist ein Imprint der Tandem Verlag GmbH

Autorin: Jacqueline Dubois, Berlin
Layout: Wolfgang Timm, Berlin
Einbandgestaltung: Oliver Wirth, Paderborn
Einbandabbildung: „Hildegardis Prophetissa“,
Bildpostkarte um 1910, picture-alliance /akg-images
Produktion und Redaktion: Ina Friedrich, Saarbrücken
Gesamtherstellung: Tandem Verlag GmbH, Königswinter

Printed in China

ISBN 978-3-8331-5784-4

10 9 8 7 6 5 4 3 2 1

Hildegard von Bingen

Inhalt

Vorwort .7
Einführung .9

Allgemeines .17
Wer war Hildegard von Bingen? .18
Die Weltanschauung der Hildegard von Bingen .27

Die ganzheitliche Heilkunde der Hildegard von Bingen .33
Die vier Elemente und die Körpersäfte .34
Die vier Temperamente .40
Die Temperamente der Frauen .40
Die Temperamente der Männer .45
Heilung in vier Bereichen .50
Der göttliche Bereich .50
Der kosmische Bereich .51
Der körperliche Bereich .51
Der seelische Bereich .52

Kräuterkunde .55
Der richtige Umgang mit Heilkräutern .56
Anwendungsmöglichkeiten .64
Die wichtigsten Heilpflanzen von A–Z .72

Die Hildegard-Heilkunde 125
Welche Krankheiten können mit der Hildegard-Heilkunde behandelt werden? .126
Krankheiten von A–Z 132
Frauenheilkunde 172
Die Sexualität von Mann und Frau 172
Von der Zeugung zur Geburt 174
Klassische Frauenleiden 177
Weitere Frauenleiden 185
Hildegards Behandlungsmethoden 194

Gesunde Ernährung nach Hildegard von Bingen 201
Die Ernährung im Mittelalter 202
Die Grundlagen der Ernährungslehre 209
Das Heilfasten 210
Nahrungsmittel der Hildegard-Ernährung 213

Anhang 249
Literatur 250
Adressen und Bezugsquellen 252
Geschützte Pflanzen 256
Glossar 270
Register 276

Vorwort

Hildegard von Bingen – die heilige Hildegard – war keine gewöhnliche Frau. Intensiv beobachtete sie die Erscheinungen und Vorgänge um sich herum und versenkte sich in die Geheimnisse ihrer Umwelt, um Gott, den Ursprung allen Lebens, zu finden. Dies tat sie in einer Zeit, in der das öffentliche Wirken einer Frau als höchst unschicklich galt und nicht gern gesehen war. Hildegard war überzeugt davon, dass Gott sich in jeden Heilungsprozess einschaltet. In ihrer Heilkunde weist sie ausdrücklich auf den Zusammenhang zwischen Körper, Geist und Seele hin. Ohne Zweifel war sie eine der bedeutendsten deutschen Mystikerinnen des Mittelalters.

In diesem Buch wollen wir Ihnen zu Beginn den Menschen, die Heilerin und die Äbtissin Hildegard von Bingen vorstellen. Im zweiten Kapitel beschäftigen wir uns mit der Arbeit der heiligen Hildegard. Im dritten Kapitel geht es um die Kräuterkunde, die ein wesentlicher Bestandteil der Hildegard-Heilkunde ist. Wir sehen uns die richtige Handhabung von Heilkräutern an und wie man sie am besten einsetzt. Außerdem stellen wir zusätzlich die wichtigsten Heilkräuter genauer vor. Im vierten Kapitel behandeln wir die Hildegard-Heilkunde an sich: Für die Behandlung welcher Krankheiten ist sie überhaupt geeignet? Im fünften und letzten Kapitel ist schließlich die Ernährung mit Rezeptvorschlägen an der Reihe, denn auch bei diesem Thema können wir noch viel von Hildegard von Bingen lernen.

Wir hoffen, Ihnen mit diesem Buch einen guten Überblick über die vielfältigen Möglichkeiten der Hildegard-Heilkunde geben zu können, und Ihnen diese außergewöhnliche Frau ein wenig näher zu bringen.

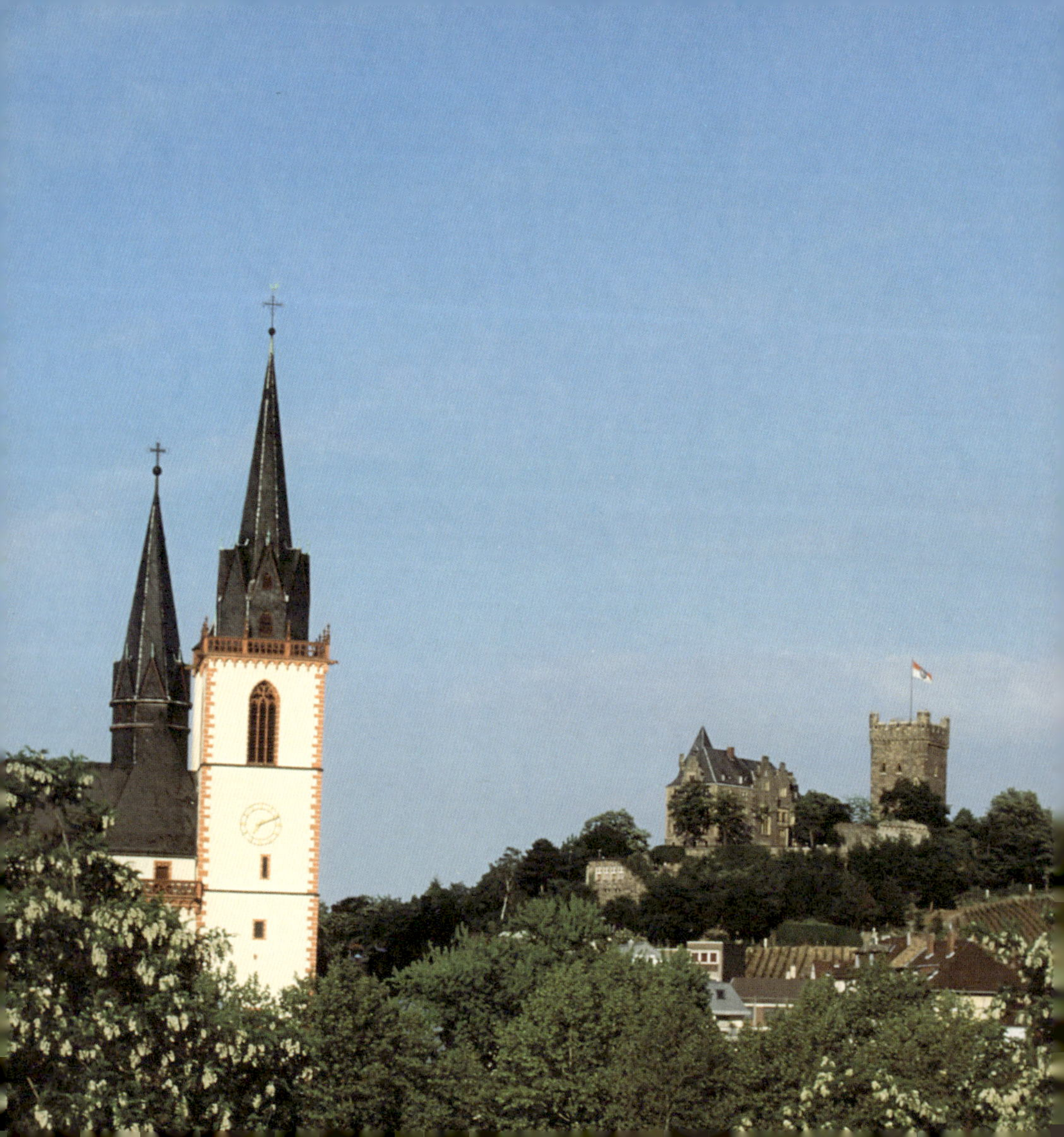

Einführung

Die Lehren der heiligen Hildegard von Bingen schlummerten nahezu 800 Jahre lang im Verborgenen, bis vor knapp einem Jahrhundert das letzte verbliebene handschriftliche Exemplar ihres Lehrbuchs *Causae et Curae* in der Königlichen Bibliothek zu Kopenhagen wiederentdeckt wurde. Dieses Buch wurde zusammen mit dem Werk *Physica* schließlich zur Grundlage einer neuen ganzheitlichen Heilkunde – der Hildegard-Medizin –, die der österreichische Arzt Dr. Gottfried Hertzka gemeinsam mit dem Heilpraktiker Dr. Wighard Strehlow in den 1970er-Jahren ins Leben rief.

Die Hildegard-Medizin basiert auf fünf Säulen für eine gesunde Lebensführung:

1. **Kräuterheilkunde:** Heilkraft umgibt uns. Nach Hildegards Ansicht sind heilende Kräfte überall in der Natur zu finden, man muss nur wissen, wo man sucht. Außer in den bekannten und beliebten Heilpflanzen haben auch viele Produkte tierischen Ursprungs und Mineralien heilende Eigenschaften.

2. **Ernährungslehre:** Maß halten. Nach Hildegards Weltsicht war eine maßvolle, ausgewogene Ernährung ein ausgesprochen wichtiger Stützpfeiler eines gesunden Lebens – darin sind sich inzwischen ja auch alle modernen Mediziner einig, gleich welcher Disziplin sie anhängen. Eine besondere Bedeutung maß Hildegard dabei dem Dinkel zu, der sich heute wieder zunehmend großer Beliebtheit erfreut.

Bild auf S. 8: Eine Ansicht von Bingen am Rhein.
Bild rechts: Eine moderne Statue der heiligen Hildegard.

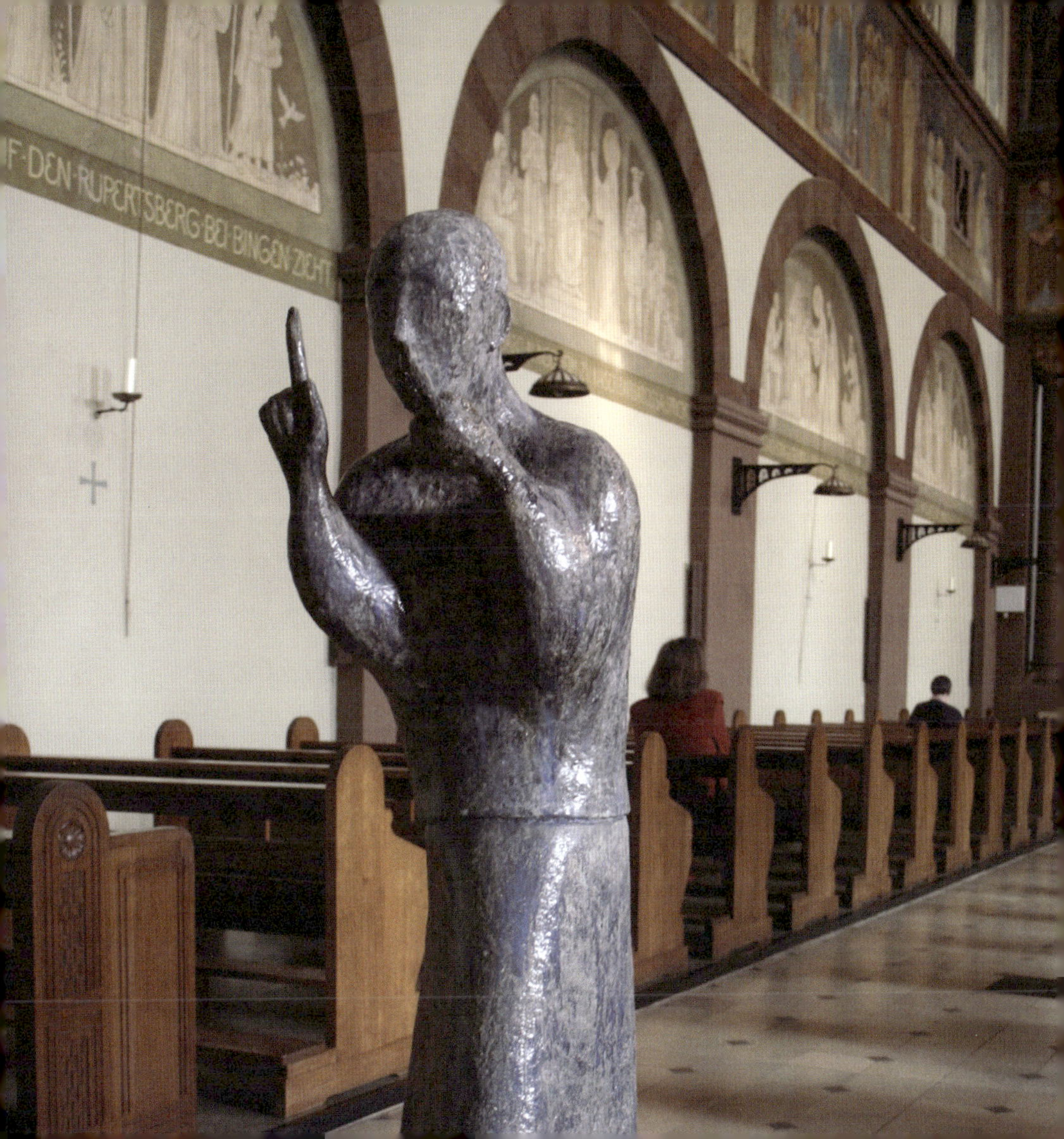
F·DEN·RUPERTSBERG·BEI·BINGEN·ZIEHT

3. **Ausleitungsverfahren:** Ablass des Schlechten. Ausleitungsverfahren wie Aderlass und Schröpfen sind gemäß der Hildegard-Medizin wichtige Behandlungsmethoden zur inneren Reinigung des Organismus. Große Bedeutung wird in diesem Rahmen auch dem Fasten zugeschrieben, das für Hildegard, wie auch für viele Menschen der heutigen Zeit, zusätzlich eine religiöse Komponente mit sich bringt.

4. **Regeneration des Organismus:** Leben im Rhythmus. Hildegard von Bingen war der Ansicht, dass das Leben einem gewissen Rhythmus aus Aktivität und Ruhe folgen sollte. Dieser Rhythmus solle jedoch nicht von außen vorgeschrieben, sondern könne nur von jedem Menschen persönlich festgelegt werden.

5. **Seelische Reinigung:** der Geist im Einklang mit dem Körper. Eine tugendhafte Lebensführung trug für Hildegard ungemein zu einem gesunden, erfüllten Leben bei. Sie stellte daher 35 so genannte Tugend-Laster-Paare auf, die einander ausgleichen. Der Mensch sollte lernen, die Laster nach und nach abzubauen und stattdessen die Tugenden zu fördern. Dazu waren ihrer Ansicht nach Gebet, Meditation und Musik hilfreich.

Bild rechts: „Hildegardis Prophetissa", eine Bildpostkarte von 1910.

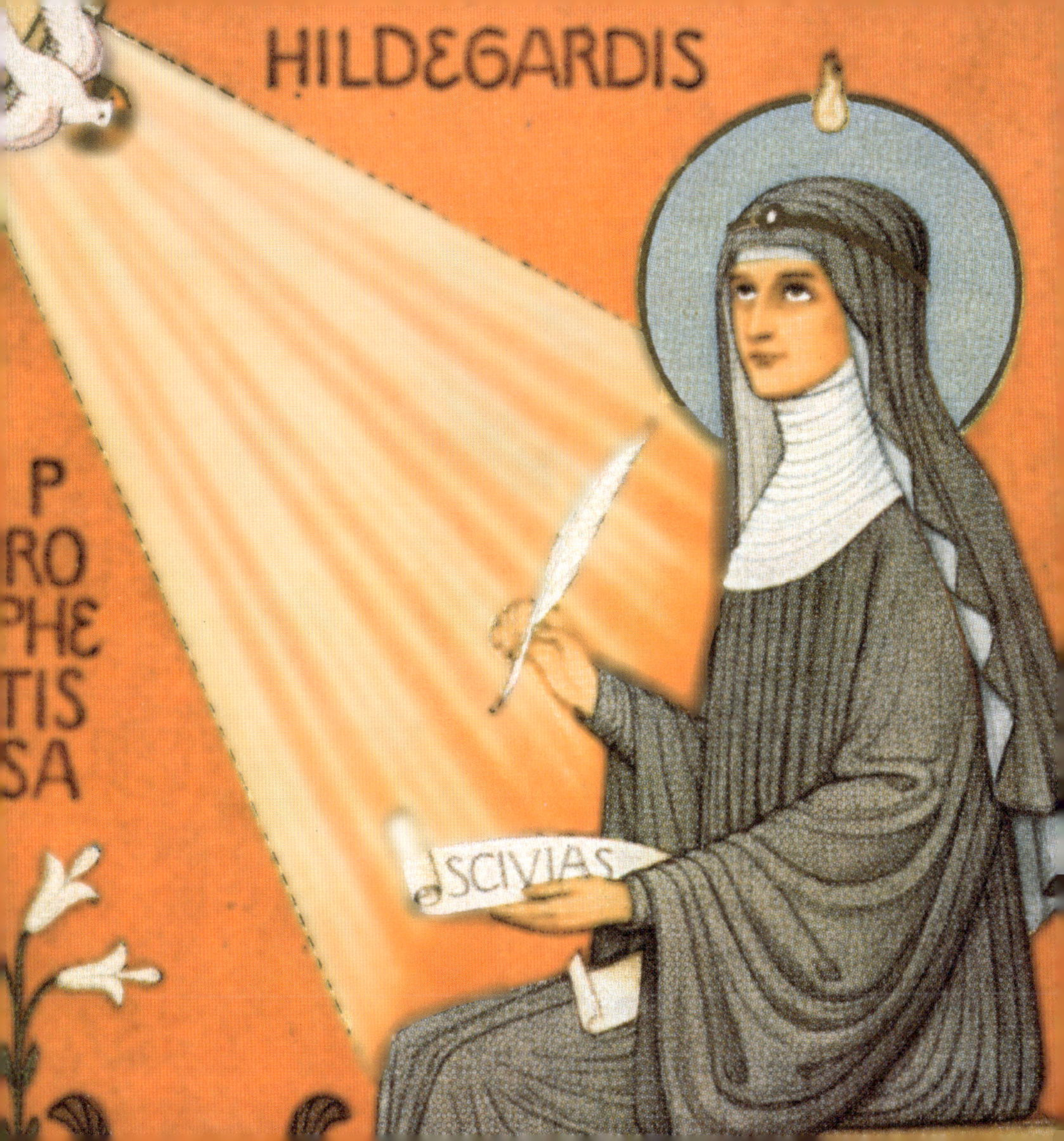
HILDEGARDIS
PROPHETISSA
SCIVIAS

Oft wird im Rahmen einer Behandlung nach Hildegard von Bingen auch mit der Edelsteintherapie gearbeitet. Da die Behandlungsmethoden insgesamt zwangsläufig dem Denken und Handeln des Mittelalters entsprechen, gelten sie heute oft als medizinisch überholt. Trotzdem sind die enormen medizinischen Kenntnisse Hildegards nicht von der Hand zu weisen. Geschickt verband sie das Wissen über Krankheiten und ihre Behandlung aus der lateinisch-griechischen Tradition mit der Volksmedizin und ihren Kenntnissen über Heilpflanzen und deren Wirkungen. Zu Lebzeiten der heiligen Hildegard gab es in Deutschland kein Medizinstudium im wissenschaftlichen Sinn. Wer krank wurde, ging entweder zur örtlichen Kräuterfrau oder, wenn man es sich leisten konnte, zum Klostermediziner oder einem der unzähligen Wunderheiler. In den Augen vieler Menschen gilt Hildegard von Bingen heute als „erste deutsche Ärztin".

Hildegards Gesundheitslehre ist ein System, das man heute als ganzheitliche Medizin betrachten würde. Die Grundlage ist ihr ganzheitliches Weltbild, demzufolge ein Mensch dann krank wird, wenn er nicht mehr mit Gott und seiner Umwelt im Einklang lebt. Mit dieser Ansicht steht sie heute nicht mehr allein da, denn man findet sie in vielen der aktuellen Naturheilverfahren wieder. Dabei ist es gleichgültig, ob es dabei explizit um eine „Mitwirkung" Gottes geht oder nicht.

Die Ansichten über die Hildegard-Medizin sind nach wie vor sehr kontrovers. In ihren Werken finden sich zahlreiche unklare und uneinheitliche Bezeichnungen, sowohl in Bezug auf die Beschreibung der einzelnen Krankheiten als auch in Bezug auf die verwendeten Heilpflanzen. Dies macht eine Umsetzung heutzutage oft schwierig. Wie bei den meisten Naturheilverfahren, die heute dargeboten werden, sollte man das Angebot genau prüfen, bevor man sich auf eine Behandlung einlässt. Allzu häufig wird unter der Bezeichnung „Hildegard-Medizin“ alles Mögliche an den Mann oder die Frau gebracht, ganz egal, ob es sinnvoll und hilfreich ist oder nicht. Wer sich also ernsthaft mit der Hildegard-Medizin beschäftigen will, wird nicht umhin kommen, sich auch mit ihrem gesamten Weltbild und ihren nicht-medizinischen Werken auseinanderzusetzen.

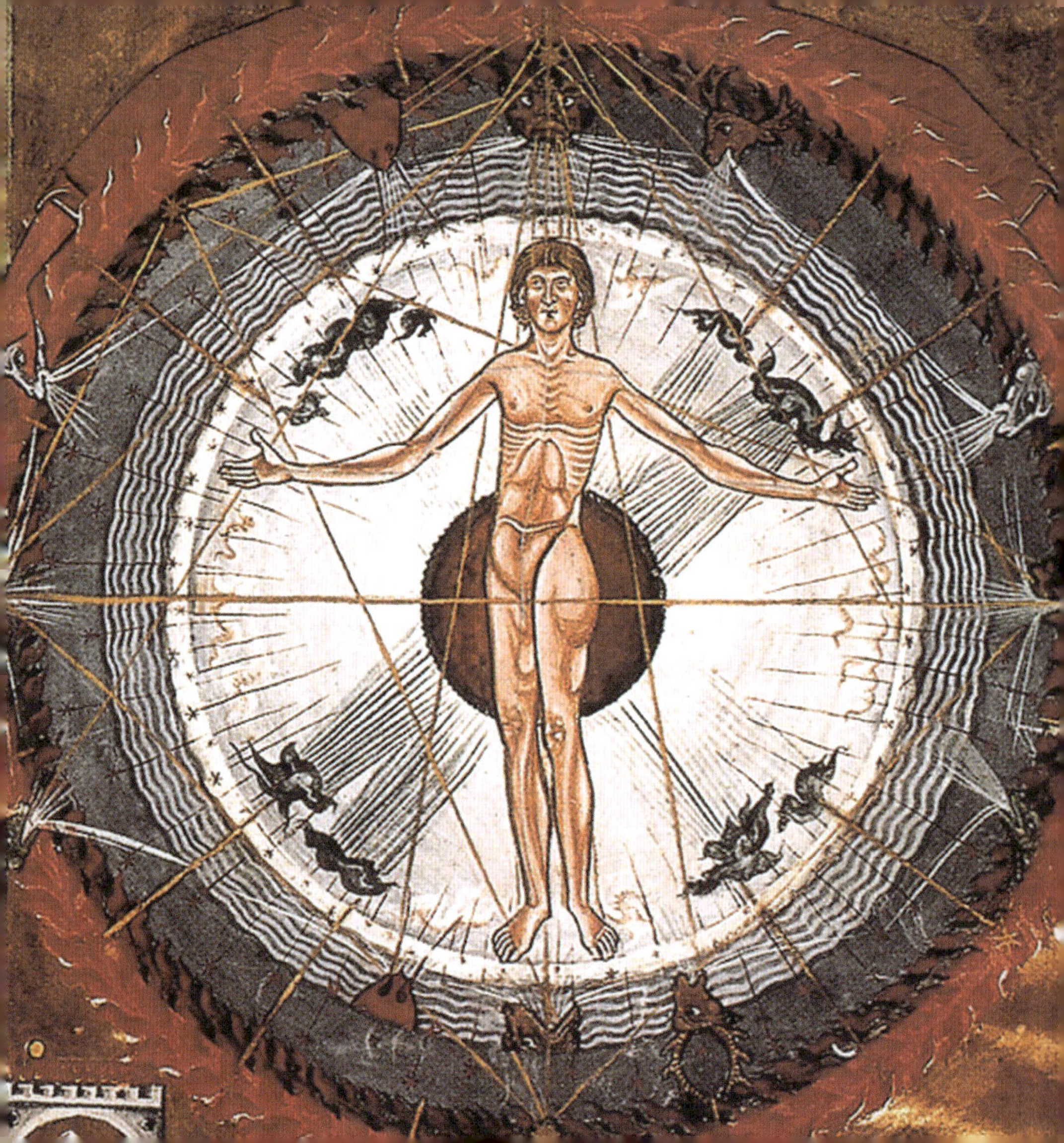

Allgemeines

Wer war Hildegard von Bingen?

Hildegard wurde im Sommer 1098 als zehntes Kind des Edelfreien Hildebert von Bermersheim und seiner Frau Mechthild geboren und entstammt somit einem alten, angesehenen Adelsgeschlecht aus der Nähe von Alzey in Rheinhessen. Das zarte, kränkliche Mädchen hatte einen sehr hellen Verstand und offenbarte schon früh seherische Fähigkeiten. Bereits mit drei Jahren hatte sie ihre erste Vision, und bis zum fünften Lebensjahr sah sie manches, das sie – wie kleine Kinder nun einmal so sind – fröhlich ausplauderte. Sie wunderte sich über die seltsame Reaktion der Erwachsenen. Einmal soll sie sogar die Fellmarkierungen eines ungeborenen Kälbchens ganz genau vorausgesagt haben. Mit anderen Kindern hatte die kleine Hildegard nie viel im Sinn, meistens saß sie still und in sich selbst versunken einfach nur da.

Die tiefgläubigen Eltern hatten zu diesem Zeitpunkt bereits beschlossen, Hildegard als ihr zehntes Kind Gott zu weihen. Später entschieden sich drei weitere ihrer Geschwister, ihr Leben ebenfalls Gott zu widmen: Hugo wurde Domkantor in Mainz, Rorich Kanoniker in Tholey und Clementia Nonne im Kloster Rupertsberg. Im Alter von acht Jahren wurde die sensible Hildegard in das nahe Bingen gelegene Kloster Disibodenberg geschickt. Dort hatte Jutta von Sponheim, die Tochter eines befreundeten Adelsgeschlechts, gerade eine Frauenklause eingerichtet, in der sie Mädchen zur Ausbildung aufnahm.

Der Disibodenberg war vermutlich schon in vorchristlicher Zeit eine heilige Stätte, spätestens seit dem 7. Jahrhundert stand er aber im Mittelpunkt des christlichen Lebens der Region. Benannt wurde der Berg nach dem irischen Mönch und Einsiedler Disibod, der um das Jahr 640 am Fuß des Berges eine

Hütte errichtete, von der aus er mit der Verkündung des Evangeliums unter der zu diesem Zeitpunkt noch heidnischen Bevölkerung des Frankenreichs begann. Nach seinem Tod im Jahr 700 wurden auf dem Berg eine Kirche und eine klosterähnliche Anlage errichtet. Im Jahr 1108 begannen Benediktinermönche aus Mainz auf dem Disibodenberg mit dem Bau einer neuen Klosteranlage von imposantem Ausmaß. In diese neue Anlage zog Jutta von Sponheim als Klausnerin zusammen mit Hildegard und zwei weiteren Mädchen ein.

Klausner leben völlig zurückgezogen in ihrer so genannten Klause, einer winzigen Kammer mit einer äußerst spärlichen Einrichtung, in die der Klausner eingeschlossen – und manchmal sogar eingemauert – wurden, und zwar auf Lebenszeit! Wer das Klausnergelübde einmal abgelegt hatte, durfte die Klause nur noch unter Strafe der Exkommunikation verlassen. Versorgt wurden der Klausner bzw. die Klausnerin durch ein Fenster von außen. Sinn und Zweck dieses Lebens war es, sich völlig ungestört der Zwiesprache mit Gott widmen zu können. Meist entschlossen sich Frauen, auf diese Art zu leben, Männer wählten eher das zurückgezogene Leben als „richtiger" Einsiedler. Für Hildegard und die anderen Mädchen, die in die Obhut des Klosters gegeben wurden, galten die strengen Klausurregeln jedoch nicht, da sie sich nur als Schülerinnen dort aufhielten und keine Klausnerweihen empfangen hatten.

Benediktinerklöster waren zu der damaligen Zeit wahre Hochburgen der Wissenschaft und Kunst. Im Gegensatz zu den männlichen Ordensleuten erhielt Hildegard jedoch keine umfassende formelle Ausbildung und bezeichnete sich selbst später oft als „ungelehrt". Sie konnte jedoch durchaus lesen und schreiben und hatte Grundkenntnisse in Latein. Neben Jutta von

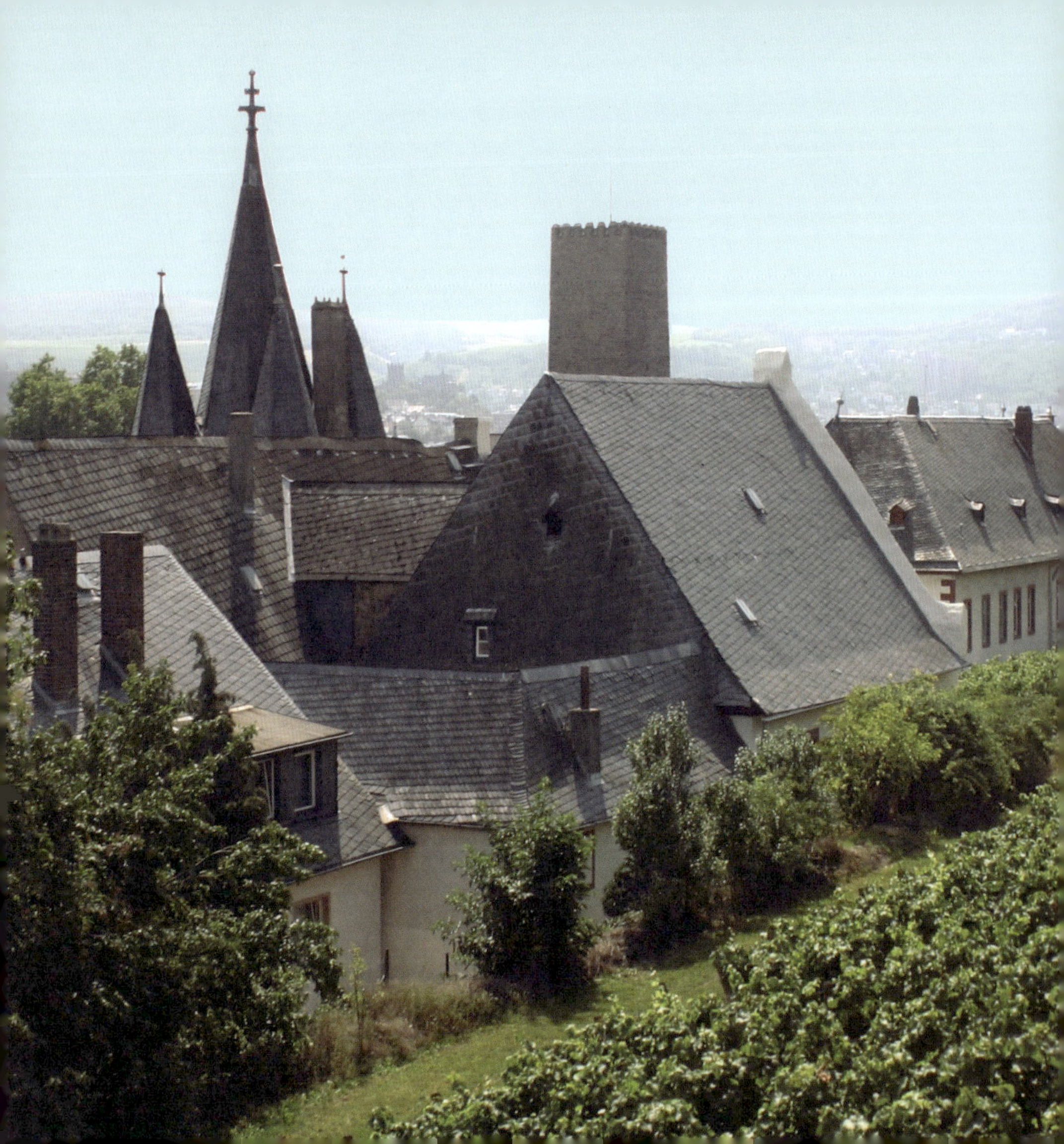

Sponheim war der Mönch Volmar, der später ihr Sekretär wurde, in erster Linie ihr Lehrmeister. Er beantwortete Hildegards vielseitige Fragen über alle möglichen Themen. Durch das tägliche Lesen der Bibel und das Beten der Psalme eignete sich das wissbegierige Mädchen sehr schnell umfassende Kenntnisse an. Außerdem zeigte sich schon damals, dass Hildegard über ein außergewöhnlich feines Gehör verfügte und überaus musikalisch war. Die Musik sollte sie auch ihr gesamtes weiteres Leben begleiten.

Das Leben in einem Benediktinerkloster wurde – neben den täglichen Andachten und Gebeten – vor allem auch durch die Arbeit in der und für die Klostergemeinschaft definiert. Daher arbeiteten die Mädchen auch im Garten und beschäftigten sich mit Handarbeiten aller Art, z. B. mit Sticken, Weben und Spinnen. Hildegards seherische Fähigkeiten ließen in der ganzen Zeit nicht nach, und anstelle ihrer Eltern redete sie nun mit ihrer Meisterin über ihre „Visionen“. Da sie jedoch der Ansicht war, alle Menschen könnten das Gleiche sehen wie sie selbst, erkannte das Mädchen ihre Visionen zunächst gar nicht als solche – im Gegensatz zu Jutta, der sehr wohl klar war, was mit Hildegard passierte. Erst mit knapp 15 Jahren wurde auch Hildegard bewusst, dass keineswegs jeder Mensch Dinge sah, die normalerweise gar nicht sichtbar waren. Damit hatte sie endlich die Erklärung, warum ihre Mitmenschen sie von klein auf so seltsam angesehen hatten, wenn sie von ihren Visionen erzählte. Nachdem sie dies erkannt hatte, begann Hildegard, sich für ihr Fähigkeit zu schämen, und erzählte zukünftig niemandem mehr von den Dingen, die sie sah.

Bild auf S. 16: Eine Seite aus dem Liber Divinorum Operum.
Bild links: Die verwinkelten Gassen von Rüdesheim am Rhein.

Im Lauf der Zeit schlossen sich weitere junge, adelige Frauen der Klause an, sodass immer neue Zellen angebaut werden mussten. Irgendwann zwischen ihrem 14. und 17. Lebensjahr entschied sich Hildegard, ihr Leben endgültig Gott zu weihen: Sie legte das Ordensgelübde ab und wurde zur Benediktinernonne. Für das Dasein als Klausnerin entschied sie sich trotz ihrer Hingabe zu ihrer Meisterin Jutta von Sponheim jedoch nicht. Wie schon als kleines Kind, so wurde Hildegard auch als Erwachsene ständig von der einen oder anderen Krankheit geplagt. Sie ertrug aber alles klaglos, denn in ihren Augen war es der Preis für ihre Visionen, die sie nach wie vor hatte. In ihren Augen waren die Visionen eine Art „göttliches Licht", das sich immer wieder über sie ergoss und für das sie überaus dankbar war. Als etwas Besonderes empfand sie sich selbst deshalb aber nicht – auch wenn alle anderen sie aus der Ferne mit Ehrfurcht betrachteten.

Im Jahr 1136 starb Jutta von Sponheim, und Hildegard wurde von ihren Mitschwestern zur neuen Meisterin der Nonnen des Klosters Disibodenberg gewählt – ein Amt, das sie viele Jahre lang innehaben sollte. Knapp fünf Jahre nach diesem Ereignis geschah etwas, das Hildegards ganzes weiteres Leben vollkommen verändern sollte. In einer Vision befahl Gott ihr, ihre weiteren Visionen zukünftig niederzuschreiben. Der Druck, ihre mystischen Erkenntnisse zu veröffentlichen, machte Hildegard regelrecht krank. Da sie sich dem Befehl Gottes nicht widersetzen konnte und wollte, machte sie sich trotzdem gemeinsam mit ihrer Lieblingsnonne Richardis, die inzwischen so etwas wie Hildegards rechte Hand geworden war, sowie ihrem hochgebildeten ehemaligen Lehrmeister Volmar daran, ihr erstes großes Werk, *Scivias* („Wisse die Wege"), zu verfassen. Anfangs diktierte Hildegard das Werk Richardis, die es mühsam aufschrieb und dann weiter an Volmar gab, der sich seinerseits überwiegend damit begnügte, Grammatikfehler zu verbessern. Nachdem es ihr wieder etwas besser ging, übernahm Hildegard die Schreibarbeiten auch selbst, aber es fiel ihr oft schwer, ihre gewaltigen Visionen in einfache Worte zu verpacken. Langsam, aber sicher nahm das Werk Formen an, aber immer wieder geriet die Arbeit aufgrund von Hildegards mangelndem Selbstvertrauen ins Stocken. Ständig wurde sie von Selbstzweifeln geplagt, ob sie wirklich die Richtige sei, um die Geheimnisse Gottes zu verkünden. Auch Kuno, der Abt des Klosters Disibodenberg, wurde immer nervöser, denn letztendlich stand die Frage im Raum, was mit Hildegards Werk nach seiner Fertigstellung geschehen sollte. Konnte man es einfach so veröffentlichen? Wie würde wohl die Kirche auf ein solches, noch dazu von einer Frau verfasstes Werk reagieren? Um sich selbst vor möglichen Schwierigkeiten zu schützen, gab er Hildegards Schriften Heinrich, dem Erzbischof von Mainz, zu lesen. Dieser war über das Werk zwar sehr erstaunt und auch davon angetan, erlaubte sich aber kein endgültiges Urteil, da dies nur dem Papst höchstpersönlich zustände. So wurde schließlich der damals amtierende Papst Eugen III. auf die Seherin im Kloster Disibodenberg aufmerksam gemacht. Der Papst schickte eine Abordnung in das Kloster, um mit Hildegard zu sprechen. Mit ihrer ehrlichen, bescheidenen Art gelang es ihr, die Kirchenmänner zu beeindrucken, die schließlich eine Abschrift ihres Werkes mitnahmen, um es genau zu prüfen. Im Rahmen einer großen Versammlung bedeutender Würdenträger der Kirche, der Trierer Synode, segnete schließlich Papst Eugen Hildegards Werk und ermutigte sie in einem Schreiben, ihre weiteren Visionen zu veröffentlichen.

Die öffentliche Segnung des Papstes verlieh Hildegard nun endlich auch den nötigen Mut, ihr Werk fortzuführen. Als Folge klopften immer mehr junge Mädchen an die Klosterpforte und baten um die Aufnahme in die Frauenklause, die schon bald aus allen Nähten platzte. In einer weiteren

Vision eröffnete sich Hildegard die Lösung für das Platzproblem: Sie sollte ein eigenes Kloster gründen, und zwar auf dem Rupertsberg, einem Hügel gegenüber der Stadt Bingen. Ihre Mitschwestern waren, ganz im Gegensatz zu Abt Kuno, von der Idee angetan. Mithilfe der Markgräfin Richardis von Stade, der Mutter ihrer rechten Hand Schwester Richardis, erhielt Hildegard die Erlaubnis des Erzbischofs von Mainz, ihr Kloster zu gründen. 1150 waren die ersten Gebäude so weit hergerichtet, dass Hildegard zusammen mit den ersten 18 Nonnen einziehen konnte. Das Leben auf der Baustelle war allerdings kein Vergnügen, vor allem, da das nötige Geld fehlte, um den Bau voranzutreiben. Die meisten der Nonnen, die alle aus begüterten Adelshäusern stammten, waren es nicht gewöhnt, ein hartes, entbehrungsreiches Leben zu führen, und so wurden bald die ersten Proteste laut. Es dauerte auch nicht lang, bis die ersten Nonnen wieder austraten. Am schlimmsten traf Hildegard jedoch der Verlust ihrer Vertrauten Richardis, die auf Geheiß ihrer einflussreichen Mutter zur Äbtissin des Klosters Birsin gewählt wurde und, von Ehrgeiz gepackt, das Amt annahm. Lang hatte sie allerdings keine Freude daran, denn nur gut ein Jahr nach ihrem Amtsantritt starb Richardis.

Nach und nach wurden die finanziellen Sorgen geringer, und nach dem Tod Abt Kunos erlangte Hildegard mit ihrem Kloster endlich die finanzielle Unabhängigkeit. Um ihr Kloster vor Übergriffen zu schützen, wandte Hildegard sich ein weiteres Mal an Erzbischof Heinrich von Mainz und bat ihn, das Vogtamt über Rupertsberg zu übernehmen. Zusätzlich sicherte sich die clevere Äbtissin den Schutz des Stauferkaisers Friedrich Barbarossa und ermöglichte dem Kloster damit eine fast 500-jährige Friedenszeit, die erst mit dem Dreißigjährigen Krieg endete.

Bild rechts: Die Benediktinerinnenabtei St. Hildegard in Rüdesheim.

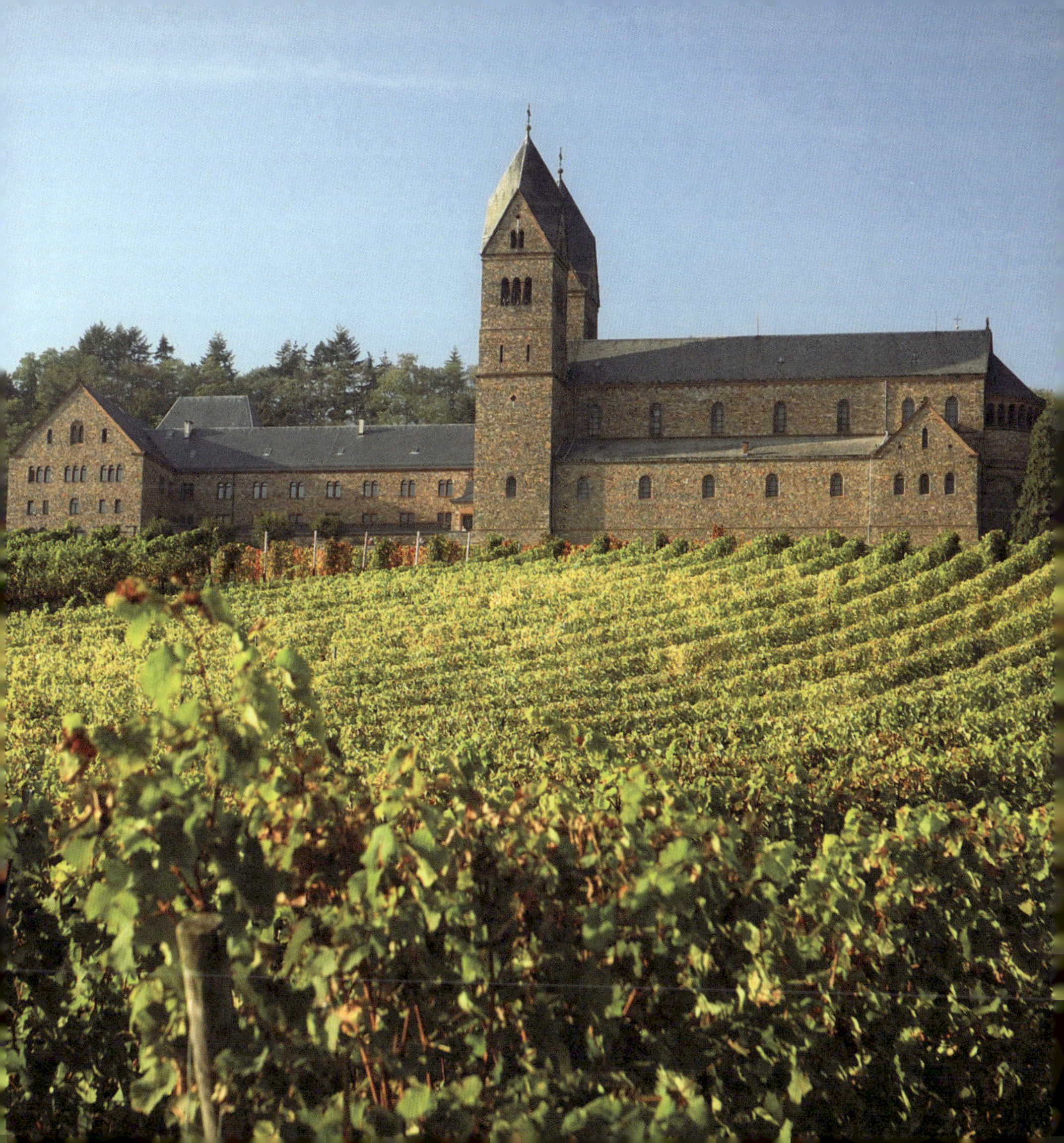

Knapp zehn Jahre nach der Gründung des Klosters Rupertsberg wurde es aber auch dort schon wieder zu eng, und so gründete Hildegard ein zweites Kloster fast genau gegenüber von Rupertsberg. Diesmal musste sie jedoch kein komplett neues Kloster errichten, sondern „lediglich" die Ruinen eines alten Augustinerklosters wieder herrichten. Bereits 1165 zogen die ersten Nonnen von Rupertsberg nach Eibingen um.

Mit der Gründung des zweiten Klosters war Hildegards Werk auf Erden aber noch nicht vollendet. In einer erneuten Vision erhielt sie von Gott den Auftrag, auszuziehen und sein Wort zu verbreiten. Zwischen Mitte der 1150er-Jahre und 1170 unternahm sie vier Predigtreisen, die sie entlang des Rheins, des Mains und der Mosel führen. Dann wurde es stiller um Hildegard, und am 17. September 1179 starb sie 81-jährig in ihrem Kloster Rupertsberg. Nach ihrem Tod wurde Rupertsberg zu einer Pilgerstätte, die unzählige Gläubige anzog. Dass Hildegard eine Heilige war, stand für ihre Mitmenschen außer Frage; ihr offizieller Heiligsprechungsprozess wurde im Jahr 1233 von Papst Gregor IX. eingeleitet, jedoch nie vollendet.

Für die Fertigstellung ihres ersten Werks *Scivias* brauchte Hildegard fast zehn Jahre. Dann machte sie sich daran, zwei weitere Bücher zu schreiben, diesmal zum Thema „Heil- und Naturkunde", in denen sie ihr umfangreiches medizinisches Wissen verewigte: *Physica* (Naturkunde) und *Causae et Curae* (Heilkunde). In den Jahren bis zu ihrem Tod verfasste sie zwei weitere Bücher über ihre Visionen, das „Buch der Lebensvergeltung" *(Liber Vitae Merinorum)* und das „Buch von den Gotteswerken" *(Liber Divinorum Operum).* Außerdem komponierte sie über 80 geistliche Gesänge und schrieb ein liturgisches Mysterienspiel mit dem Titel *Ordo Virtutum.* Neben ihren großen Werken hinterließ sie eine Vielzahl an Schriften und Briefen.

Die Weltanschauung der Hildegard von Bingen

Im Mittelalter, weit vor dem Zeitalter der Aufklärung, gab es keine Diskussionen über das Thema Weltanschauung – es gab schlicht nur eine. Ob Theologen oder Philosophen, sie alle glaubten an die Schöpfungsgeschichte, wie sie in der Bibel stand. Sie war das Maß aller Dinge. Die Menschheit hatte mit Adam und Eva zu existieren begonnen und würde mit dem Erscheinen des Antichristen enden, so stand es geschrieben. Die Vorstellung der Menschen des Mittelalters war im wahrsten Sinne des Wortes bildhaft. Alles, ob Mensch oder Tier, Pflanze oder Stein, wurde in Bildern festgehalten. Nur was man bildhaft darstellen konnte, war greifbar und somit real.

Hildegard von Bingen lebte im 12. Jahrhundert, dem Hochmittelalter. Die Menschen führten damals ein sehr einfaches Leben, in dem sich noch niemand die Frage nach dem Sinn ihres Daseins stellte, denn dafür blieb – zumindest den „kleinen Leuten“ – gar keine Zeit. Ein Großteil der Menschen lebte von der Landwirtschaft und war somit direkt von den Launen der Natur abhängig. Je nachdem wie die Ernte ausfiel, ging es ihnen besser oder schlechter. Der Arbeitstag begann mit dem Sonnenaufgang und endete mit dem Sonnenuntergang – tagein, tagaus. Die einzige Abwechslung in diesem harten, eintönigen Tagesablauf boten religiöse Feiertage. Den meisten Adeligen ging es natürlich wirtschaftlich besser, aber auch ihr Tagesablauf verlief nach festen Regeln, ganz besonders, wenn es sich um adelige Frauen handelte. Zusammengehalten wurde dieses Gefüge vom tiefen Glauben. Der Glaube an Gott war unerschütterlich, die Richtigkeit seiner „Entscheidungen“ wurde nicht angezweifelt. Er belohnte rechtschaffene Menschen und erlegte Sündern Strafen auf. Das Leben wurde so hingenommen, wie es war, denn alles und jeder hatte seinen angestammten Platz im Gefüge.

Priester verfügten über große Macht, waren sie doch das Sprachrohr Gottes auf Erden. Sie führten die Menschen im Kampf gegen das Böse an. Trotzdem galten sie noch nicht als allmächtig und allwissend und durften auch noch bis zum Jahr 1139 verheiratet sein. Erst ab dann galt das offizielle Zölibat. Die Kirche hatte im Mittelalter eine Bedeutung, die man sich heute kaum noch vorstellen kann. Ihre Macht reichte weit über das Gotteshaus an sich hinaus, und sie griff in jeden Bereich des Lebens ein. Sein Leben voll und ganz Gott zu weihen, war eine ehrenhafte, würdevolle Aufgabe, und es gab eine Vielzahl von Möglichkeiten, einem derartigen Leben nachzugehen.

Das 12. Jahrhundert war aber auch ein Jahrhundert der großen Veränderungen: Städte wurden gegründet, Schulen und erste Universitäten entstanden. Ein Teil der Landbevölkerung begann, in die neuen Städte zu ziehen, und Handel und Handwerk entwickelten sich immer schneller. Das 12. Jahrhundert war gleichzeitig auch das Zeitalter der Kreuzzüge, durch die das Abendland erstmals ernsthaft mit der Kultur und Lebensweise des Orients konfrontiert wurde. Für Mystiker wie Hildegard von Bingen war dieses Jahrhundert eine vorteilhafte Zeit. Die Inquisition war noch weit entfernt, und man konnte offen über Gott und die Welt reden, ohne Leib und Leben zu riskieren. Man näherte sich Gott im Alltag, nicht als weltabgewandter Asket. Hildegards Visionen wurden als etwas Positives und als ein echter, menschlicher Ausdruck des göttlichen Wortes angesehen. In ihren Werken versuchte sie, das Unbeschreibliche auch für die einfachen Menschen greifbar zu machen, durch Sinnbilder, welche die Beziehung der Dinge in einfachen

Bild rechts: Das mittelalterliche Weltbild wurde von der Schöpfungsgeschichte, wie sie in der Bibel steht, geprägt.

... ihre Städte ... Ver-
... er Tiefe: Ver-
...nen: Vertrocknet!
Jos. 3, 9—17.
...he von *Kores: Der ist
und soll all meinen Willen
...n, daß man sage zu Jerusalem: Sei
gebauet! und zum Tempel: Sei
...ndet!
*Kap. 45, 1. Esr. 1, 1—3.

Das 45. Kapitel.

...us) das Werkzeug des Allmächtigen zur
der Abgötter und zur Erlösung Israels.

...ht der HErr zu seinem Ge-
...n, dem *Kores, den ich bei
Hand ergreife, daß ich die
...hm unterwerfe, und den
...chwert abgürte, auf daß
...üren geöffnet werden,
...ht verschlossen bleiben:
...4, 28; 41, 2.
...ir her gehen, und
...chen; ich will die
...chlagen, und die
...chen,
die heimlichen
...nen Kleinode,
...aß Ich
...he, dich
...de...

...
9. ...
hadert...
Scherb...
seinem...
beweisen...
Werke!
10. Weh...
Warum h...
zum Weibe...
11. So spr...
in Israel un...
um das Zukün...
und das Wer...
12. Ich habe i...
Menschen drau...
des Hände den H...
ben, und habe all...
13. Ich habe ih...
keit, und alle sein...
machen. Er soll ...
und meine Gefang...
um Geld noch um...
HErr Zebaoth.
14. So spricht der HE...
handel und der Moh...

Worten beschrieben. Hildegard war sozusagen eine Vermittlerin zwischen Gott und Mensch und brachte ihn auf diese Weise den Menschen näher. In ihren Werken ging es in erster Linie um die Vermittlung des Glaubens. Aus ihrer Sicht war die greifbare, reale Welt, in der sich der Mensch befand und die ihn umgab, lediglich die Brücke zum Glauben. In dieser Welt war jedoch alles Teil des Göttlichen, Teil der Schöpfung. Dies unterschied sie von vielen anderen Mystikern, die in ihrer eigenen, realitätsfernen Welt lebten und für die alles Greifbare Teufelszeug war. Ihre Sicht der Natur wurde vor allem dadurch geprägt, dass sie im Mikrokosmos Mensch eine Entsprechung zum Makrokosmos sah, der alles umgibt. So schreibt sie z. B. in ihrem Werk *Causae et Curae:* „Der Mensch hat Himmel und Erde und alles, was geschaffen ist, in seiner Gestalt vereinigt, und alles liegt in ihm verborgen." Sowohl der Mikrokosmos als auch der Makrokosmos werden von einer geheimnisvollen Kraft durchdrungen, die Hildegard *„sancta viriditas"* (heilige Grünkraft) nannte. Heutzutage würde man diese Kraft vermutlich als göttliche Energie bezeichnen.

Eine Besonderheit war sicherlich, dass Hildegard schon damals die Frau als vollkommen gleichberechtigt ansah. So erhielt sie in einer ihrer Visionen die Botschaft, nicht nur die Frau sei für den Mann erschaffen worden, sondern der Mann auch um der Frau willen. Beide seien gleichbedeutend, jeder habe seine eigenen Vorzüge und Schwächen, aber kein Geschlecht sei dem anderen überlegen. Die größere Kraft des Mannes, der dafür zuständig ist, dass der Boden bestellt wird, wird ausgeglichen durch die größere Leidensfähigkeit der Frau, die für die Geburt der Nachkommen sorgt. Im „Buch der Gotteswerke" schreibt sie: „Ohne die Frau könnte der Mann nicht Mann genannt werden, wie ohne den Mann die Frau nicht Frau." Nach Hildegards Sicht wurden Mann und Frau geschaffen, um sich gegenseitig zu ergänzen.

Gemäß der Weltanschauung Hildegards müssen also natürlich auch alle Krankheiten in engem Zusammenhang zu der Beziehung zwischen Mensch und Gott gesehen werden. Sobald diese Beziehung gestört ist, können Krankheiten entstehen und sich ausbreiten. So verhindert Gott ihrer Ansicht nach z. B. die Heilung eines Kranken, wenn dieser nicht gewillt ist, die Ursachen, die seine Krankheit bzw. sein Leiden auslösen, zu beseitigen. Ist der Mensch dagegen bereit, sich Gott zu öffnen und zu erkennen, dass sein bisheriger Lebenswandel seiner Gesundheit abträglich war, so wird Gott der Heilung nicht im Wege stehen. Der Wille Gottes hat also einen direkten Einfluss auf den Heilungsprozess.

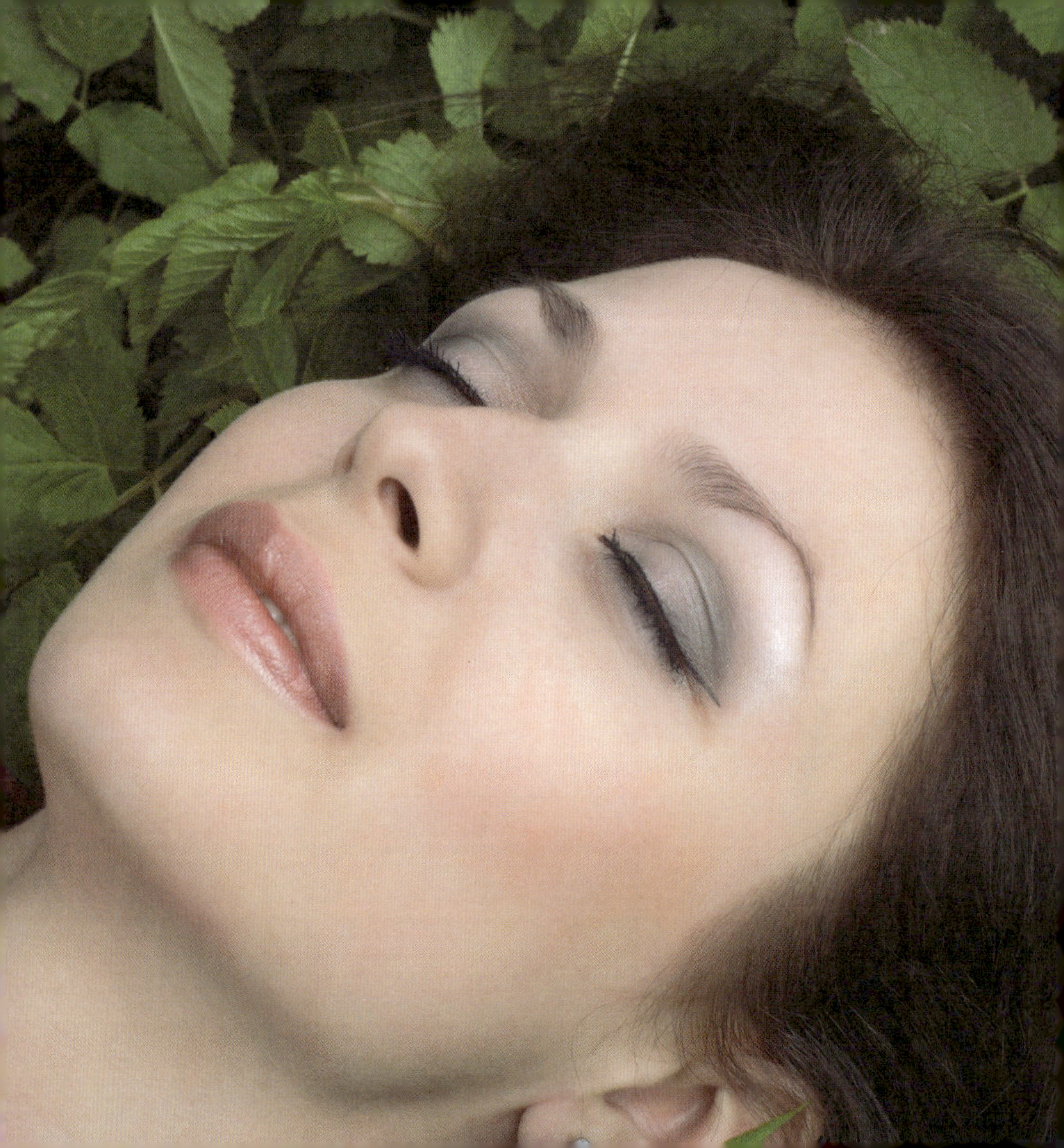

Die ganzheitliche Heilkunde der Hildegard von Bingen

Die vier Elemente und die Körpersäfte

Die vier Elemente der antiken Elementelehre – Feuer, Wasser, Erde und Luft – spielen in Bezug auf Hildegards Erklärungen für die Gesundheit und Krankheit eines Menschen eine bedeutende Rolle. Gemäß dieser Lehre waren die vier Elemente Abwandlungen des „Weltstoffs", aus dem alles bestand, und hatten daher die Möglichkeit, ineinander überzugehen und auf diese Weise ununterbrochen Energie auszutauschen. Den einzelnen Elementen schrieb Hildegard in ihrem Werk *Causae et Curae* jeweils verschiedene „Kräfte" zu, wobei das Wort „Kraft" hier nicht im eigentlichen Sinn gesehen werden darf. So ist das Feuer das höchste der Elemente und besitzt fünf Kräfte, nämlich Hitze, Kälte, Feuchtigkeit, Luft und Bewegung. Naturgemäß ist das Feuer heiß. Die Kälte hält es in Schach, damit es nicht zu heiß werden kann. Die Feuchtigkeit hilft der Hitze, als Dampf aufzusteigen. Die Luft facht das Feuer immer wieder neu an, und die Bewegung sorgt dafür, dass seine Flamme immer hell auflodern kann.

Dem Element Wasser werden von allen Elementen die meisten Kräfte zugeschrieben, nämlich 15 an der Zahl. Es ist die Quelle allen Wachstums, ob bei beweglichen oder unbeweglichen Lebewesen. Hildegard von Bingen schrieb über das Wasser und seine Kräfte: „Das Wasser besitzt 15 Kräfte, die Wärme, die Luft, die Feuchtigkeit, das Überfluten, die Geschwindigkeit, die Beweglichkeit; den Bäumen gibt es den Saft, den Früchten den Geschmack, den Pflanzen das Grün; alles ist voll von seiner Feuchtigkeit; es

> *„Feuer, Luft, Wasser und Erde sind im Menschen, und er besteht aus ihnen. Denn vom Feuer hat er die Wärme, von der Luft den Atem, vom Wasser das Blut und von der Erde das Fleisch …"*
> *Hildegard von Bingen*

trägt Vögel, ernährt die Fische, lässt Tiere in seiner Wärme leben, hält die Reptilien in ihrem Schaum zurück und hält alles am Leben, so wie die zehn Gebote und die fünf Bücher Mose des Alten Testaments, die alle Gott zur geistigen Erkenntnis bestimmt hat …" Aus dieser Aufzählung lässt sich schon erkennen, dass Wasser für Hildegard eine große Bedeutung hatte. In ihren Werken beschreibt sie daher die verschiedenen Gewässer –Meere, Flüsse, Seen usw. – und ihre Wirkung auf den Menschen ganz genau.

Die Erde hat sieben Kräfte. Sie ist teilweise kalt, teilweise warm, lässt Dinge wachsen und wieder verwelken, bringt Keime hervor, erhält uns alle am Leben und trägt alles, was von Gott geschaffen wurde. Wenn das Wasser die Quelle des Lebens ist, so ist die Erde sozusagen die Basis.

Das vierte Element, die Luft, hat insgesamt vier Kräfte. Nach Hildegards Glauben sendet sie den Tau, bringt alles Grün hervor, lässt den Windhauch wehen und verbreitet die Wärme. Zudem soll sie die Erde, die Pflanzen und die vernunftlosen Geschöpfe, also alle außer dem Menschen, beleben. Grundlage für diesen Glauben ist der „Lebenshauch", der in allen Lebewesen steckt. Nach dem Tod eines Tieres oder einer Pflanze geht dieser Lebenshauch wieder in die Luft über, da sie gemäß dem Glauben der Kirche keine unsterbliche Seele haben. Der Lebenshauch eines Menschen hingegen – seine Seele – geht nicht wieder in die Luft über, wenn er stirbt, sondern empfängt die Belohnungen für ein gutes Leben oder die Qualen ewiger Verdammnis, wenn der Mensch ein schlechtes Leben geführt hat.

Auch im Menschen an sich kommen die vier Elemente zum Tragen. Das Feuer befindet sich mit seinen fünf Kräften im Gehirn und im Mark. Es manifestiert sich durch den lebhaften, „feurigen" Ausdruck der Augen, als

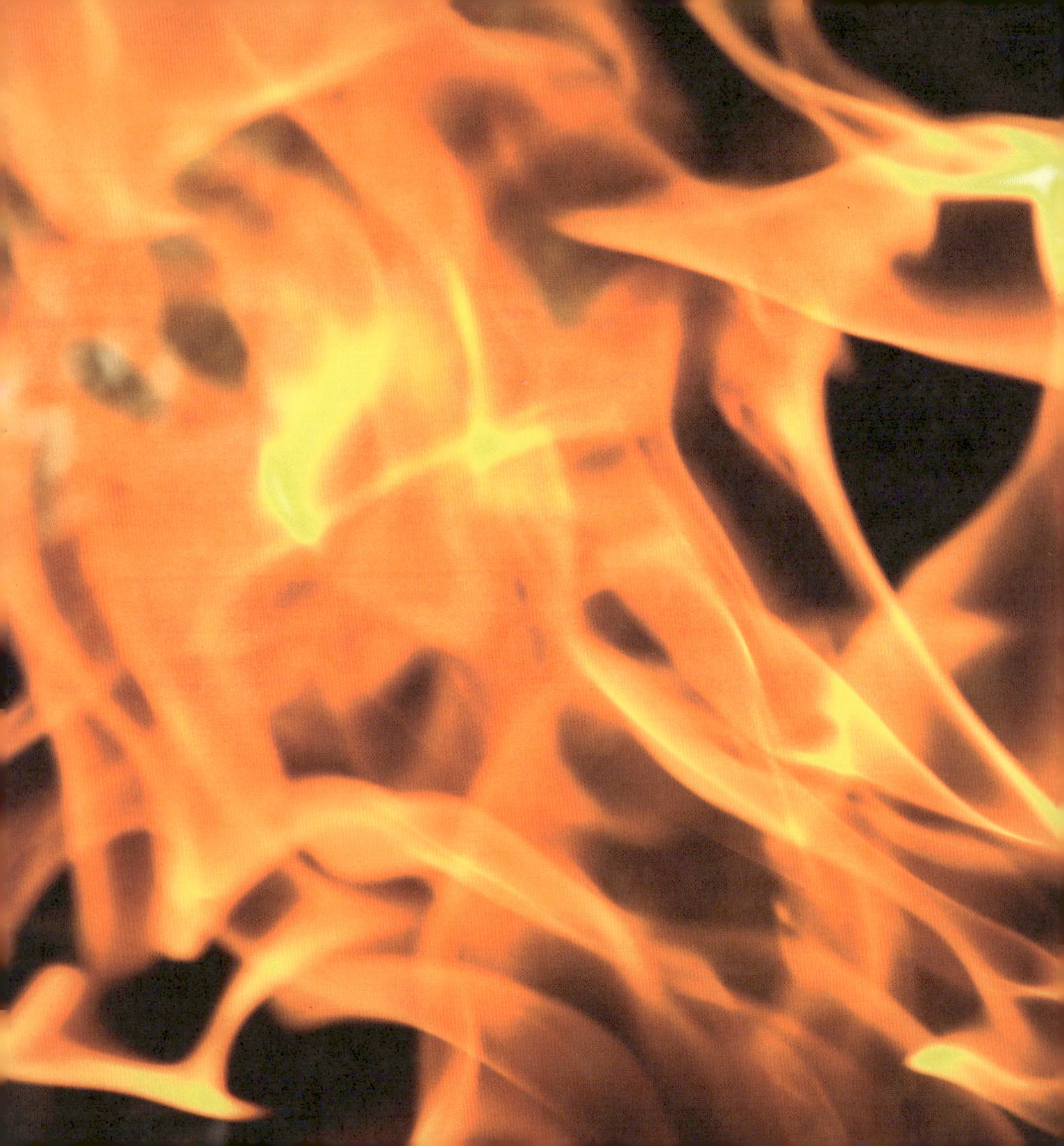

Kälte beim Riechen, durch die Feuchtigkeit des Geschmacks, durch die Bewegung der Luft beim Hören und als Bewegung beim Tasten. Das Wasser ist mit all seinen Kräften in den Körperflüssigkeiten und dem Blut des Menschen vertreten. Das Blut sorgt für die Frische der Lebenskraft. Außerdem ernährt es das Fleisch. Das Wasser bewirkt im Blut des Menschen Wärme. Das solide Element Erde wirkt naturgemäß in den Knochen und im Fleisch des Menschen. Die Erde bringt das Fleisch hervor, das eine natürliche kalte Feuchtigkeit besitzt, aber durch das Blut erwärmt wird. Die Luft schließlich ist mit ihren Kräften in der Atmung und in der Vernunft des Menschen tätig. Sie bewirkt durch das Ein- und Ausatmen, dass er leben kann. Der Lufthauch ist die Seele, die den ganzen Menschen durchdringt und ihn lebendig macht. Außerdem facht die Luft das Feuer an, das durch ebendiese Luft in allen Körperteilen des Menschen brennt.

In der Antike kannte man vier Körpersäfte: gelbe Galle, schwarze Galle, Blut und Schleim. In Hildegards Werken kamen ebenfalls vier Körpersäfte vor, die allerdings alle verschiedene Ausprägungen des Phlegmas (griechisch: *phlégma* = Schleim) sind: trockenes Phlegma, feuchtes Phlegma, schaumiges Phlegma und lauwarmes Phlegma. Der Mensch ist nur gesund, wenn sich diese vier Säfte im richtigen Gleichgewicht miteinander befinden. Gerät das Gleichgewicht durcheinander, vor allem, wenn einer der Säfte im Übermaß vorkommt, kann daraus eine Krankheit entstehen. Die Säfte stehen in einem streng geordneten Verhältnis zueinander: „Die zwei vorherrschenden Säfte werden Phlegma genannt, die zwei, die danach kommen, werden Schleim genannt. Ein jeder vorherrschende Saft ist dem nächstfolgenden um ein Viertel und um die Hälfte eines Drittels überlegen. Der schwächere

Bild links: Feuer ist eine der vier Abwandlungen des „Weltstoffs", aus dem alles besteht.

der beiden Säfte wirkt mildernd auf die zwei Teile und den Rest des dritten Teils, damit dieser nicht überhand nimmt. Denn der Saft, welcher der oberste ist, beherrscht so den zweiten. Diese beiden Säfte heißen Phlegma. Der zweite Saft beherrscht den dritten, und der dritte Saft beherrscht den vierten. Diese zwei, nämlich der dritte und der vierte Saft, heißen Schleim. Die stärkeren Säfte übertreffen mit ihrem Übermaß die schwächeren, und die schwächeren Säfte wirken durch ihre Schwäche mildernd auf das Übermaß der stärkeren. Ist der Mensch in diesem Zustand, so befindet er sich in Ruhe. Übersteigt aber ein Schleim sein Maß zu sehr, hat er nicht ausreichend Kraft, um der ihm überlegenen Säfte Herr zu werden, es sei denn, er wird als vorrangiger Saft von einem unterlegenen Schleim angeregt oder als unterlegener von einem vorrangigen unterstützt."

Dieses Säfteverhältnis kann bei verschiedenen Menschen unterschiedlich ausgeprägt sein, und Hildegard leitete daraus 24 „Säftemischungen" bzw. Geistes- und Gemütszustände her, die ein Mensch haben bzw. Krankheiten, unter denen er leiden kann: manische Depression, Hirnwut, Klugheit, Paralyse, Dummheit, Rheuma, Sinnlosigkeit, guter Charakter, Geisteskrankheit, Verzweiflung, Furchtsamkeit, Stummheit, Redlichkeit, Krebs, Gicht, Neigung zum Selbstmord, Harnsäuregicht, Unbeständigkeit, Jähzorn, Ohnmacht, Unbeständigkeit, Besessenheit, Pessimismus und Wahnsinn.

Als Einziger der vier antiken Körpersäfte kommt in Hildegard von Bingens Werk übrigens auch die schwarze Galle vor, die schon in der Antike für die Entstehung vieler Krankheiten verantwortlich gemacht wurde.

Bild rechts: Das Wasser bewirkt im Blut des Menschen Wärme.

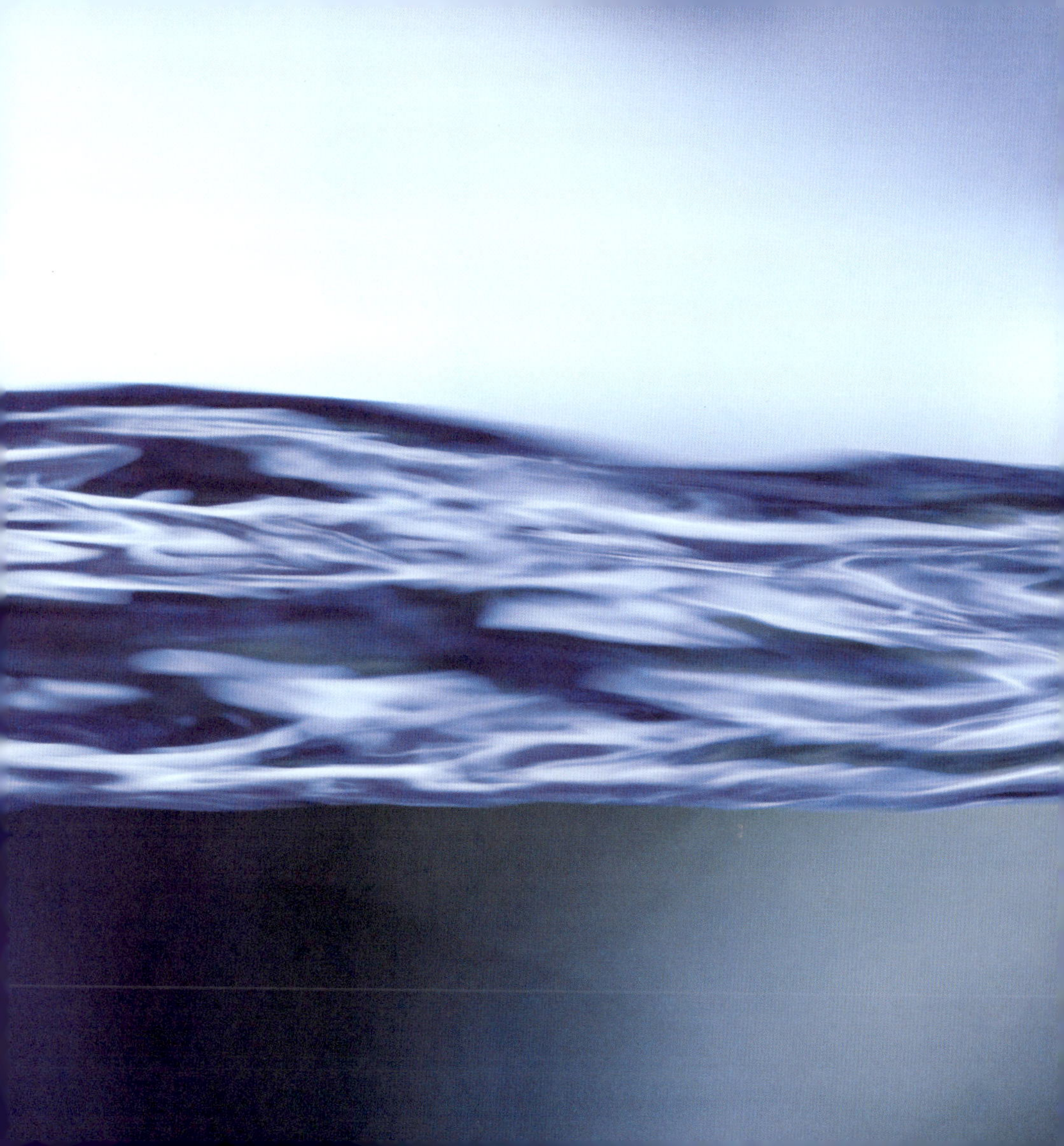

Die vier Temperamente

Die so genannte Typenlehre, also die Unterteilung der Menschen in die vier Typen Choleriker (griech. *collos* = gelbe Galle), Sanguiniker (lat. *sanguis* = Blut) , Phlegmatiker (griech. *phlégma* = Schleim) und Melancholiker (griech. *melas collos* = schwarze Galle) je nach Charakter, Körperbau, Körperfunktionen und Anfälligkeit für bestimmte Krankheiten, war schon vor den Zeiten Hildegard von Bingens bekannt. Ihre Namen bekamen die vier Temperamente von Hippokrates, der sie nach den vier Körpersäften der antiken Humorallehre benannte. Im Gegensatz zu der klassischen Charakterisierung sah Hildegard die vier Temperamente vor allem auch in Bezug auf das jeweilige Sexualverhalten, denn dies ist ihrer Ansicht nach der Schlüssel für das Verständnis der richtigen Partnerwahl, den Gesundheitszustand der Kinder und teilweise gar der Berufswahl. Gemäß Hildegard sehen die vier Temperamente folgendermaßen aus:

Die Temperamente der Frauen

Das gallereiche Weib (die Cholerikerin): „Manche Frauen haben zartes Fleisch, aber grobe Knochen, mäßig weite Blutgefäße und dickes, rotes Blut, und sie sind sehr blass im Gesicht. Sie sind klug und gütig, und von den Menschen wird ihnen Ehrfurcht erwiesen, aber sie werden auch gefürchtet. Beim Monatsfluss bluten sie sehr stark, ihre Gebärmutter ist kräftig entwickelt, und sie sind sehr fruchtbar. Die Männer lieben ihr Wesen, scheuen aber vor ihnen zurück, da sie die Männer nur anlocken, aber nicht an sich binden. Sind sie mit einem Mann verheiratet, dann sind sie keusch und bewahren ihnen die Treue. Bleiben sie unverheiratet, so erleiden sie Schmerzen, und sie werden schwach sein, weil sie nicht wissen, welchem Manne sie ihre Treue bewahren könnten, wie auch deshalb, weil sie keinen Ehegatten haben. Hört der Monatsfluss zu früh bei ihnen auf, so werden sie leicht gelähmt und zerfließen in ihren Säften. Oft werden sie an diesen Säften krank, sei es durch ein Leberleiden oder dass sie leicht an der schwarzen Drachengeschwulst leiden oder dass sich ihre Brüste mit Krebs füllen."

Das blutreiche Weib (die Saguinikerin): „Einige Frauen neigen zur Beleibtheit, und sie haben weiches, üppiges Fleisch, dünne Blutgefäße und gesundes Blut, das frei von Fäulnis ist. Weil ihre Blutgefäße zart sind, haben sie auch weniger Blut. Ihr Fleisch wächst desto stärker und wird kräftiger von Blut durchdrungen. Diese Frauen haben ein helles Gesicht, sind der Liebe

Hildegard von Bingen folgt in der Aufteilung der Menschen nach Typen zwar der klassischen hippokratischen Typenlehre, ergänzt diese aber um den Aspekt des Sexualverhaltens:

Die Temperamente der Frauen
– das gallereiche Weib (die Cholerikerin)
– das blutreiche Weib (die Saguinikerin)
– das phlegmareiche Weib (die Phlegmatikerin)
– das schwarzgallige Weib (die Melancholikerin)

Die Temperamente der Männer
– der gallereiche Mann (der Choleriker)
– der blutreiche Mann (der Sanguiniker)
– der phlegmareiche Mann (der Phlegmatiker)
– der schwarzgallige Mann (der Melancholiker)

zugeneigt, sind liebenswürdig, genau bei künstlerischen Arbeiten und können sich aus sich selbst heraus beherrschen. Beim Monatsfluss bluten sie nur wenig, und ihre Gebärmutter ist zum Gebären kräftig entwickelt. Sie sind fruchtbar und können den männlichen Samen gut in sich aufnehmen. Frauen dieser Art bringen dennoch nicht viele Kinder auf die Welt. Wenn sie nicht verheiratet sind und deshalb keine Kinder bekommen, leiden sie oft unter körperlichen Beschwerden. Wenn sie aber einen Ehegatten haben, so sind sie gesund. Versiegt ihr Monatsfluss zu frühzeitig, dann werden sie manchmal schwarzgallig, leiden unter Schmerzen in der Seite, oder es wird ein Wurm in ihrem Fleisch wachsen, oder es brechen fließende Drüsen bei ihnen auf, oder es entwickelt sich ein mäßiger Aussatz bei ihnen."

Das phlegmareiche Weib (die Phlegmatikerin): „Andere Frauen gibt es, bei denen das Fleisch nur wenig wächst, weil sie kräftige Blutgefäße und ziemlich gesundes, helles Blut haben, das jedoch ein wenig Schleim enthält, von dem die helle Farbe kommt. Sie haben eine ernste Miene und eine dunklere Gesichtsfarbe. Sie sind fleißig und tüchtig und vom Wesen her eher männlich. Während des Monatsflusses bluten sie mäßig. Weil sie dicke Blutgefäße haben, sind sie sehr fruchtbar an Nachkommenschaft und empfangen auch leicht, weil ihre Gebärmutter und all ihre Eingeweide kräftig ausgebildet sind. Die Männer ziehen sie an sich und nach sich, und deshalb lieben die Männer sie. Wenn sie sich des Umgangs mit Männern entziehen, werden sie davon nur etwas mitgenommen. Sie werden jedoch, wenn sie sich der Vereinigung mit den Männern verschließen, in ihrem Wesen unleidlich und unangenehm. Haben sie aber mit Männern verkehrt, weil sie sich der Verbindung mit ihnen nicht enthalten wollten, dann werden sie in ihrer Leidenschaft maßlos wie die Männer. Weil sie etwas männlich veranlagt sind, entwickelt sich bei ihnen zuweilen ein leichter Bartflaum am

Kinn. Wird die Blutung während des Monatsflusses vorzeitig unterbrochen, befällt sie entweder die Hirnwut, oder sie werden milzkrank oder wassersüchtig werden, oder das wuchernde Fleisch der Geschwüre wird bei ihnen an Wachstum zunehmen, oder ihnen wächst an irgendeinem Gliede wucherndes Fleisch, etwa so wie eine Geschwulst an einem Baume oder einer Obstfrucht."

Das schwarzgallige Weib (die Melancholikerin): „Wieder andere Frauen haben mageres Fleisch, dicke Blutgefäße und mäßig starke Knochen. Ihr Blut ist eher schleimig als blutig, und ihre Gesichtsfarbe wirkt wie mit einer dunklen Farbe gemischt. Frauen dieser Art sind windig und unstet in ihren Gedanken und übel gelaunt, wenn sie sich mit einer Beschwerde plagen. Ihr Wesen ist nicht sehr widerstandsfähig, und daher leiden sie häufig unter Schwermut. Beim Monatsfluss bluten sie stark, und sie sind wenig fruchtbar, weil ihre Gebärmutter schwach und gebrechlich ist. Daher können sie den männlichen Samen kaum aufnehmen und noch weniger behalten und erwärmen. Sie sind deshalb ohne Ehegatten gesunder, fröhlicher und kräftiger, weil sie durch den ehelichen Verkehr schwach würden. Weil sie die Männer nicht freundlich anreden, wenden diese sich von ihnen ab und lieben sie nicht. Werden sie dennoch einmal von der Fleischeslust ergriffen, so vergeht dieses rasch wieder. (…) Hört der Monatsfluss bei ihnen früher auf, als es der Natur entspricht, so bekommen sie zuweilen geschwollene Beine. Auch das Kopfleiden, das von der schwarzen Galle verursacht wird, und Rücken- und Nierenschmerz werden sie bekommen. Ihr ganzer Körper kann in kurzer Zeit anschwellen, weil die Jauche und die Unreinheiten, die durch den Monatsfluss ausgeleitet wurden, in ihnen stecken bleiben. Wird ihnen in diesem Zustand keine Hilfe zuteil, sodass sie durch Gottes Hilfe oder durch eine Arznei davon befreit werden, so werden sie bald sterben."

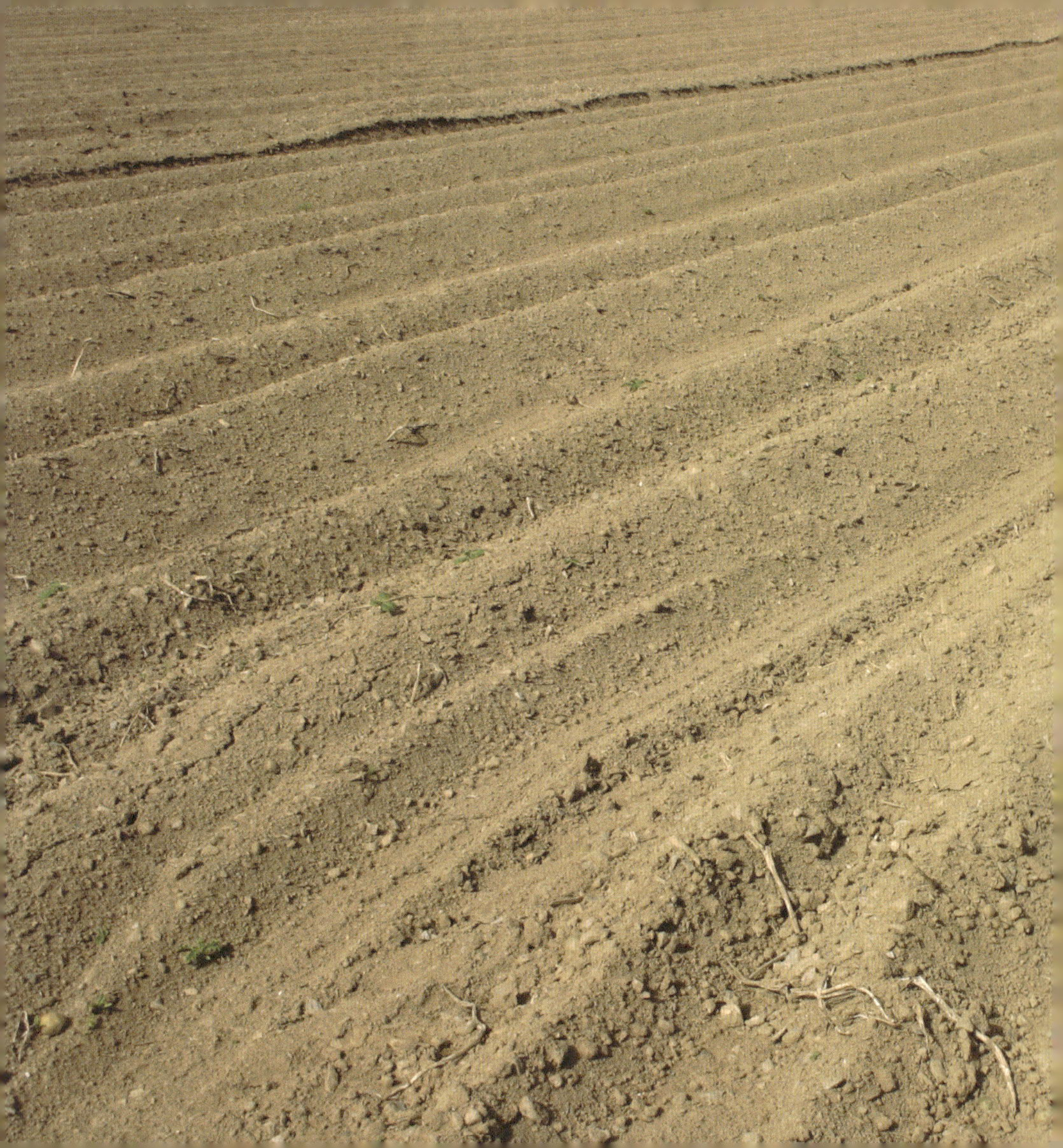

Die Temperamente der Männer

Der gallereiche Mann (der Choleriker): „Es gibt aber Männer von besonderer Manneskraft. Sie haben ein starkes und derbes Gehirn. Ihre äußeren, feinen Blutgefäße, die ihre Haut festigen, sind von leicht roter Farbe. Auch ihre Gesichtsfarbe ist rötlich, und ihre Blutgefäße sind grob und kräftig. Durch sie fließt heißes Blut von der Farbe des Wachses. Diese Männer sind um die Brust herum gedrungen gebaut und haben starke Arme. Sie neigen nicht zur Fettleibigkeit, weil ihre starken Gefäße und das heiße Blut, das darin fließt, und ihre kräftigen Glieder es nicht zulassen, dass ihr Fleisch fett wird."

Der blutreiche Mann (der Sanguiniker): „Manche Männer haben ein warmes Gehirn und eine liebliche Gesichtsfarbe, starke, von Blut gefüllte Gefäße und dickes, rotes Blut. Sie haben eine erfreuliche Feuchtigkeit in sich, die nicht durch Trauer oder Widerwärtigkeit unterdrückt wird. Da sie ein warmes Gehirn und Blut von der richtigen Beschaffenheit besitzen und ihre Säfte sich frei bewegen können, haben sie fettes Fleisch an ihrem Leibe. Sie können Enthaltsamkeit üben, weil der starke Wind, der in ihren Schenkeln ist, das Feuer in diesen bändigt und mildert. (…) Für sie ist es notwendig, sich nach richtiger Männerart zu begatten, weil die Art des Weibes milder und leichter beeinflussbar ist. Sie können mit Weibern ehrbar und fruchtbar verkehren, aber sich ihrer auch genauso leicht enthalten, und sie sehen Frauen mit züchtigen Augen an. (…) Sie dulden oftmals viele Qualen, wenn sie sich in ihren Trieben zurückhalten; es liegt aber in ihnen die weise Überlegung, die aus der Natur des Weibes die sittsame Selbstbeherrschung entnimmt, und sie besitzen eine wahrnehmbare Einsicht.

Bild links: Das Element Erde wirkt in Knochen und im Fleisch des Menschen.

Ihre Kinder sind selbstbeherrscht, glücklich, nutzbringend und rechtschaffen und bleiben frei von Neid. Wenn diese Männer aber unverheiratet sind, so bleiben sie glanzlos wie der Tag ohne Sonne. Im Verkehr mit Frauen sind sie aber erfreulich wie ein heller Sonnentag. Weil sie im Blick, in ihren Worten und Gedanken milde sind, entleeren sie öfter als andere Männer einen wässerigen, nichtgekochten Schaum. Dies ereignet sich bei ihnen im wachen Zustande wie auch im Schlafe. Leichter als viele anderen Männer werden sie durch sich selbst, aber auch durch andere Dinge von der Hitze ihrer Begierde befreit.“

Der phlegmareiche Mann (der Phlegmatiker): „Es gibt aber auch Männer, die ein fettes, weißes, trockenes Gehirn besitzen. Auch sind die Gefäße ihres Gehirns mehr weiß als rot. Sie haben große und glotzende Augen. Ihre Hautfarbe ist nicht frisch, sondern blass, wie ausgelöscht. Sie haben weite Blutgefäße, die sich weich anfühlen, aber trotzdem nicht viel Blut enthalten. Auch ihr Blut hat nicht die richtige Beschaffenheit, da es ziemlich schaumig ist. Sie haben genügend Fleisch auf dem Leibe, aber es ist weich wie das Fleisch des Weibes. Ihre Gliedmaßen sind zwar kräftig entwickelt, aber sie besitzen keine mutige und entschlossene Gemütsart. In ihren Gedanken und in der Unterhaltung sind sie aber trotzdem mutig und wacker. Wie ein Feuer, das plötzlich aufflackert und ebenso rasch wieder zusammensinkt, zeigen sie in ihrem äußeren Gebaren Mut, erweisen diesen aber in ihren Taten nicht. Im Umgang mit anderen zeigen sie, dass es ihnen mehr auf die Meinung als auf die Tat ankommt. Der Wind in ihren Lenden besitzt nur geringes Feuer, sodass er nur wenig wärmt, wie lauwarmes Wasser. Diese Männer können bei der Umarmung geliebt werden, weil sie Männern und

Bild rechts: Die Luft ist mit ihren Kräften in der Atmung und der Vernunft des Menschen tätig.

Frauen beiwohnen können und zuverlässig sind. (...) Weil bei diesen Männern der Samen nicht wie bei anderen Männern beschaffen ist, haben sie kaum Bartwuchs und erweisen sich auch sonst kaum als rechte Männer. Da sie aber niemandem etwas missgönnen, lieben sie in ihrer natürlichen Schwäche aus gutem Herzen heraus die Frauen, weil die Frau in ihrer Schwäche wie ein Knabe ist. Es mangelt ihnen aber an Kraft, das Erdreich durchzupflügen, weil sie unfruchtbar sind und mit den Weibern nicht so verkehren können wie zeugungskräftige Männer. Die Fleischeslust übermannt sie daher nur selten. Durch diese körperliche Schwäche sind sie auch schwerfällig im Denken, denn die Blutgefäße ihrer Schläfen stehen nicht in voller Lebenskraft. Überhaupt sind ihre Gefäße nicht von rechter männlicher Beschaffenheit, denn sie sind kalt, und auch ihr Samen ist dünn und ungekocht wie Schaum. Auch können sie diesen nicht bis zum richtigen Zeitpunkt zurückhalten."

Der schwarzgallige Mann (der Melancholiker): „Bei manchen Männern ist das Hirn fett, und das Häutchen des Gehirns wie auch dessen Blutgefäße sind trübe. Ihre Gesichtsfarbe ist dunkel, und ihre feurigen Augen sind denen der Vipern ähnlich. Dies Männer haben harte und kräftige Blutgefäße, in denen schwarzes, dickes Blut fließt. Ihr Fleisch ist stark entwickelt und hart, und ihre Knochen, die nur wenig Mark enthalten, sind derb. Das Mark brennt so heftig, dass sie im Verkehr mit Weibern ungezügelt sind wie Tiere und Schlangen. Der Wind in ihren Lenden ist feurig, windig und vom Rauch der schwarzen Galle durchsetzt. Darum haben sie zu keinem Menschen rechte Zuneigung, sind abstoßend im Verkehr, geizig und dumm. In ihrer Wollust sind sie ausschweifend und unmäßig wie die Esel. Lassen sie von dieser Begierde ab, leiden sie oft unter Hirnwut. Wenn sie aber ihrer Begierde nachgehen, leiden sie nicht an Krankheit des Kopfes. (...) Einige von ihnen verkehren gern und in menschlicher Weise mit Frauen, denn sie besitzen starke Gefäße und heftig brennendes Mark, aber trotzdem hassen sie die Weiber. Andere meiden die Frauen, weil sie diese nicht lieben und sie nicht haben wollen. Sie sind aber geschickte, tüchtige Handwerker und schaffen auch gern. (…) Das teuflische Blendwerk wütet in der Leidenschaft solcher Männer derartig, dass sie, wenn sie könnten, die Frau in der Umarmung töten würden. Ihre Nachkommen werden ohne Liebe gezeugt und haben allerlei Laster und leiden unter einem teuflischen Wahnsinn. Sie werden unglücklich und verworren in all ihren Gewohnheiten sein. Sie werden von den Menschen nicht geliebt, und sie verkehren nicht gern mit ihren Mitmenschen. Oft sind sie gehässig, neidisch und von verkehrten Sitten und haben auch keine Freude mit ihnen. Sie sind wie die gemeinen Steine, die ohne Glanz umherliegen und die neben den Edelsteinen nicht geschätzt werden, weil sie keinen schönen Glanz besitzen."

Natürlich ist die Sprache Hildegard von Bingens heute nicht mehr zeitgemäß und oft fällt es uns durchaus schwer, zu verstehen, was sie uns sagen will. Mit ein wenig Fantasie lassen sich aber trotzdem in ihren Beschreibungen viele der Eigenschaften wiederfinden, die wir auch heute noch mit diesen vier Temperamenten verbinden.

Heilung in vier Bereichen

Wenn ein Mensch an einer Krankheit leidet, so kann diese nach der Auffassung Hildegards nur dann wirklich geheilt werden, wenn sich die Heilung – gemäß der ganzheitlichen Natur ihrer Denkweise – in vier verschiedenen Bereichen gleichzeitig vollzieht, denn in diesen vier Bereichen entstehen oder manifestieren sich die Krankheiten auch. Diese Bereiche sind: der göttliche, der kosmische, der körperliche und der seelische Bereich.

Der göttliche Bereich

Dies ist der Bereich, in dem wir einsehen müssen, dass die letzte Instanz der Heilung nicht in den Händen des Menschen liegt. In der Hildegard-Medizin stehen alle Krankheiten in engem Zusammenhang mit der Beziehung des einzelnen Menschen zu Gott. Wenn diese Beziehung aus irgendwelchen Gründen gestört oder gar ganz unterbrochen ist, können aus Hildegards Sicht rasch Krankheiten entstehen. Damals wie auch heute ist uns der Sinn und Zweck einer Krankheit bzw. die Botschaft, die uns dadurch übermittelt werden soll, oft nicht auf Anhieb verständlich – und manche verstehen sie nie. Hildegard ist der Ansicht, dass man sich selbst durch die simple Rückkehr zu Gott ungeahnte Heilungschancen eröffnen kann, auch wenn es sich wissenschaftlich nicht erklären lässt, warum das so ist. Da Hildegard von Bingen glaubte, alle Therapien zur Heilung einer Krankheit seien von Gott aufgezeigt, liegt es letzten Endes auch in Gottes Hand, den Menschen wieder von seiner Krankheit zu befreien – es sei denn, der Mensch ist noch nicht so weit, um von Gott von seiner Krankheit befreit zu werden. Das bedeutet, dass der Mensch zuerst die krankheitsfördernden oder auslösenden Ursachen in seinem Lebenswandel beseitigen muss und so dem Heilungsprozess nicht länger im Weg steht.

Der kosmische Bereich

Dieser Bereich lässt sich besten als „die äußeren Umstände“ beschreiben, unter denen sich ein Krankheitsbild verbessern oder verschlechtern kann. Ein Mensch, der unter Rheuma leidet, wird sich beispielsweise bei kalten, feuchten Witterungsbedingungen häufig sehr schlecht fühlen und sich zudem kaum bewegen können, während es dem gleichen Menschen bei trockenem, warmem Wetter gut geht und er auch aktiv sein kann, obwohl seine Krankheit, das Rheuma, ja nach wie vor vorhanden ist. Der Mensch ist laut Hildegard ein Mikrokosmos, der nach dem Bauplan des Kosmos bzw. Makrokosmos entstanden ist, und in dem die vier Elemente Feuer, Wasser, Erde und Luft nachhaltig wirken. Ihre Kräfte durchdringen ihn, ebenso wie der Rest der Welt von ihnen durchdrungen wird. Der Mensch ist also genauso von seiner Umwelt abhängig, wie auch die Umwelt von ihm abhängt.

Der körperliche Bereich

In diesem Bereich geht es um die sichtbaren und messbaren Symptome einer Krankheit, z. B. Hautveränderungen, Fieber, Schwellungen, Schmerzen aller Art usw. Gemäß Hildegard von Bingen entstehen Krankheiten, wenn die Körpersäfte durch *Infirmi humores* (Krankheitssäfte), *Noxi humores* (Umweltgifte) oder *Mali humores* (Krankheitsprozesse, die durch eine falsche oder schlechte Ernährung ausgelöst werden) aus dem Gleichgewicht geraten. Der Mensch kann nur körperlich gesund sein, wenn sich all seine Körpersäfte in dem für ihn richtigen Mischungsverhältnis befinden. Stellen sie sich aber in Gegensatz zueinander oder kommt ein Körpersaft gar in zu hohem Maß vor, entsteht daraus eine Krankheit, die körperlicher oder seelischer Art sein kann.

Der seelische Bereich

Körper und Seele kann man nicht trennen. Ist der eine Bereich krank, wird auch der andere in Mitleidenschaft gezogen. Akute Schmerzen z. B. bringen einen Menschen oft dazu, sich völlig anders zu verhalten, als es unter normalen Umständen für ihn typisch wäre. Dazu kommt, dass bereits in der Antike bekannt war, was uns seltsamerweise erst in den letzten Jahrzehnten wieder richtig bewusst geworden ist: Konflikte, Probleme, Stress, Frustrationen und andere seelische Ursachen lösen bei entsprechend disponierten Menschen – und die meisten von uns haben in der einen oder anderen Weise eine entsprechende Disposition – Krankheiten aus. Hildegard von Bingen schrieb zu diesem Bereich ein eigenes Buch, das man wohl als ihr psychotherapeutisches Werk bezeichnen kann: das *Liber Vitae Meritorum.* In diesem Buch beschreibt sie, dass sich Menschen, die ein lasterhaftes Leben führen bzw. einen zerstörerischen Lebenswandel haben, in „Bestien" verwandeln, die nur darauf aus sind, ihre gesamte Umwelt zu manipulieren – oder aber sich selbst manipulieren zu lassen. Gemäß Hildegard bilden sich viele seelische Krankheiten vor allem durch einen Mangel an Liebe, Barmherzigkeit und Hoffnung. Dieses Konzept ist sicherlich problemlos auf unsere heutige Zeit übertragbar. Die seelischen Leiden schwächen wiederum das Allgemeinbefinden und damit die natürliche Abwehrkraft des Körpers, was letztendlich zu körperlichen Krankheiten führen kann.

Um einen anderen Menschen oder auch sich selbst von einer Krankheit heilen zu können, muss man in allen vier Bereichen gleichzeitig ansetzen. Man muss lernen, die eigenen Schwächen zu erkennen und das Abwehrsystem sowohl auf seelischer als auch auf körperlicher Ebene zu stärken.

Bild rechts: Wenn sich die vier Bereiche im Gleichgewicht befinden, geht es uns gut.

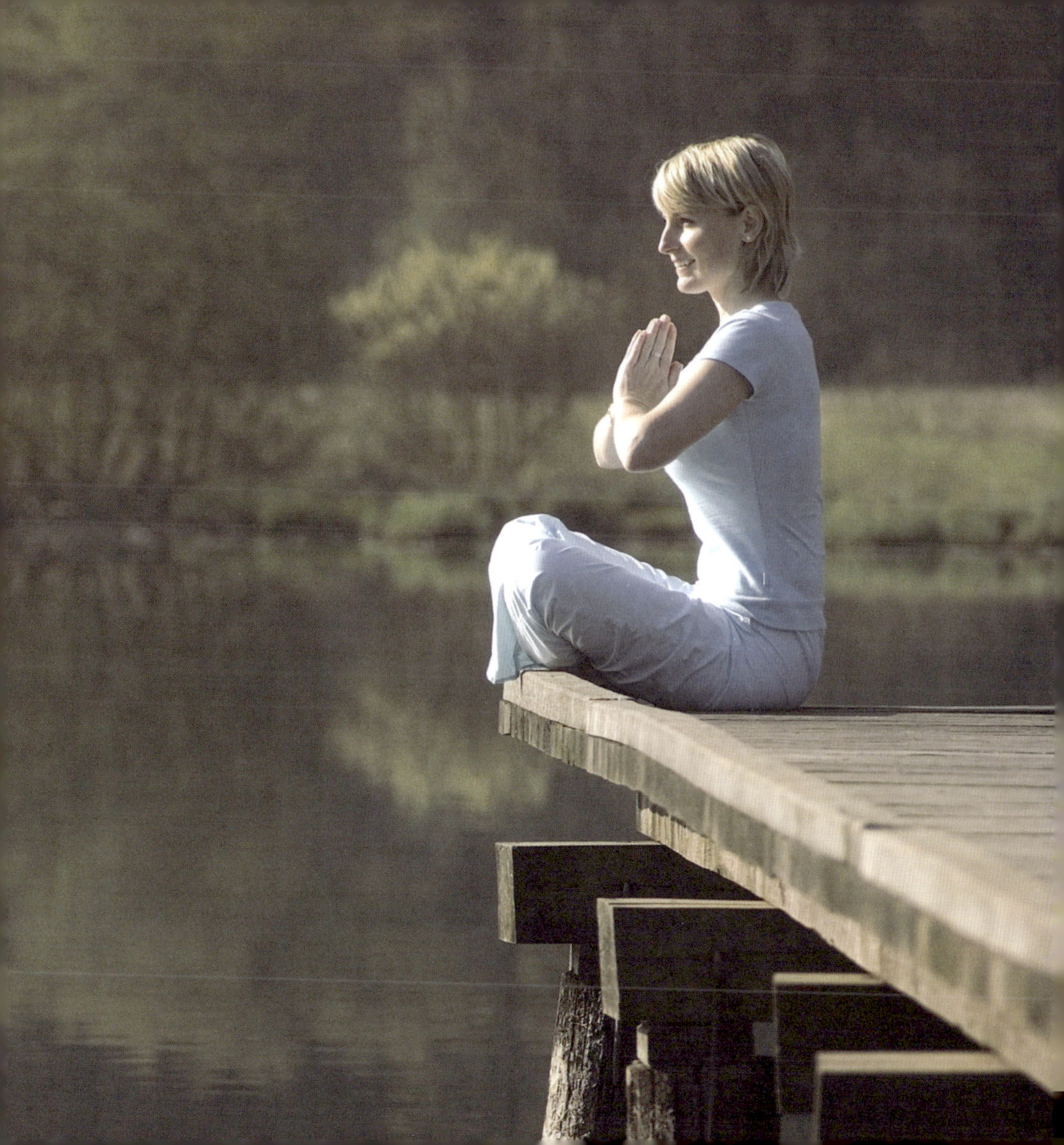

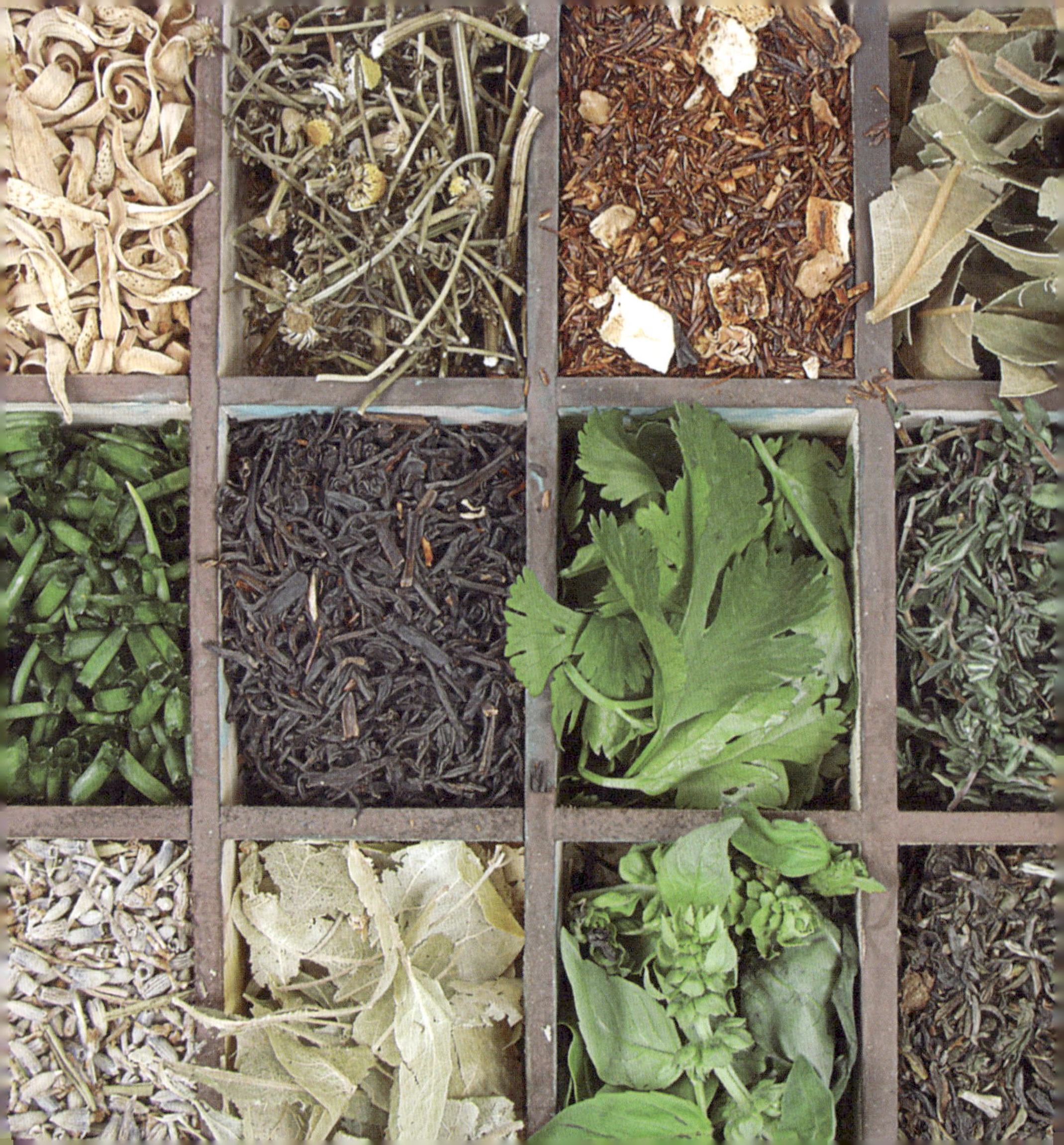

Kräuterkunde

Der richtige Umgang mit Heilkräutern

Beim Umgang mit Heilkräutern stellt sich als Erstes die Frage: Wo bekomme ich die gesuchten Kräuter her? Grundsätzlich gibt es drei Möglichkeiten, an Heilkräuter guter Qualität heranzukommen. Man kann sie fertig einkaufen, selbst pflücken oder gar im Garten, auf dem Balkon oder auch auf der Fensterbank seine eigenen Heilkräuter züchten. Alle drei Möglichkeiten haben natürlich ihre Vor- und Nachteile. Ein bisschen ist das Ganze auch davon abhängig, welche Kräuter man benötigt. Relativ seltene Heilkräuter lassen sich natürlich am besten in entsprechenden Apotheken, Kräuterläden oder heutzutage auch im Internet erwerben, während man Basilikum oder Petersilie beispielsweise problemlos im Blumentopf oder eigenen Garten selbst ziehen kann. Auch unsere Supermärkte weisen ein immer größeres Repertoire an frischen Kräutern auf.

Ein weiterer wichtiger Faktor sind die eigenen Kenntnisse. Viele Kräuter lassen sich auf Wiesen und in Wäldern sammeln, allerdings sollte man dabei genau wissen, was man tut. Die Gefahr, bei dürftigen Kräuterkenntnissen gegebenenfalls großen Schaden anzurichten, ist nicht zu unterschätzen, denn manche ungiftigen Heilkräuter sehen anderen, hochgiftigen Kräutern zum Verwechseln ähnlich. Dazu kommt bei selbst gepflückten Kräutern noch die Gefahr der Verunreinigung – durch Autoabgase, diverse Dünger, Pestizide und Herbizide. Außerdem weiß man nie, wie viele Hunde sich an den Pflanzen schon „verewigt" haben. Hat man aber einen guten Sammelplatz gefunden und kennt sich entsprechend aus, spricht selbstverständlich nichts dagegen, sich selbst als eifriger Sammler/in zu betätigen.

Bild rechts: Selbst gesammelte Heilkräuter.

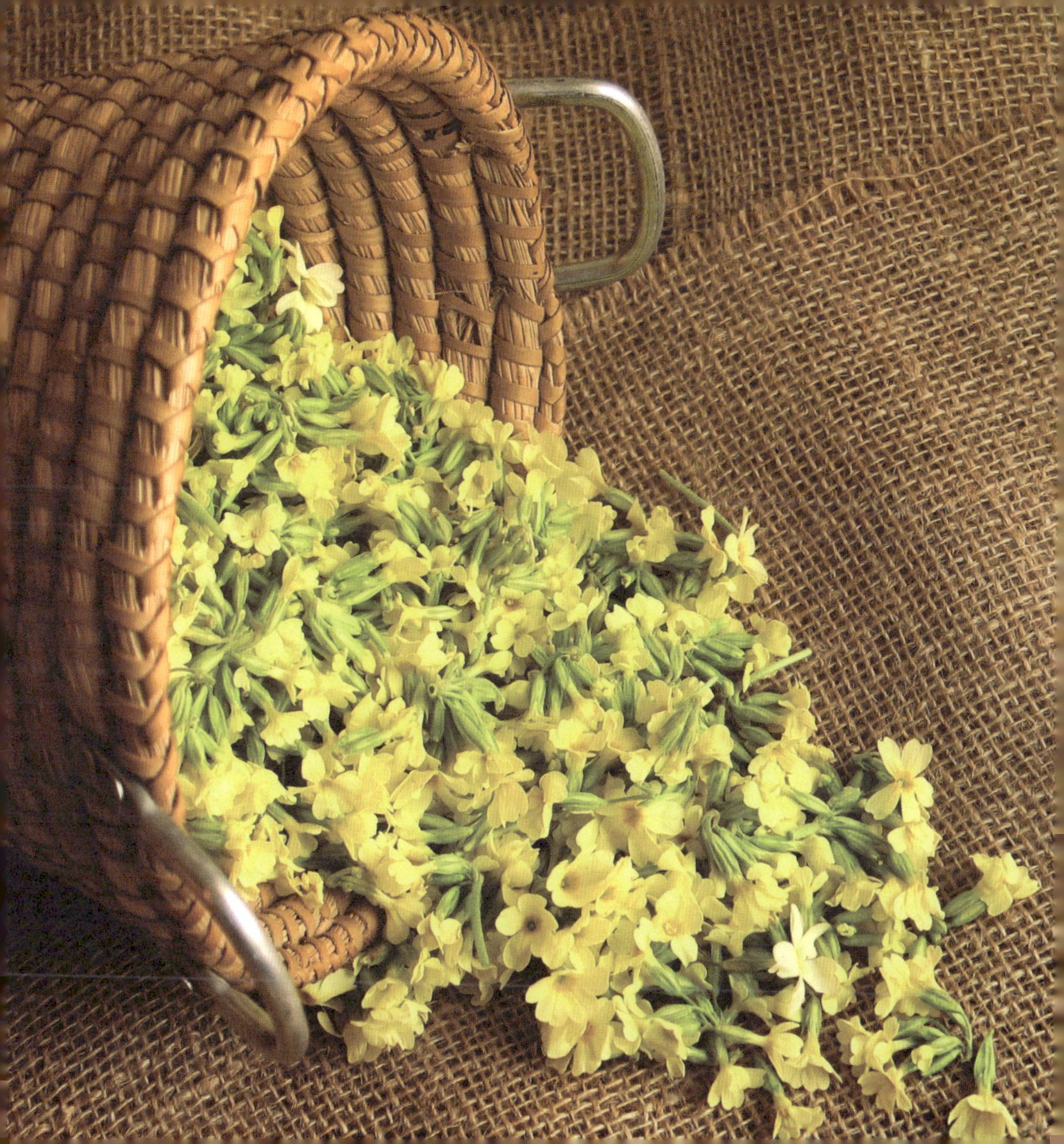

Hat man sich nun also vorgenommen, seine Heilkräuter selbst zu suchen, sollte man einige Regeln beachten:

1. Sammeln Sie niemals nasse oder auch nur feuchte Pflanzen! Nur trockene, saubere Pflanzen eignen sich zum längeren Aufbewahren, da Verunreinigungen vor dem Trocknen nicht abgewaschen werden dürfen. Es empfiehlt sich daher, an einem sonnigen, trockenen Morgen loszuziehen, nachdem der erste Morgentau bereits abgetrocknet ist.

2. Sammeln Sie Ihre Kräuter niemals in der Nähe stark befahrener Straßen, auf Industriegeländen, frisch gedüngten Feldern, die mit Kunstdünger behandelt wurden, oder auch an Wegen, auf denen viele Hunde spazieren geführt werden.

3. Sammeln Sie niemals Pflanzen, die von Schädlingen befallen sind oder von Schnecken angefressen wurden.

4. Sammeln Sie nur offensichtlich kräftige, gesunde, junge Pflanzen. Wenn Sie die Blätter einer Pflanze sammeln, so sollten diese noch frisch, aber voll entfaltet sein. Sammeln Sie Blüten, so wählen Sie solche, die gerade aufgeblüht sind.

5. Achten Sie beim Sammeln darauf, welche Teile einer Pflanze man idealerweise zu welchem Zeitpunkt sammelt. Die über dem Boden wachsenden Pflanzenteile sammelt man z. B. zu Beginn der Blütezeit, während man die Wurzeln einer Pflanze in der Ruhephase im Herbst oder Frühling erntet.

6. Zerstören Sie beim Sammeln möglichst wenig von der Pflanze: Verwenden Sie immer ein scharfes Messer oder eine Schere zum Abschneiden der jeweiligen Pflanzenteile.

7. Überlegen Sie, bevor Sie losgehen, wie viel Sie überhaupt benötigen. Heilpflanzen verlieren nach etwa einem Jahr ihre Wirksamkeit, und Sie sollten daher nur so viel sammeln, wie Sie in einem Jahr vermutlich verbrauchen werden.

8. Übertreiben Sie es nicht. Nehmen Sie vor lauter Begeisterung nicht alles mit, was Sie finden, sondern lassen Sie immer einige Blüten stehen, damit sich neue Samen bilden können. Von einem Wurzelstock schneidet man immer nur einen Teil ab, damit sich der Rest regenerieren und weiterwachsen kann.

9. Beschränken Sie sich auf wenige Arten und sammeln Sie nicht so lange, bis die ersten Pflanzen im Korb bereits wieder verwelken.

10. Verpacken Sie die Heilpflanzen zum Transport richtig. Verwenden Sie auf keinen Fall Plastiktüten oder luftdichte Behälter! Nehmen Sie stattdessen lieber einen kleinen Korb mit, den Sie locker mit einem Tuch abdecken.

Und noch ein Hinweis, den es zu beachten gilt: Sie dürfen keine geschützten Wildpflanzen pflücken oder beschädigen, also auch nichts davon abschneiden. Das ist kein sinnloses Verbot, sondern es dient der Erhaltung unserer Artenvielfalt. Listen geschützter Pflanzen können Ihnen viele Umwelt- und Naturschutzorganisationen zur Verfügung stellen.

Sobald Sie nun alles haben, was Sie benötigen, sollten Sie auf dem schnellsten Wege nach Hause fahren, um die zarten, empfindlichen Pflanzen umgehend zu verarbeiten.

Falls Sie zu Hause in Ihrem Garten ein Eckchen übrig haben (ein paar Balkonkästen oder die Fensterbank in der Küche tun es natürlich auch), können Sie sich – ganz in der Klostertradition Hildegard von Bingens – ein eigenes Kräuterbeet anlegen. Viele von uns haben ja ohnehin schon diverse Töpfe mit Küchenkräutern, allen voran Basilikum und Petersilie, in der Küche stehen. Daneben gibt es aber noch viele andere Küchenkräuter, die sich hervorragend zur Zucht im Blumentopf eignen, z. B. Bohnenkraut, Dill, Estragon, Kerbel, Melisse, Salbei und Thymian. Beifuß und Liebstöckel werden mit der Zeit zu groß, um als Topfpflanze gehalten zu werden, können aber einfach ins Gartenbeet gepflanzt werden. Die meisten Kräuter mögen es hell, lieben aber keine pralle Sonne, und der Standort über der Heizung ist ihnen meistens zu warm.

Am einfachsten lassen sich Kräuter aus Setzlingen ziehen. Die Pflanzen werden meist größer und kräftiger als Pflanzen, die man aus Samen gezogen hat. Sofern Sie sich für die Zucht aus Samen entscheiden, können Sie diese ab Anfang April in Pflanzschalen aussähen. Decken Sie die Saat durch eine Folie ab, um ein feuchtwarmes Klima zu schaffen, das die besten Wachstumsvoraussetzungen bietet. Sobald sich das zweite Blätterpaar gebildet hat, werden die Pflänzchen auseinandergesetzt und in ihre zukünftigen Töpfe oder Balkonkästen gepflanzt. Gartenpflanzen sollte man vorsichtshalber noch ein wenig in großen Blumentöpfen oder -kästen „zwischenparken“ und erst nach dem letzten Frost in ihr Beet hinaussetzen. Achten Sie beim Pflanzen darauf, dass die verschiedenen Arten von Kräutern häufig auch unterschiedliche Erdzusammensetzungen benötigen. Melisse mag z. B. sandige Böden, Salbei braucht Kalk, und wieder andere Kräuter lieben humusreiche Muttererde.

Natürlich versteht es sich von selbst, dass jede Form der chemischen Düngung oder Ungezieferbekämpfung im Heilkräutergarten und seiner Umgebung absolut tabu sein sollten. Es gibt aber auch gute Möglichkeiten, aus den Kräutern selbst Schädlingsbekämpfungsmittel herzustellen. So kann man etwa mit Brennnesselsud einer Blattlausplage Herr werden.

Heilpflanzen sind aber nicht nur nützlich, sie sehen oftmals auch schön aus, und vor allem verbreiten viele von ihnen einen geradezu verführerischen Duft. Haben Sie schon einmal an einem warmen Sommertag neben einem Kräuterbeet gesessen? Dann wissen Sie ja, was wir meinen. Unter die Heilpflanzen fallen auch so herrliche Blühpflanzen wie Rosen, Lavendel, Ringelblumen, Schlüsselblumen und Schwertlilien, die für jeden Garten eine Zier sind. Ein geschickt angelegtes Kräuterbeet bietet also nicht nur einen gesundheitlichen Nutzen, sondern spricht auch all unsere Sinne an.

Aber gleichgültig, wie man nun an seine frischen Kräuter gelangt ist – ob sie selbst gezogen oder auf Feld und Wiese gesammelt wurden: Der nächste wichtige Schritt ist meist das Trocknen, denn davon hängt die spätere Qualität des Heilmittels in hohem Maß ab.

Frisch angewendet sind die meisten Heilpflanzen und -kräuter natürlich am wirksamsten, aber da nicht immer frische Kräuter zur Verfügung stehen, tut man gut daran, sich einen kleinen Vorrat getrockneter Kräuter anzulegen. Das Trocknen von Heilkräutern (und auch anderer Lebensmittel) ist eine der ältesten, wirksamsten und einfachsten Konservierungsmethoden. Man muss dabei jedoch sehr sorgfältig vorgehen, da die Kräuter sonst schnell an Heilkraft verlieren oder sogar völlig unbrauchbar werden. Wie bereits erwähnt, soll man immer nur saubere, kräftige, trockene Heilkräuter sammeln, da diese vor dem Trocknen nicht mehr gewaschen werden dürfen. Die einzige Ausnahme bilden dabei die Wurzeln, denn diese dürfen Sie kurz unter kaltem Wasser abspülen. Verwenden Sie zum Säubern aber keine Bürsten, um die empfindliche Schale der Wurzeln nicht zu verletzen. Dies würde dazu führen, dass wertvolle Wirkstoffe austreten.

Beim Trocknen ist vor allem die Schnelligkeit in der Verarbeitung gefragt. Je rascher Sie Ihre frischen Heilpflanzen trocknen, desto weniger Inhaltsstoffe gehen verloren. Breiten Sie Blüten und Blätter in einer dünnen Schicht flach auf einem Rost oder Ähnlichem aus, sodass die Luft auch von unten an die Pflanzen gelangen kann. Vermeiden Sie es, Blüten oder Blätter übermäßig zu berühren oder gar zu drücken, damit sie keine Druckstellen bekommen. Wichtig ist es, darauf zu achten, verschiedene Kräuter beim Trocknen nicht zu vermischen, denn viele getrocknete Kräuter lassen sich später kaum noch oder gar nicht mehr auseinanderhalten. Haben Sie ganze Pflanzen oder Triebe gesammelt, so bündeln Sie diese locker und hängen sie kopfüber zum Trocknen auf. Als Trockenplatz eignen sich am besten luftige, schattige Orte. Legen Sie Ihre Pflanzen auf keinen Fall in die pralle Sonne, da sich die in ihnen enthaltenen ätherischen Öle sonst schnell verflüchtigen und sie unbrauchbar machen.

Wie lange soll man Heilpflanzen und -kräuter nun trocknen? Der ideale Zeitpunkt ist gekommen, wenn die Kräuter spröde geworden sind und beim Biegen wie Glas zerbrechen. Achten Sie darauf, Ihre Kräuter nicht zu lange zu trocknen, da diese sonst auch wieder unwirksam werden. Trocknen Sie Kräuter dagegen nicht lange genug, könnten sie im schlimmsten Fall anfangen zu schimmeln.

Im Sommer trocknen Pflanzen natürlich schneller als im Winter, aber keine Sorge: Im Lauf der Zeit entwickeln Sie ein Gespür dafür, wie lange Sie welche Pflanzen trocknen müssen. Vom Trocknen im Backofen oder mit einer sonstigen künstlichen Wärmequelle sollten Sie lieber absehen, da die Kräuter dabei schnell übertrocknet und verdorben werden. Ordnungsgemäß getrocknete Kräuter haben weiterhin ihre grüne Farbe, und auch die Blüten müssen noch als solche erkennbar sein.

Sollten Sie sich gegen das Sammeln, Aufziehen und Vorbereiten von Heilkräutern entscheiden, bleibt Ihnen immer noch die Möglichkeit, bereits fertig verarbeitete Kräuter zu kaufen. Quellen gibt es dafür viele. Viele Apotheken haben sich inzwischen auf Naturmedizin spezialisiert und führen daher häufig die gebräuchlichsten Heilmittel der Hildegard-Medizin. In vielen Städten gibt es auch gut sortierte Kräutergeschäfte oder Kräuterhäuser, in denen Sie alle möglichen Heilkräuter – auch die exotischeren bzw. selteneren – kaufen können. Sollten Sie diese Möglichkeiten nicht haben, bleibt immer noch das Internet, das heutzutage eine wirklich gute Bezugsquelle geworden ist. Doch Vorsicht! Sehen Sie sich sorgfältig um und vergleichen Sie die Angebote miteinander. Das besonders tolle, preiswerte Schnäppchen kann sich schnell als minderwertiges oder mit Umweltgiften belastetes Produkt herausstellen, und gerade bei Onlineshops ist es häufig schwierig, die Herkunft der gekauften Kräuter zu überprüfen. Natürlich gibt es auch dort eine ganze Reihe seriöser Anbieter, aber man muss sich die Zeit nehmen, diese ausfindig zu machen.

Anwendungsmöglichkeiten

In der Heilpflanzenkunde gibt es eine Vielzahl von Anwendungsmöglichkeiten für Heilkräuter – allerdings müssen die Kräuter dafür erst einmal aufbereitet werden. Die Aufbereitungsverfahren unterteilen sich danach, ob die Kräuter eingenommen oder äußerlich angewendet werden sollen. Bevor Sie sich an die Zubereitung eines Kräuterheilmittels machen, sollten Sie jedoch eine wichtige Regel beachten: Verwenden Sie zur Zubereitung immer Porzellan- oder Keramikgeschirr, niemals Metallbehälter. Das Metall verändert die Heilinformationen der Kräuter und würde sie zum Teil unwirksam machen. Welche Anwendungsmöglichkeiten gibt es nun tatsächlich? Zur inneren Anwendung gibt es Kräutertees, Abkochungen, Kaltauszüge, Presssäfte, Pulver und – in Ausnahmefällen – Extrakte und Tinkturen. Extrakte und Tinkturen werden eher, wie auch Umschläge, Bäder und Inhalationen, äußerlich angewendet. Nicht zu vergessen ist die Verwendung von Heilkräutern in der Küche, aber darauf gehen wir im Kapitel über die Ernährung nach Hildegard von Bingen noch genauer ein.

Der Kräutertee oder Aufguss

Kräutertees kennt jedes Kind, denn sie sind sicherlich die bekannteste und am häufigsten verwendete Art der Heilpflanzenanwendung. Eine Tasse Kräutertee zuzubereiten ist ganz leicht: Man gibt eine bestimmte Menge zerkleinerter Kräuter – im Durchschnitt geht man von einem Esslöffel pro Tasse aus – in eine Tasse, übergießt sie mit kochendem Wasser und lässt das Ganze ziehen. Die Ziehdauer ist von den gewählten Pflanzen abhängig: Bittere Kräuter und Blüten lässt man nur 3–5 Minuten ziehen, zähe Pflanzen dagegen 10–15 Minuten. Lassen Sie den Tee etwas abkühlen, bevor Sie ihn trinken, und verzichten Sie, wenn es irgendwie geht, auf das Süßen. Kräutertees wirken im Urzustand am allerbesten, aber wenn Sie oder Ihr „Patient“ den Tee pur gar nicht trinken können, sollten Sie zum Süßen immer Honig anstelle von Industriezucker verwenden. Ideal ist es, den Tee bei Bedarf immer frisch zuzubereiten; wenn man diverse Tassen am Tag trinken will/muss, ist das jedoch nicht immer besonders praktisch. Sie können den Tee daher auch problemlos in eine Thermoskanne füllen und mit zur Arbeit nehmen. Kräutertees sollten, sofern Sie keine anderen Anweisungen von z. B. Ihrem Heilpraktiker erhalten haben, eine gute halbe Stunde vor den jeweiligen Mahlzeiten getrunken werden, und zwar in kleinen Schlucken, nicht eilig hinuntergestürzt.

Die Abkochung oder der Absud

Bei einigen Pflanzenteilen genügt es nicht, sie in heißem Wasser ziehen zu lassen. Rinde, Zweige, Samenkörner oder Wurzeln müssen gelegentlich bis zu 15 Minuten „gekocht“ werden. Geben Sie dazu die Pflanzen in kochendes Wasser und lassen Sie sie dann auf kleiner Flamme weiterköcheln – je härter das Pflanzenmaterial ist, desto länger die Kochzeit. Nach dem Ende der Kochzeit wird das Ganze wie ein Tee abgeseiht. Eine zweite Möglichkeit besteht darin, die Pflanzenteile mit kaltem Wasser aufzusetzen und zum Kochen zu bringen. Bevor man den Absud nach Ende der Kochzeit abseiht, lässt man ihn in diesem Fall jedoch noch etwa fünf Minuten ziehen.

Der Kaltauszug

Bei einem Kaltauszug verwendet man frische oder auch getrocknete Kräuter, die mit einer kalten Flüssigkeit übergossen werden und danach zwischen sechs Stunden und 14 Tagen ziehen. Bei Kaltauszügen, die nicht länger als zwölf Stunden stehen, verwendet man als Flüssigkeit Wasser. Steht der Auszug länger als zwölf Stunden, verwendet man zum Ansetzen einen leichten, trockenen Wein. Beide Auszugsarten werden im Verhältnis 20:1

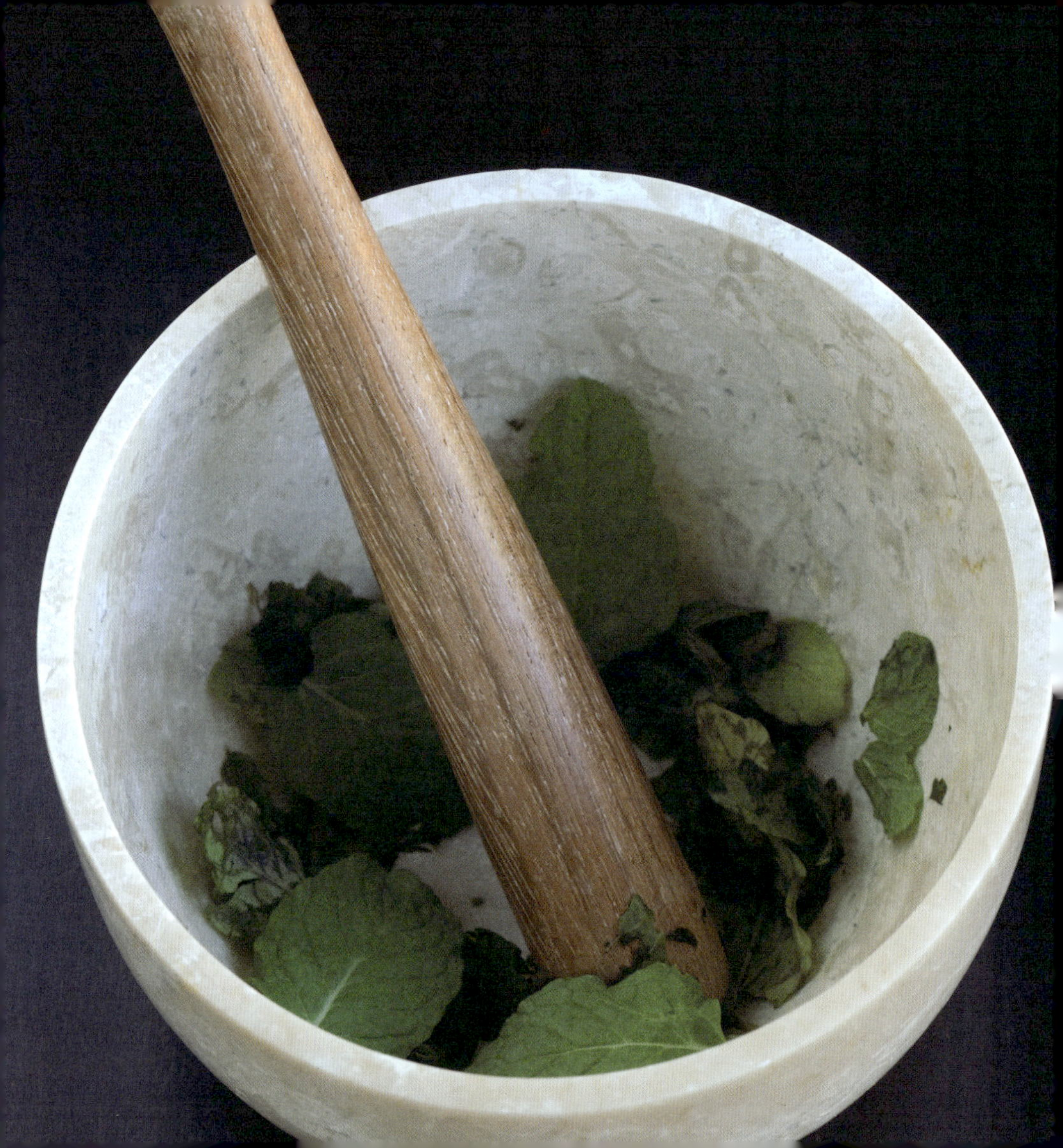

angesetzt: Auf einen Teil Pflanzen kommen ungefähr 20 Teile Flüssigkeit. Nachdem der Auszug lange genug gezogen hat, wird er gefiltert und in Flaschen abgefüllt. Verwenden Sie dazu vorzugsweise dunkle Glasflaschen. Einen mit Wasser angesetzten Kaltauszug trinkt man wie Tee. Zu diesem Zweck wird er vor dem Trinken leicht angewärmt. Ein Kaltauszug mit Wein ist quasi eine Art Kräuterwein, von dem Sie nicht mehr als ein Likörgläschen voll auf einmal zu sich nehmen sollten.

Der Presssaft

Der Presssaft wird aus frischen Kräutern und Wurzeln hergestellt. Am einfachsten geht das mit einem Entsafter, aber Sie können die Pflanzenteile auch manuell zerstampfen und sie dann durch ein feinmaschiges Tuch auspressen. Je saftiger eine Pflanze ist, desto einfacher ist das Auspressen. Zähere Pflanzenteile weicht man zuerst eine halbe Stunde in ein wenig kaltem Wasser ein, bevor man sie auspresst. Presssäfte stellt man immer frisch her und verbraucht sie möglichst sofort. Die normale Dosis besteht aus einem Teelöffel Saft. Frisch gepresste Pflanzensäfte kann man entweder pur zu sich nehmen oder sie mit Wasser, Milch oder Molke mischen.

Das Pulver

Zur Gewinnung von Pflanzenpulver mahlt man die getrockneten Pflanzen in einer Gewürzmühle oder zerreibt sie in einem Mörser. Letzteres ist arbeitsintensiver, ergibt aber das feinere Pulver. Da die Wirkstoffe der Pflanze in dem Pulver in stark konzentrierter Form enthalten sind, benötigt man zumeist nur eine Messerspitze voll. Diese verrührt man zum Trinken in ein wenig Wasser oder Milch.

Bild links: Mit einem Mörser können Sie Ihre Kräuter zerreiben.

Der Extrakt bzw. die Tinktur

Wie schon weiter oben erwähnt, werden Extrakte und Tinkturen in den meisten Fällen äußerlich angewendet. Bei einigen Krankheiten empfiehlt sich aber die Einnahme einiger Tropfen des Mittels, die man mit Wasser verdünnt. Da es aber nicht ganz einfach ist, immer das zu 100 % richtige Mischungsverhältnis selbst herzustellen und diese Mittel meist hochwirksam sind, sollten Sie nur Extrakte oder Tinkturen einnehmen, die Sie beim Fachmann gekauft haben. Selbst hergestellte Mittel sollten vorsichtshalber nur der äußerlichen Anwendung dienen. Zur Herstellung eines Kräuterextraktes füllen Sie frische Kräuter in ein Schraubglas und übergießen sie mit Alkohol (möglichst 70 %). Dann verschließen Sie das Glas und stellen es an einen warmen Ort, wo es etwa 14 Tage ruhen sollte. Achten Sie unbedingt darauf, das Glas nicht in die pralle Sonne zu stellen. Mindestens einmal pro Tag schütteln Sie das Glas kräftig. Nach zwei Wochen können Sie die Kräuter abseihen und die fertige Tinktur abfüllen. Denken Sie daran, die Flaschen gut zu verschließen, damit der Alkohol nicht verfliegt.

Umschläge und Verbände

Um einen feuchten Umschlag herzustellen, tränken Sie Mullbinden oder Wattestücke in Kräutertee oder Kräuterextrakt, abhängig davon, wie stark die gewünschte Wirkung ausfallen soll. Diese Auflage wird auf die betroffene Stelle gelegt und mit einem lockeren Mullverband festgehalten. Wenn Sie Kräutertee zum Tränken eines Umschlags verwenden, geben Sie in diesen die Hälfte mehr Kräuter als in einen Tee zum Trinken. Lassen Sie den Umschlag einige Minuten, längstens aber zwei Stunden einwirken und tauschen Sie ihn dann aus.

Bild rechts: Bei einem Auszug ziehen die Kräuter in Flüssigkeit.

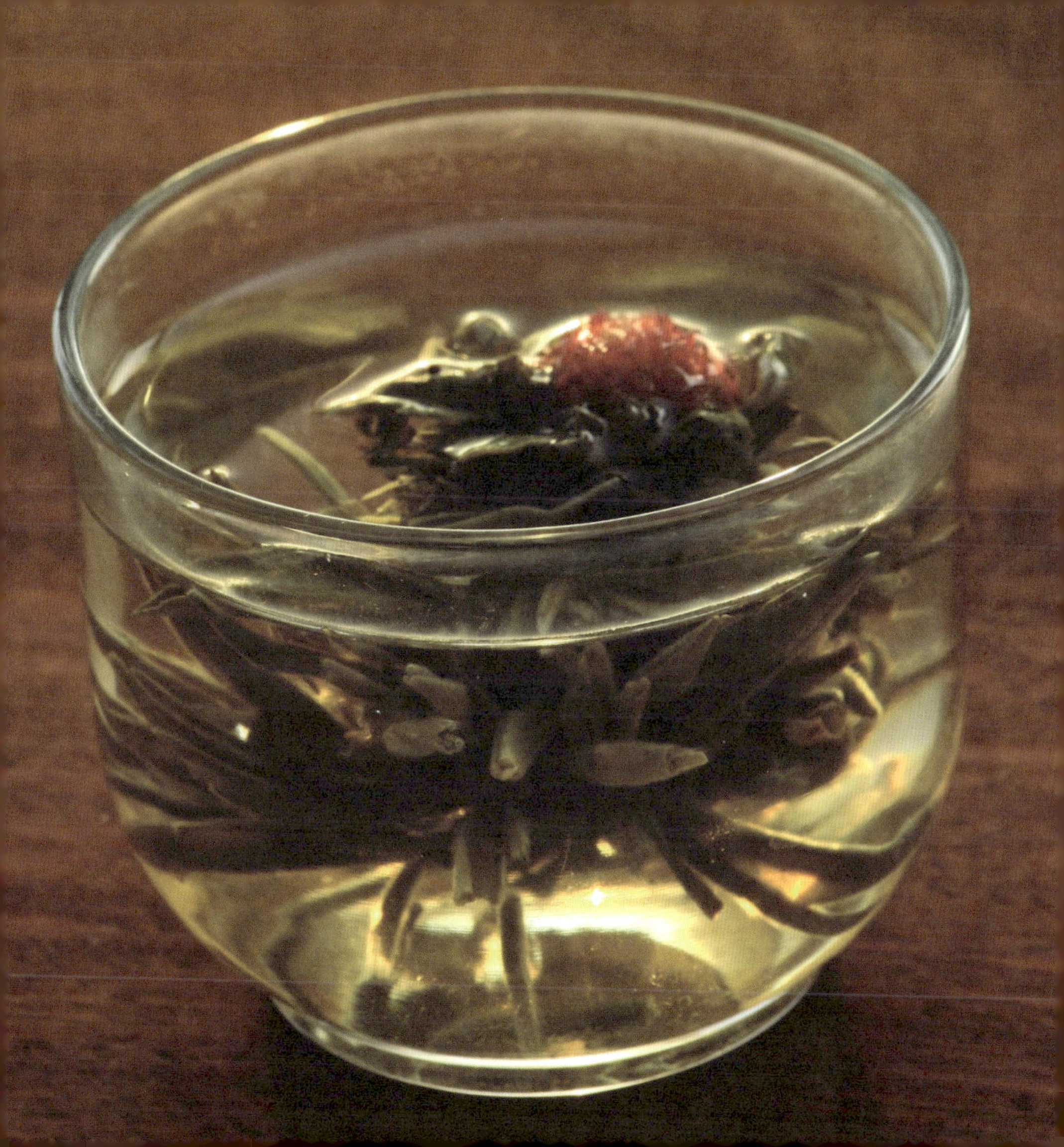

Feuchte Verbände werden genauso angelegt wie feuchte Umschläge. Im Gegensatz zu diesen entfernt man den Verband jedoch erst dann, wenn er vollständig getrocknet ist, was meist nach ungefähr zwölf Stunden der Fall ist. Wenn Sie Kräuter verwenden, welche die Haut nicht reizen, können Sie sie auch direkt auf die betroffene Stelle legen und mit einem Tuch leicht abdecken. Verwenden Sie dafür frische Kräuter, so sollten Sie diese vor der Anwendung leicht anwärmen; getrocknete Kräuter werden kurz mit heißem Wasser übergossen.

Die Inhalation

Sicherlich haben die meisten von uns bei einer Erkältung schon einmal inhaliert und wissen daher, wie gut das tut. Ganz einfach geht das mit einem Inhalator, aber natürlich tut es auch jeder ausreichend große Topf. Kochen Sie eine Hand voll Kräuter in einem Liter Wasser auf. Decken Sie den Topf zu, damit der wertvolle Dampf nicht entweicht, und stellen Sie den Topf auf einen Tisch. Nun ziehen Sie sich ein großes Handtuch über Kopf und Schultern – und selbstverständlich über den Topf. Achten Sie darauf, dass das Handtuch möglichst dick ist und dicht abschließt, damit der Dampf darunterbleibt. Dann nehmen Sie den Deckel vom Topf, beugen sich darüber und atmen den aufsteigenden Dampf tief und mit langen Atemzügen ein. Bleiben Sie am besten 10–15 Minuten so sitzen, je nachdem, wie lange Sie es aushalten. Neben der positiven Wirkung, die so ein Kräuterdampfbad auf die Atemwege hat, tut es übrigens auch Ihrer Haut gut.

Das Bad

Heilpflanzen, beispielsweise in Form eines Kaltauszugs oder eines Tees, eignen sich hervorragend als Badezusätze. Für ein Vollbad geht man im Durchschnitt von 200 g Kräutern aus, die 10–12 Stunden in einem Liter

Wasser ziehen sollten (Wurzeln 12–24 Stunden). Dann gießen Sie die Flüssigkeit in Ihr Badewasser, in dem sich natürlich keine anderen Badezusätze befinden sollten. Sie können die Kräuter mit hineingeben oder sie vorher abseihen. Sind nur bestimmte Körperteile betroffen, können Sie auch nur den jeweiligen Körperteil baden, z. B. in Form eines Hand- oder Fußbades.

Aber ob nun Voll- oder Teilbad, achten Sie in jedem Fall immer darauf, die Badetemperatur nicht zu heiß zu wählen. Sie sollte im Idealfall 40 °C nicht überschreiten; am besten sind 37 °C geeignet, um die Wirkung der Kräuter nicht zu gefährden. Die Badedauer beträgt etwa 15 Minuten. Frottieren Sie sich nicht zu stark ab, damit die Kräuter auch nach dem Bad noch gut in die Haut eindringen können. Wickeln Sie sich anschließend in ein flauschiges Handtuch oder einen warmen Bademantel und gönnen Sie sich eine Stunde Ruhe.

Hildegard empfahl verschiedene Anwendungsmöglichkeiten für Heilpflanzen:

– Kräutertees oder Aufgüsse
– Abkochungen oder Absude
– Kaltauszüge
– Presssäfte
– Pulver
– Extrakte oder Tinkturen
– Umschläge und Verbände
– Inhalationen
– Bäder

Die wichtigsten Heilpflanzen von A–Z

Die Pflanzenheilkunde ist heutzutage im Rahmen der Naturmedizin und auch der Wellness-Bewegung wieder überaus populär geworden. Auch immer mehr Schulmediziner greifen auf Pflanzenheilmittel zurück. Viele Menschen kehren der Schulmedizin zunehmend den Rücken, weil sie wieder als ganze Menschen und nicht nur als einzelne Symptome und Krankheiten behandelt werden wollen. Bei der daraufhin meist folgenden intensiven Beschäftigung mit den verschiedenen Disziplinen der natürlichen bzw. naturnahen Medizin werden einige Menschen so früher oder später fast zwangsläufig auch auf die Hildegard-Medizin aufmerksam.

Eines müssen wir aber gleich zu Beginn klarstellen: Nur weil eine Medizin pflanzlicher Natur ist, bedeutet das nicht, dass sie automatisch ungefährlich ist! Viele Pflanzen können schon in geringen Dosierungen oder bei einer falschen Anwendung sehr schädlich sein – dies darf man niemals außer Acht lassen, wenn man sich mit Heilpflanzen beschäftigt. Vor allem selbst gesammelte Pflanzen stellen ein nicht zu unterschätzendes Risiko dar, wenn man sich nicht richtig damit auskennt. Im Zweifelsfall sollte man seine „Ausbeute“ doch lieber noch einmal von einem Fachmann kontrollieren lassen bzw. die Pflanzenheilmittel gleich in einem entsprechenden Fachgeschäft kaufen.

Die Hildegard-Medizin ist in hohem Maß eine präventive Medizin: Sie kann dabei helfen, die Gesundheit zu fördern und zu erhalten. Viele der von ihr verwendeten Heilpflanzen werden auch heute noch in der modernen Pflanzenheilkunde oder einfach als altbewährtes Hausmittel benutzt. Einige der von ihr angepriesenen Methoden sind heutzutage bestenfalls wissenschaftlich nicht anerkannt, schlimmstenfalls allerdings heftig umstritten.

Mit wirklich gefährliche Nebenwirkungen braucht man allerdings bei den von Hildegard eingesetzten Heilpflanzen und ihren Rezepten bei richtiger Dosierung und Anwendung nicht zu rechnen.

Bei den Heilpflanzen unterschied Hildegard deutlich zwischen den von Menschen angebauten und den wild wachsenden Arten. Kulturpflanzen empfahl sie als Nahrungsmittel, während sie vom Verzehr der in freier Natur wachsenden Pflanzen abriet. Über diese sagte sie jedoch: „Aber dennoch unterdrücken einige von ihnen schädliche und kranke Säfte im Menschen als Heilmittel"; als Heilpflanzen waren diese Pflanzen also durchaus nutzbar. Grundsätzlich unterschied sie Pflanzen nach den Eigenschaften „warm" oder „kalt" und dann nach den Merkmalen „feucht" oder „trocken". Ihre Anweisungen zum Gebrauch der Heilpflanzen hängen daher großenteils auch von ebendiesen Pflanzeneigenschaften ab.

Im Folgenden schauen wir uns 40 der zu Hildegards Zeiten gebräuchlichsten und heute noch verfügbaren Heil- und Gewürzpflanzen etwas genauer an. Wo finden wir sie, wie sehen sie aus, wofür verwendete man sie damals, was macht man heute mit ihnen? Und natürlich haben wir auch Hildegards Einschätzungen und Erklärungen zu den jeweiligen Pflanzen beigefügt.

1. Akelei *(Aquilegia vulgaris)*

Die Gemeine Akelei gehört wie Rittersporn, Eisenhut, Anemone und Trollblume zur Familie der Hahnenfußgewächse.

Vorkommen: Die Gemeine Akelei ist meist in krautreichen, lichten Eichen- und Buchenmischwäldern zu finden und wächst auf Trocken- und Halbtrockenrasen, im Randbereich von Hecken sowie am Wiesensaum. Achtung: Wild wachsende Akeleipopulationen stehen unter strengem Naturschutz!

Aussehen: Die Akelei ist zwar eine kurzlebige, aber mehrjährige Pflanze, die 30–60 cm hoch wird. Ihre meist dunkelblauen, glockenartigen Blüten erscheinen zwischen Mai und Juni. Ihre schwarz glänzenden, 2,5 mm großen Samen gelten als schwach giftig.

Verwendung: Die Akelei kann man als Frischpflanze in Form von Umschlägen und Tinkturen verwenden, z. B. bei Halsschmerzen, bei geschwollenen Lymphknoten und bei fieberhaften Erkrankungen. In der modernen Pflanzenheilkunde wird sie allerdings kaum noch benutzt. In der Homöopathie kommt die Akelei jedoch nach wie vor zur Anwendung, und zwar vor allem bei Hautkrankheiten, Menstruationsbeschwerden, Nervosität und allgemeinen Schwächezuständen.

Die Akelei bei Hildegard von Bingen: Nach Hildegard galt die Akelei als „kalt". Sie wurde zur Behandlung von Anfällen, bei übermäßigem Schleimauswurf, Fieber und den so genannten Skrofeln – einer heute seltenen Haut- und Lymphknotenerkrankung, die im Mittelalter vor allem bei Kindern auftrat – verwendet.

2. Alant *(Inula helenium)*

Die Alantpflanze, die aus etwa 90 Arten besteht, gehört zur Familie der Korbblütler.

Vorkommen: Alant stammt ursprünglich aus Zentralasien, ist inzwischen aber in ganz Europa verbreitet. Er wächst vor allem am Waldrand, an Gräben und an Uferböschungen, da er sich an feuchten, sonnigen Standorten am wohlsten fühlt.

Aussehen: Aus einem dicken, knolligen Wurzelstock entspringt ein über 2 m hoher, behaarter Stängel, der sich oben verzweigt. Die lanzettartigen Blätter, die unregelmäßig gezahnt sind, können bis zu 50 cm lang werden. Die goldgelben Blüten des Alant erscheinen zwischen Juni und September und werden bis zu 7 cm groß.

Verwendung: Als Heilmittel wird hauptsächlich die Wurzel des Alant verwendet. Sie kommt vor allem bei Atemwegserkrankungen, einigen Hautkrankheiten, Verdauungsbeschwerden, Harnwegsleiden und allgemeinen Störungen des Stoffwechsels zum Einsatz. Außerdem ist Alant heutzutage Bestandteil vieler Kräuterliköre.

Alant bei Hildegard von Bingen: Laut Hildegard war Alant „warm und trocken". Er wurde – in Wein eingelegt – bei Schmerzen in der Lunge, bei Migräne und bei Sehstörungen eingesetzt.

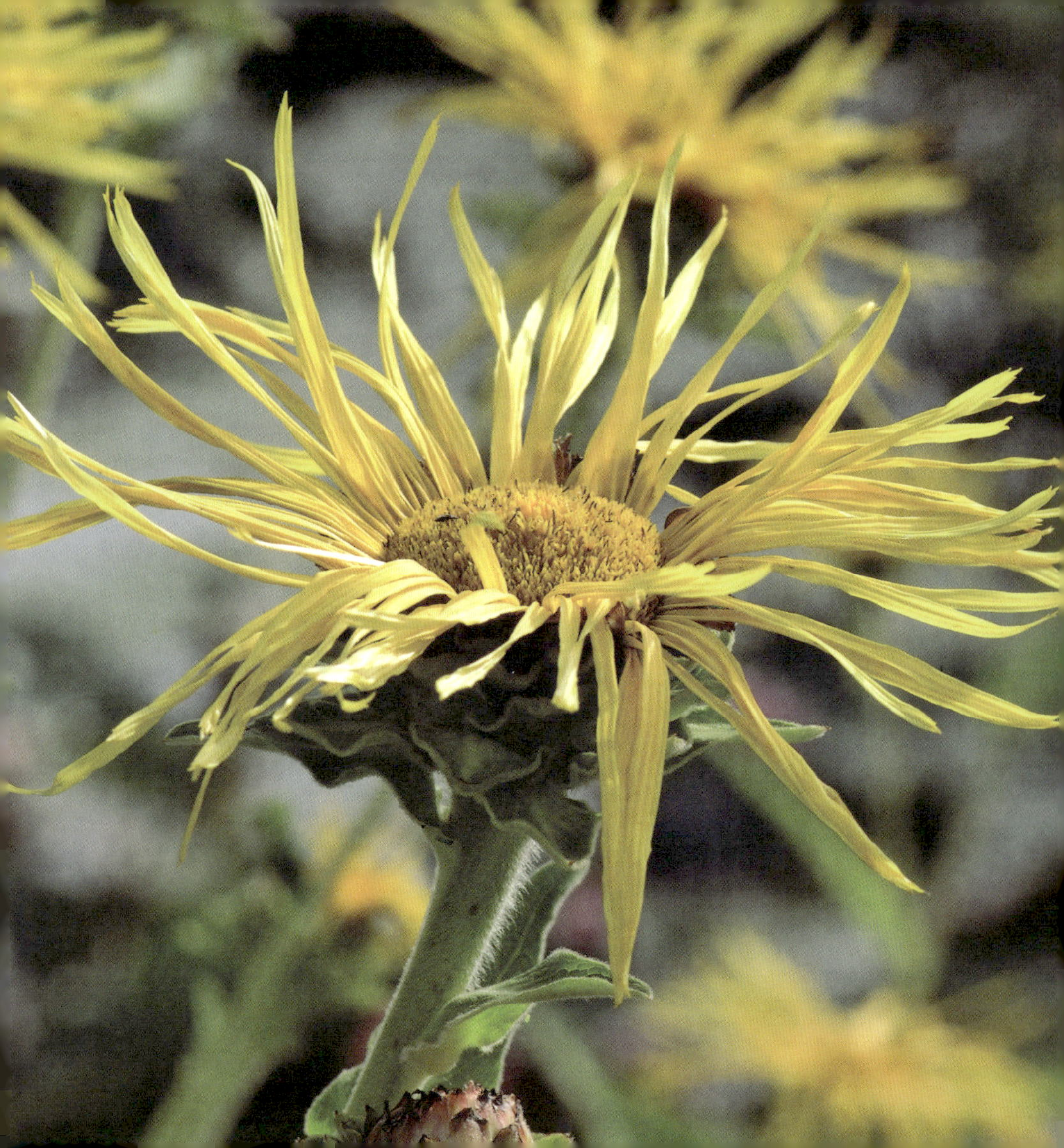

3. Basilikum (*Ocimum basilicum*)

Basilikum gehört zur Familie der Lippenblütler.

Vorkommen: Basilikum wird heute vor allem als Kulturpflanze gezogen. Basilikumtöpfchen kann man in nahezu jedem Supermarkt erwerben, aber achten Sie darauf, dass es sich um ungespritzte Pflanzen handelt. In freier Natur bevorzugt die Pflanze Standorte, die ihr viel Licht und Wärme sowie Schutz vor Wind bieten.

Aussehen: Basilikum ist eine einjährige, krautige Pflanze, die 30–60 cm hoch werden kann. Ihre leuchtend grünen Blätter sind oval und werden bis 5 cm lang. Die ganze Pflanze verströmt einen höchst aromatischen und würzigen Duft. Basilikum blüht von Juni bis September.

Verwendung: Basilikum ist heutzutage als beliebtes Küchenkraut bekannt – vor allem in der italienischen Küche. Zum Würzen von Speisen nimmt man die Blätter, die am besten frisch gezupft oder tiefgefroren verwendet werden. Beim Trocknen verfliegt ein Großteil der ätherischen Öle, und die Pflanze verliert viel Aroma. Achtung: Basilikum sollte niemals mitgekocht werden, da es sonst Aroma und Geschmack verliert!

Als Heilpflanze hat Basilikum verdauungsfördernde, krampflösende, blähungslindernde und entwässernde Eigenschaften. Basilikumtee wird zur Beruhigung der Nerven getrunken.

Basilikum bei Hildegard von Bingen: Laut Hildegard ist Basilikum „kalt". Es wurde bei Zungenlähmung sowie bei Drei- und Viertagesfieber eingesetzt.

Bild links: Alant

4. Beifuß (*Artemisia vulgaris*)

Beifuß gehört zur Familie der Korbblütler und ist eng mit Wermut verwandt.

Vorkommen: Der robuste Beifuß wächst beinahe in ganz Europa auf nährstoffreichen Böden. In Nordafrika und Südeuropa wird er auch zunehmend großflächig angebaut, da seine ätherischen Öle in der Parfümindustrie immer mehr Verwendung finden.

Aussehen: Beifuß ist eine mehrjährige krautige Pflanze, die bis 2 m hoch werden kann. Die Blätter sind relativ derb und auf der Unterseite grauweißlich behaart. Beifuß blüht von Juli bis September.

Verwendung: Beifuß wird heutzutage hauptsächlich als Küchengewürz bei fetten, schweren Fleischgerichten verwendet, da die enthaltenen Bitterstoffe die Magen- und Gallensaftbildung anregen und die schwer verdaulichen Speisen etwas verträglicher machen.

In der Antike galt Beifuß als nahezu universelles Heilmittel. Vor allem wurde er jedoch bei Verdauungsbeschwerden und Völlegefühl eingesetzt. Gute Wirkung zeigt der frisch gepresste Beifußsaft aber auch bei Ekzemen und Unterschenkelgeschwüren.

Beifuß bei Hildegard von Bingen: Laut Hildegard ist Beifuß „sehr warm". Er kam auch damals schon bei Magen- und Darmbeschwerden und offenen Beinen zum Einsatz.

5. Blutwurz *(Potentilla erecta)*

Blutwurz gehört zur Familie der Rosengewächse.

Vorkommen: Die Blutwurz wächst in ganz Europa. Am häufigsten findet man sie in lichten Wäldern, auf Wald- und Bergwiesen, auf Weiden und in Torfmooren mit mäßig sauren Böden. Die Pflanze gilt als Hinweis, dass ein Boden mager ist (Zeigerpflanze).

Aussehen: Die Blutwurz ist eine mehrjährige, krautige Pflanze und wird 10–30 cm hoch. Sie hat dreizählige, grob gezahnte Rosettenblätter und langstielige, gelbe Blüten, die zwischen Mai und Oktober blühen. Ihren Namen hat die Heilpflanze von ihrem kräftigen, knolligen Wurzelstock, dessen frische Schnittfläche sich blutrot verfärbt.

Verwendung: Die Blutwurz wirkt stark adstringierend, blutstillend, krampflösend und entgiftend. Zum Einsatz kommt sie vor allem bei Magen-Darm-Entzündungen, bei Blutungen im Darm, bei allgemeinen Durchfällen, bei Entzündungen der Mundschleimhaut und des Zahnfleischs und auch beim Rachenkatarrh.

Blutwurz bei Hildegard von Bingen: Laut Hildegard war die Blutwurz eher „kalt als warm“. Sie wurde zur Behandlung giftiger, eitriger Säfte im Körper verwendet.

6. Brennnessel *(Urtica dioica)*

Die Brennnessel ist der Namensgeber der Nesselgewächse.

Vorkommen: Die Brennnessel ist ein anspruchsloses Gewächs, das – mit Ausnahme der Dauerfrostgebiete – überall auf der Welt vorkommt.

Aussehen: Brennnesseln sind krautige Gewächse und können bis 2 m hoch werden, abhängig von Art, Standort und Nährstoffvorkommen. Ihre Sprossen und die tiefgrünen, länglichen Blätter sind mit Brennhaaren besetzt, die bei Berührung schmerzhafte Quaddeln hervorrufen. Der Wurzelstock der Brennnessel ist weit verzweigt und treibt im Frühling gerade, unverzweigte, vierkantige Sprossen aus. Sie blühen zwischen Juni und Oktober.

Verwendung: Die Brennnessel kommt vor allem als harntreibender und entwässernder Tee zur Anwendung. Außerdem wird sie bei der Rheumabehandlung eingesetzt. In der Homöopathie verwendet man Brennnesseln zur Behandlung von Hautausschlägen, Nesselsucht, Herpes und Gicht.

Auch in der Küche fand und findet die Brennnessel seit langer Zeit Verwendung. So kann man die jungen Triebe als Salat essen oder einen „Brennnesselspinat“ zubereiten. In Notzeiten war sie ein beliebtes Lebensmittel zur Vitaminversorgung. Die Nesselhaare werden übrigens bei der Zubereitung zerstört, sodass der Genuss ungefährlich ist.

Brennnessel bei Hildegard von Bingen: Laut Hildegard ist die Brennnessel „sehr warm“. Sie wurde gekocht zur Reinigung des Magens verwendet, als Saft zum Austreiben von Würmern und, vermischt mit Olivenöl, auch bei Vergesslichkeit.

Bild rechts: Brennnessel

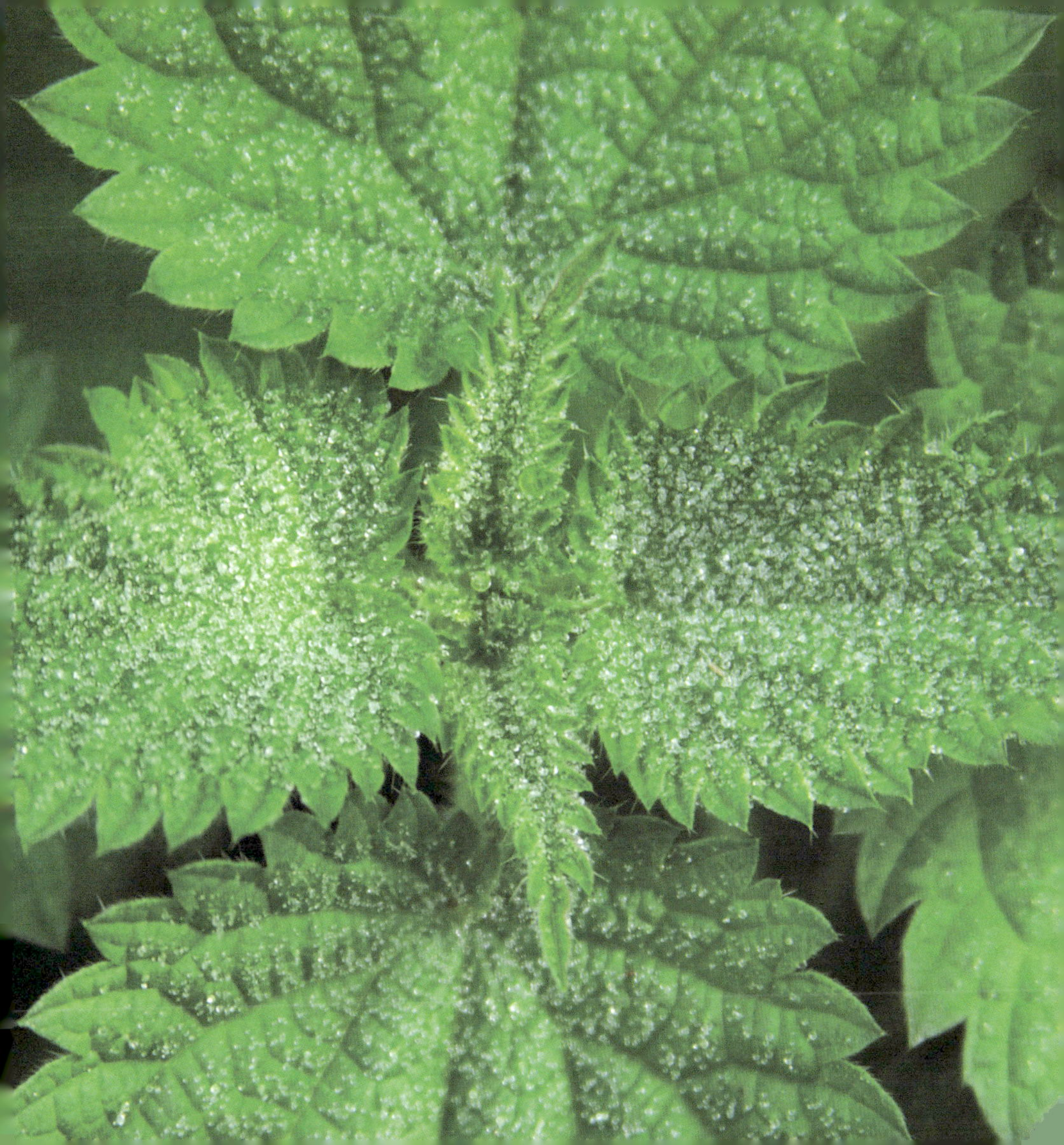

7. Dill *(Anethum graveolens)*

Dill ist eine Gewürz- und Heilpflanze aus der Familie der Doldenblütler.

Vorkommen: Dill stammt ursprünglich aus Zentralasien. Heute kann man ihn in jedem Supermarkt als Gewürzpflanze kaufen. In freier Natur wird er vor allem in gemäßigtem Klima angebaut.

Aussehen: Dill ist eine einjährige Pflanze, die stark aromatisch duftet. Er wird 50–100 cm hoch, hat dreifach fiederteilige Blätter und winzige gelbe Einzelblüten, die in kleinen Dolden angeordnet sind.

Verwendung: Heutzutage ist Dill in erster Linie als Gewürzpflanze bekannt. Er wird vor allem zum Einlegen von Gurken und bei Fischgerichten verwendet. Zudem ist Dill quasi das Nationalgewürz der skandinavischen und baltischen Länder. Wer kennt ihn nicht, den „Graved Lachs", der ungekocht in einer Kruste aus frischem Dill mariniert wird?

Als Heilpflanze wurde Dill bereits in der Antike eingesetzt. Er wirkt krampflösend, harntreibend, appetitanregend und hemmt das Wachstum und die Vermehrung von verschiedenen Bakterien. Außerdem hat er sich bei der Stillung von Nasenbluten sowie bei Brust- und Lungenbeschwerden und bei Gicht bewährt.

Dill bei Hildegard von Bingen: Laut Hildegard ist Dill „von trockener, warmer und gemäßigter Natur". Dill wurde gekocht als Mittel gegen Gicht gegessen. Außerdem wurde er, wie auch heute noch, zur Behandlung von Nasenbluten eingesetzt.

8. Dinkel *(Triticum spelta)*

Dinkel ist eine Getreideart, stellt die Urform des heutigen Weizens dar und gehört zur Familie der Gräser.

Vorkommen: Dinkel erlebt in den letzten Jahren eine Renaissance, vor allem in der ökologisch geprägten Landwirtschaft. Angebaut wird er hauptsächlich in Süddeutschland, in der Schweiz, in Österreich, Belgien und Finnland. Wildformen des Dinkels gibt es nicht.

Verwendung: Dinkel ist schon seit über 15.000 Jahren als Kulturpflanze bekannt und war jahrhundertelang ein weit verbreitetes Volksnahrungsmittel. In Europa wurde er vorwiegend im Alpenraum angebaut, und im 18. Jahrhundert war er ein wichtiges Handelsgetreide. Im 20. Jahrhundert nahm der Anbau von Dinkel stark ab, da seine Ernteerträge relativ schlecht waren. In letzter Zeit zieht Dinkel aber wieder häufiger in die moderne Bioküche ein. Da Dinkel nur wenig Gluten enthält, wird er oftmals als Weizenersatz für Menschen empfohlen, die unter Zöliakie leiden. In der Hildegard-Medizin wird Dinkel in allen möglichen Darreichungsformen eingesetzt – vom Dinkelschrot über Dinkelbrot bis zur Dinkelsuppe –, und zwar gegen Magen-Darm-Erkrankungen wie Durchfall oder Verstopfung sowie bei Knochenkrankheiten.

Dinkel bei Hildegard von Bingen: Laut Hildegard ist Dinkel „warm, fett und kräftig, aber milder als andere Getreidesorten". Sie hielt Dinkel für das wertvollste Getreide überhaupt und setzte ihn gern bei jeder Gelegenheit ein. Dinkel sollte für Stimmungsaufhellung sorgen und geschwächte Patienten kräftigen – selbst solche, die sonst jegliche Form der Nahrungsaufnahme verweigerten.

9. Dost, auch Oregano bzw. Wilder Majoran (*Origanum vulgare*)

Dost gehört zur Familie der Lippenblütler.

Vorkommen: Dost stammt ursprünglich aus dem Mittelmeerraum, wird heutzutage aber nahezu weltweit angebaut. In Deutschland findet man Wilden Majoran an Waldrändern und Böschungen sowie auf trockenen Wiesen – Hauptsache, der Boden ist kalkhaltig.

Aussehen: Dost ist eine mehrjährige Pflanze, die 20–70 cm hoch wird und stark aromatisch-würzig duftet. Die geraden, vierkantigen Stängel verzweigen sich von Grund auf. In der Blütenregion werden die Zweige oft rötlich und sind leicht behaart. Dost bildet von Juli bis September Blüten aus, die meist rosa bis violett, seltener weiß sind.

Verwendung: Dost ist seit gut 400 Jahren als Küchengewürz gebräuchlich, wird aber vorwiegend in der mediterranen Küche eingesetzt. Als Heilpflanze war Dost bereits den antiken Griechen bekannt und wurde vor allem im Mittelalter häufig verwendet, und zwar zur Behandlung von Hauterkrankungen, schweren Hustenanfällen, Keuchhusten, Unterleibsbeschwerden und Völlegefühl.

Dost bei Hildegard von Bingen: Auch bei Hildegard wurde Dost schon zur Behandlung von Hautkrankheiten, z. B. der „roten Lepra", verwendet: „Und nachdem er getrocknet ist, nehme er ebenfalls Dost und zerstoße ihn, und er füge Weizenkleie hinzu, und diese mische er in einer warmen Schüssel, und nach dem Trocknen der Salbung lege er es warm auf die Geschwüre der Lepra, und darüber binde er einen Verband …"

Bild rechts: Dost

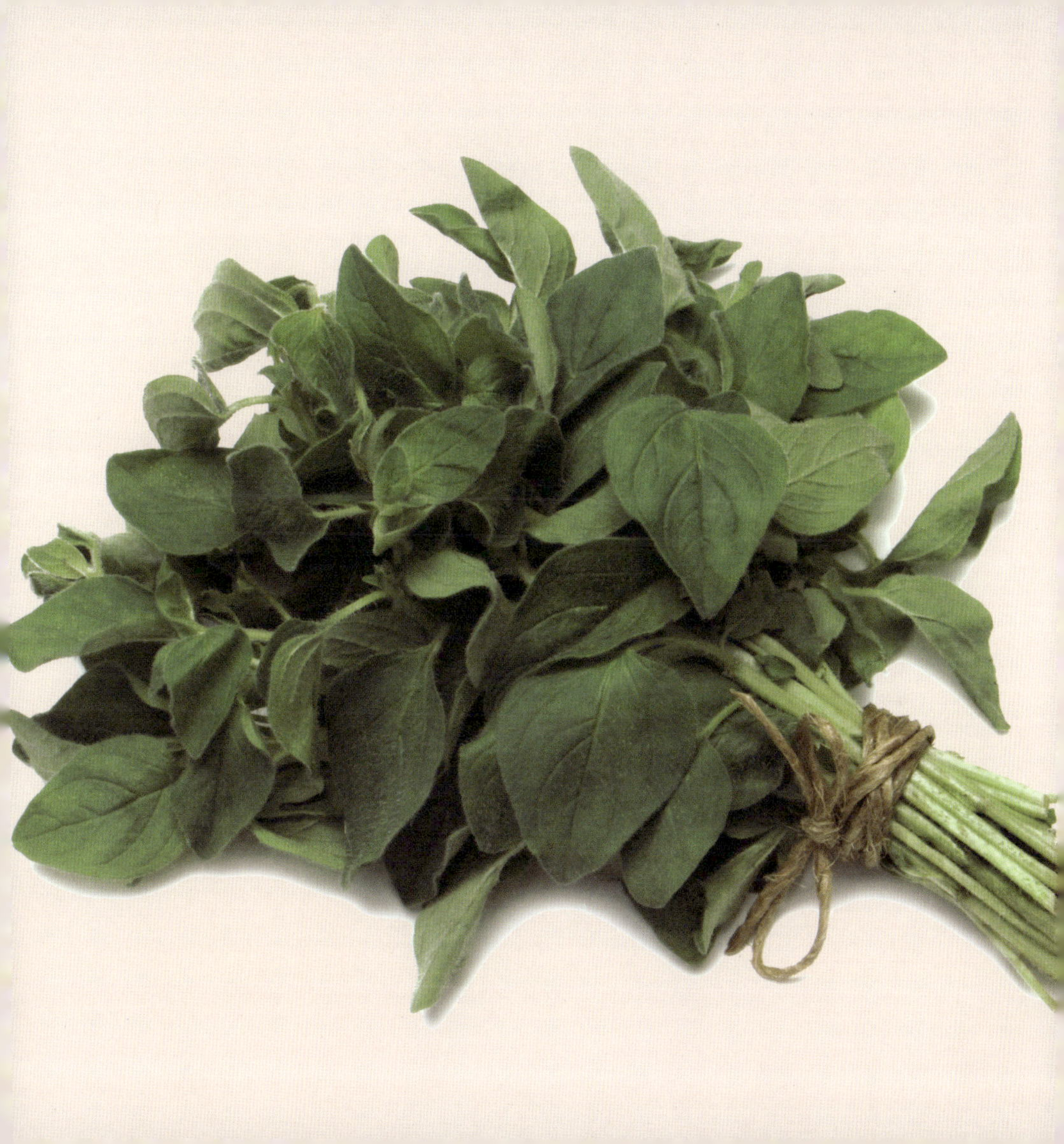

10. Edelkastanie *(Castanea sativa)*

Die Edelkastanie gehört zur Familie der Buchengewächse.

Vorkommen: Die Edelkastanie stammt ursprünglich aus Kleinasien, verbreitete sich im Lauf der Zeit aber über weite Teile Europas.

Aussehen: Edelkastanien sind sommergrüne Bäume und können bis 30 m hoch werden. Sie haben lanzettlich geformte, 15–30 cm große Blätter mit gezahnten Rändern. Edelkastanien können 1.000 Jahre alt werden und blühen das erste Mal im Alter von 20–30 Jahren. Aus den Blüten, die im Juni und Juli blühen, entwickeln sich braune Nussfrüchte, die von einer stacheligen, leuchtend grünen Schale umgeben sind. Geerntet werden die Edelkastanien September–November.

Verwendung: Die Früchte der Edelkastanie (Maronen oder Maroni) haben auch heute noch eine relativ große Bedeutung als Nahrungs- und Heilmittel. Wurzeln, Blätter und kleine Zweige kann man gehackt und aufgekocht als Badezusatz oder Saunaaufguss verwenden, z. B. bei Gicht. Als Nahrungsmittel zubereitet wirken sie gegen Magenbeschwerden, Leber- und Milz-, aber auch gegen Kopfleiden.

Die Edelkastanie bei Hildegard von Bingen: Laut Hildegard sind Edelkastanien „sehr warm". Sie wurden vor allem zur Stärkung schwächlicher Menschen verwendet, kamen aber auch bei an Gicht Erkrankten zur Anwendung. Gekocht wurden Maronen gegen Kopf- und Magenschmerzen eingesetzt, gebraten gegen Milzleiden, roh gegessen wirkten sie gegen Traurigkeit und mit Honig vermischt gegen Schmerzen in der Leber.

11. Eibisch *(Althea officinalis)*

Der Echte Eibisch gehört zur Familie der Malvengewächse.

Vorkommen: Eibisch bevorzugt sonnige, warme Standorte mit nährstoffreichen Ton- oder Lehmböden, und er benötigt eine ausreichende Wasserversorgung. Wild wächst er vor allem in den Steppen Südrusslands und Kasachstans sowie vom Balkan bis nach Spanien.

Aussehen: Der Echte Eibisch ist eine mehrjährige, krautige Pflanze, die etwa 60–150 cm hoch wird. Ihre Blätter sind filzig behaart. Aus dem fingerdicken Wurzelstock treiben mehrere röhrenförmige, aufrechte und wenig verzweigte Stängel aus. Die Blüten des Echten Eibisch sind hell- bis dunkelrosa und blühen von Juni bis September.

Verwendung: Als Heilpflanze kommt Eibisch vor allem bei Reizhusten zum Einsatz, da sein Wirkstoff die Aktivität der Flimmerhärchen in den Bronchien hemmt. Dadurch kommt der Hustenreiz zum Erliegen. Außerdem kann Eibisch Fieber senken und wird auch gern zur Linderung von allgemeinen Kopfschmerzen eingesetzt. Weniger bekannt und heute kaum noch verbreitet ist der Einsatz von Eibisch in der Küche. Essbar sind die Wurzeln, die Blüten und auch die jungen Blätter. Die jungen Blätter bereitet man wie Spinat zu, die Wurzeln wie Kartoffeln. Sie sind sehr stärkehaltig und haben lange Zeit als Kartoffelersatz gedient.

Eibisch bei Hildegard von Bingen: Laut Hildegard ist Eibisch „warm und trocken“. Er wurde schon damals zum Senken von Fieber und zur Linderung von Kopfschmerzen verwendet.

12. Eisenkraut *(Verbena officinalis)*

Das Echte Eisenkraut hat der Familie der Eisenkrautgewächse ihren Namen gegeben.

Vorkommen: Eisenkraut bevorzugt sonnige, geschützte Standorte mit mäßig nährstoffreichen und schwach sauren Böden, z. B. sandige Ton- und Lehmböden. Im Sommer hat es einen hohen Wasserbedarf. Das Eisenkraut ist eine ausdauernde, genügsame Pflanze, die häufig an Hecken, Wegen und auf Schuttplätzen zu finden ist.

Aussehen: Das Echte Eisenkraut ist eine mehrjährige, krautige Pflanze, die 30–70 cm hoch wird und vierkantige, verzweigte Stängel hat. Die winzigen, zart violetten Blüten stehen in 10–20 cm langen Ähren und blühen von Mai bis zum ersten Frost.

Verwendung: Eisenkraut hat in der Pflanzenheilkunde eine lange Tradition. Es wurde hauptsächlich zur Behandlung schlecht heilender Wunden, aber auch bei Schwellungen im Hals, bei Zahnschmerzen und auch bei Zahnfleischbluten eingesetzt. Außerdem wurde ihm eine harntreibende und den Gallenfluss anregende Wirkung nachgesagt.

Eisenkraut bei Hildegard von Bingen: Laut Hildegard ist Eisenkraut „mehr kalt als warm". Es wurde damals vor allem zur Behandlung faulender Wunden verwendet und galt – der Legende nach – als bestes Mittel zur Behandlung von Wunden, die durch Eisenwaffen hervorgerufen wurden.

Bild rechts: Eisenkraut

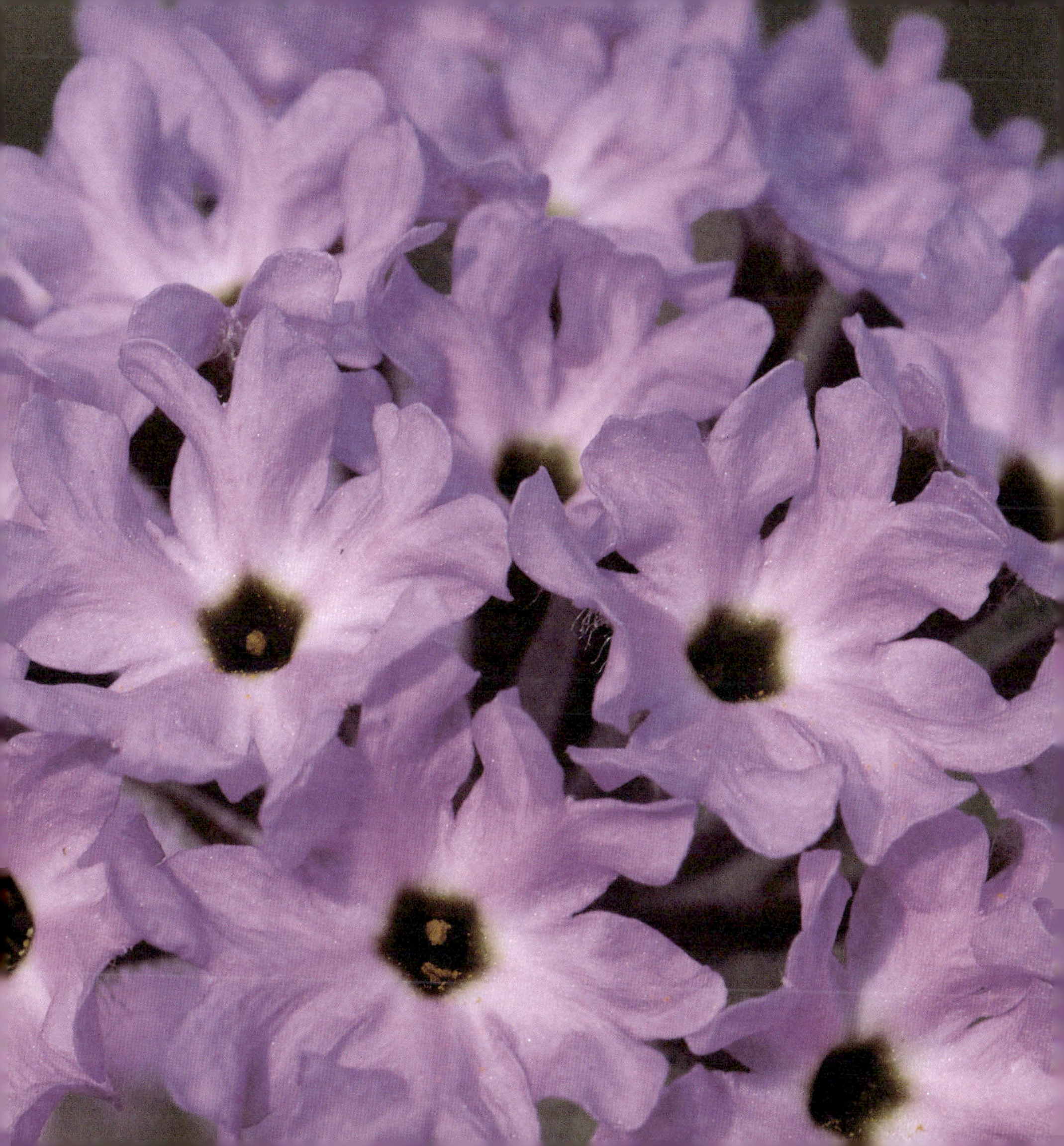

13. Fenchel *(Foeniculum vulgare)*

Fenchel gehört zur Familie der Doldenblütler.

Vorkommen: Fenchel bevorzugt warme, sonnige Standorte und lehmigen, nährstoffreichen Boden.

Aussehen: Grundsätzlich ist Fenchel eine zwei- oder mehrjährige, krautige Pflanze mit aufrechten Trieben, die sich im oberen Teil stark verzweigen. Fenchel verströmt einen stark würzigen Duft, wird 50–200 cm hoch und hat dreifach gefiederte, fadenförmige Blätter. Man unterscheidet zwischen drei Fenchelarten: dem Süß- oder Gewürzfenchel, dem Bitter- oder Arzneifenchel und dem Gemüse- oder Zwiebelfenchel. Fenchel blüht von Juni bis Oktober, und seine Samen reifen im September.

Verwendung: Gemüsefenchel kann man roh im Salat oder leicht gedünstet als Beilage genießen. Die Fenchelsamen werden häufig in dunklen Brotsorten mit eingebacken oder als Tee aufgebrüht. Die gehackten Blätter des Gewürzfenchels werden zum Würzen von Salaten und Suppen verwendet.

Als Heilpflanze ist Fenchel für seine krampflösenden, blähungslindernden und schleimlösenden Eigenschaften berühmt. Wer kennt ihn nicht, den Fencheltee? Fenchelhonig ist ein beliebtes Hustenmittel. Das Kauen von Fenchelkörnern ist ein gutes Mittel gegen Mundgeruch.

Fenchel bei Hildegard von Bingen: Laut Hildegard ist Fenchel „angenehm warm und weder trocken noch kalt“. Er macht die Menschen fröhlich und fördert die Verdauung. Fenchelsamen wurden auch damals zur Verbesserung des Atems gekaut und sollten zusätzlich den Blick klären.

14. Galgant (*Alpinia officinarum*)

Der Echte Galgant gehört zur Familie der Ingwergewächse.

Vorkommen: Galgant stammt ursprünglich aus China, wird aber auch in ganz Südöstasien und in Indien kultiviert.

Aussehen: Galgant ist eine mehrjährige, krautige Pflanze, die bis zu 1,50 m hoch werden kann. Die ganzrandigen Blätter sind schmal, werden dafür aber bis zu 30 cm lang. Die weißlichen Blüten sind ährig oder traubig angeordnet und blühen zwischen April und September. Die Galgantwurzel ist rotbraun, 5–6 cm lang und 1–2 cm dick.

Verwendung: Die Galgantwurzel ist ein unverzichtbarer Bestandteil in der Traditionellen Chinesischen Medizin. Sie bekämpft Verdauungsbeschwerden und Appetitlosigkeit und wirkt krampflösend, entzündungshemmend sowie antibakteriell. Außerdem kommt sie in der modernen Phytotherapie bei Herzinsuffizienz und Atembeschwerden zum Einsatz. Galgantwein setzt man gegen Schmerzen im Rücken und in der Seite ein; Galganthonig hilft gut bei einem verdorbenen Magen und lindert Gallenkoliken.

Zusätzlich wird Galgant als Gewürz benutzt. Es erinnert geschmacklich leicht an Ingwer und ist Bestandteil vieler Gewürzmischungen, z. B. von Currypulver, und Kräuterliköre.

Die Galgantwurzel bei Hildegard von Bingen: Laut Hildegard ist Galgant „ganz warm und hat keine Kälte in sich“. Sie setzte Galgant bei Fieber, „üblen Säften“ im Rücken und in der Seite, Herzschmerzen und Herzschwäche ein.

15. Gelber Enzian (*Gentiana lutea*)

Der Gelbe Enzian gehört zur Familie der Enziangewächse.

Vorkommen: Gelber Enzian wächst vor allem im Alpenraum und weiteren Gebirgen Mittel- und Südeuropas. Er bevorzugt kalkhaltige Böden, die wenigstens zeitweise feucht und locker sind. Enzian trifft man in manchen Gegenden bis in 2.500 m Höhe an. Achtung: Alle Enzianarten stehen unter besonders strengem Naturschutz! Sie dürfen sie in Deutschland weder pflücken noch Teile der Pflanzen abschneiden.

Aussehen: Der Gelbe Enzian ist eine mehrjährige, kräftige, krautige Pflanze, die bis 1,40 m hoch wird. Er hat gekreuzt gegenständige, graugrüne Blätter, die bis zu 30 cm lang werden können. Die goldgelben Blüten stehen in einer drei- bis zehnblütigen Trugdolde und blühen von Juni bis August. Ungewöhnlich ist, dass die Pflanze erst mit gut zehn Jahren zum ersten Mal blüht – dafür kann sie aber auch 40–60 Jahre alt werden.

Verwendung: Vom Gelben Enzian wird nur die Wurzel verwendet. Sie wirkt verdauungsfördernd, appetitanregend und lindert Völlegefühl und Blähungen. Außerdem wird sie als Tonikum zur allgemeinen Stärkung eingesetzt und kommt als Bittermittel in Magenbittern und anderen Schnäpsen vor allem in Bayern und Österreich zum Einsatz. Aus der Wurzel dieser Enzianart wird der berühmte „Enzian" hergestellt, der gern als Verdauungsschnaps kredenzt wird.

Gelber Enzian bei Hildegard von Bingen: Laut Hildegard ist der Gelbe Enzian „ziemlich warm". Sie verwendete pulverisierte Enzianwurzel zur Stärkung des Herzens und setzte sie bei Fieber ein.

16. Ingwer *(Zingiber officinale)*

Ingwer hat der Familie der Ingwergewächse den Namen gegeben.

Vorkommen: Ingwer ist eine Gewürz- und Heilpflanze, die in den Tropen und Subtropen wächst. Angebaut wird Ingwer z. B. in Indien, Indonesien, China, Japan und Australien.

Aussehen: Die Ingwerpflanze ist ein schilfartiges Gewächs, das bis 1 m hoch wird. Sie hat lange, schmale Blätter und gelbrote Blüten. Ihr Rhizom (Sprossachsengewächs) wächst unterirdisch horizontal, und sie bildet keine Hauptwurzel aus.

Verwendung: Ingwer wird vor allem in Süd- und Ostasien seit langer Zeit als Gewürz- und Heilpflanze geschätzt. Vor der Einführung der Chilischoten, die ihren Weg aus Amerika nach Ostasien fanden, war Ingwer das einzig verfügbare scharfe Gewürz. Ingwer passt hervorragend zu Geflügel, Lamm, Fisch und Meeresfrüchten. Außerdem ist er ein nicht wegzudenkender Bestandteil vieler Soßen und Marmeladen sowie von Lebkuchengewürz.

Als Heilpflanze wirkt Ingwer vor allem entzündungshemmend, anregend, galletreibend, krampflösend, muskelwirksam und brechreizlindernd. Ingwer ist daher ein wichtiger Bestandteil in Medikamenten zur Verhinderung der Reisekrankheit. Außerdem soll sich Ingwer positiv auf Magengeschwüre, Kopfschmerzen und rheumatische Erkrankungen auswirken.

Ingwer bei Hildegard von Bingen: Laut Hildegard ist Ingwer „sehr warm". Sie riet gesunden Menschen vom Ingwergenuss ab, setzte ihn aber zur Klärung der Augen, bei Verdauungsproblemen, Übelkeit und Koliken ein.

17. Kerbel *(Anthriscus cerefolium)*

Kerbel gehört zur Familie der Doldenblütler.

Vorkommen: Der Gartenkerbel ist eine einjährige Pflanze, die überwiegend als Kulturpflanze angebaut wird und feuchte Böden liebt. In einigen Gebieten Mitteleuropas gibt es Gartenkerbel allerdings auch als Wildform, die bevorzugt an Wald- und Gebüschrändern wächst.

Aussehen: Kerbel wird 20–70 cm hoch. Seine Blätter sind mehrfach gefiedert, sehen leicht petersilienartig aus und sind an der Unterseite leicht behaart. Man unterscheidet zwischen glattblättrigen und krausen Sorten.

Verwendung: Kerbel ist hierzulande heute in erster Linie als Gewürz bekannt und hat ein feines, anisartiges Aroma, das kurz vor der Blüte am stärksten ausgeprägt ist. Kerbel passt hervorragend zu Fleisch, Fisch, Gemüse und Eierspeisen. Zusätzlich ist er Bestandteil der Kräutermischung „Fines Herbes" und der „Kräuter der Provence". In der Alternativmedizin setzt man Kerbelsuppe als Mittel bei Bruchleiden und Milzschmerzen ein. Außerdem ist Kerbel in Salben gegen Krätze und Geschwüre enthalten. Aus kosmetischer Sicht wirkt Kerbel in Form von Dampfbädern oder Kompressen wahre Wunder bei fettiger und unreiner Haut.

Kerbel bei Hildegard von Bingen: Laut Hildegard ist Kerbel „von trockener Natur und mehr warm als kalt". Im Mittelalter war Kerbel sowohl als Gewürz- als auch als Heilpflanze bekannt und wurde ebenfalls gegen Milzschmerzen und Geschwüre eingesetzt. Als Gewürz für gesunde Menschen empfiehlt Hildegard Kerbel jedoch nicht.

Bild rechts: Kerbel

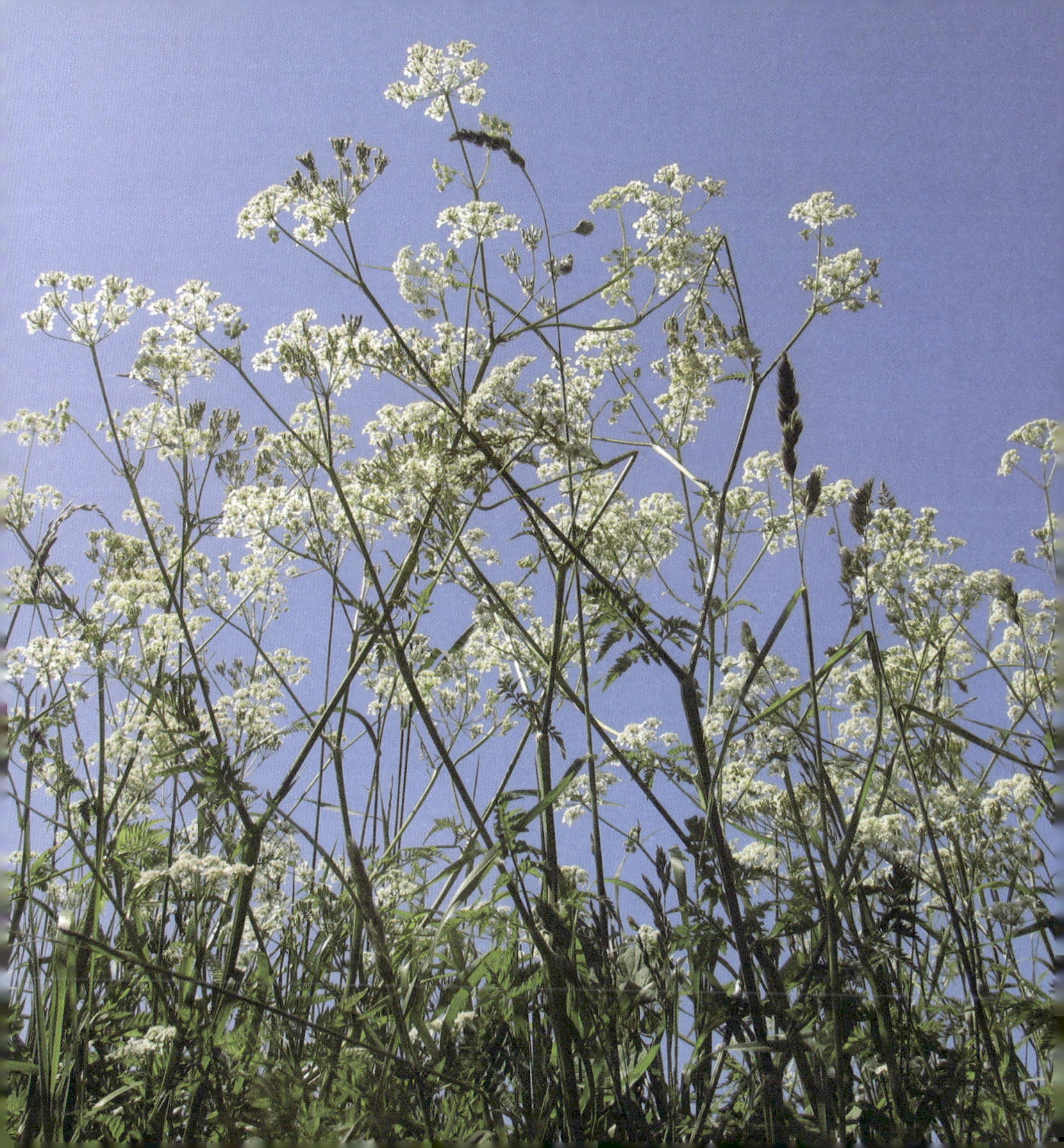

18. Knoblauch *(Allium sativum)*

Knoblauch ist eine Gewürz- und Heilpflanze aus der Familie der Zwiebelgewächse.

Vorkommen: Knoblauch ist eine Kulturpflanze, die aus den Steppengebieten Zentral- und Südasiens über das Mittelmeer nach Europa gelangte.

Aussehen: Knoblauch ist eine mehrjährige, krautige Pflanze, die 30–90 cm hoch wird. Die Zwiebel ist von einer dünnen Haut umgeben, die je nach Sorte weiß oder rötlich sein kann. Sie besteht aus einer Hauptzehe, um die 15–20 Nebenzehen angeordnet sind. Aus der Hauptzwiebel treibt ein kahler, runder Stängel aus. Knoblauch wird im September und Oktober geerntet.

Verwendung: Knoblauch ist hierzulande als Gewürzpflanze, aber auch als Heilpflanze äußerst bekannt und beliebt. Am häufigsten wird Knoblauch in der Küche – und hier vor allem in der mediterranen – verwendet. Knoblauch wird in vielen kalten und warmen Speisen verarbeitet; der Genuss von viel Knoblauch führt jedoch zu starken, schwefelhaltigen Ausdünstungen über die Lungenbläschen, die von vielen Menschen als unangenehm empfunden werden.

Als Heilpflanze wirkt Knoblauch antibakteriell, antimykotisch und blähungstreibend, senkt die Blutfettwerte, hält die Blutgefäße elastisch und verbessert die Fließeigenschaften des Blutes. Außerdem beugt Knoblauch Erkältungskrankheiten vor und soll sich positiv auf bestimmte Krebsarten auswirken. In der Schulmedizin gilt der frische Knoblauch als besonders wirksam. Um den unangenehmen Gerüchen entgegenzuwirken, gibt es Knoblauch aber auch in Form von geruchsneutralen Kapseln.

Knoblauch bei Hildegard von Bingen: Laut Hildegard hat Knoblauch „die rechte Wärme, und er wächst aus der Stärke des Taues". Sie empfiehlt ihn für Gesunde und Kranke als rohes Nahrungsmittel, das aber nicht übermäßig gegessen werden soll, um das Blut nicht zu sehr zu erwärmen.

19. Krause Minze (*Mentha spicata*)

Die Krause Minze gehört zur Familie der Lippenblütler.

Vorkommen: Krause Minzen sind die Kulturformen der Minzen. Sie werden hauptsächlich in Skandinavien, Norddeutschland und in der Schweiz kultiviert, sind aber durch die Pfefferminze ins Hintertreffen geraten.

Aussehen: Alle Minzearten sind mehrjährige, krautige Pflanzen, die unterirdische Ausläufer haben und meist behaart sind. Die kultivierten Krausen Minzen sind in Blattform, Behaarung und Blütenstand sehr unterschiedlich. Ihre Blätter können runzelig, wellig oder blasig werden, was ihnen den Namen „Krause Minze" gab.

Verwendung: Das ätherische Öl der Krausen Minze enthält kein Menthol und wirkt daher nicht kühlend. Es wird beispielsweise zur Herstellung des beliebten „Spearmint"-Geschmacks in Zahnpasten, Mundwässern und Kaugummis verwendet.

Die Krause Minze bei Hildegard von Bingen: Die Pfefferminze war zur Lebenszeit Hildegards noch unbekannt, daher standen die Krausen Minzen als einzige Minzarten zur Verfügung. Laut Hildegard sind sie „von mäßiger und scharfer Wärme" und wurden zur Linderung von Gicht, bei Verdauungsbeschwerden und einfach zum Würzen von Speisen eingesetzt.

20. Kreuzkümmel (*Cuminum cyminum*)

Kreuzkümmel ist eine Gewürzpflanze aus der Familie der Doldenblütler.

Vorkommen: Kreuzkümmel stammt aus dem östlichen Mittelmeerraum. Heute wird er in Nordafrika, im Mittleren Osten und in Indien angebaut.

Aussehen: Kreuzkümmel ist ein Verwandter unseres heimischen Kümmels. Im Gegensatz zu diesem ist er einjährig und wird auch nur 30–50 cm hoch. Seinen Namen hat er vom kreuzförmigen Blattstand und seinen Samen, die denen des Echten Kümmels sehr ähnlich sehen. Im Geschmack unterscheiden sich Kreuzkümmel und Echter Kümmel, die oft verwechselt werden, allerdings erheblich.

Verwendung: Beim Kreuzkümmel (und Kümmel allgemein) handelt es sich um eines der ältesten bekannten Gewürze überhaupt, und der Kreuzkümmel gilt als „Kümmel der Bibel". Kreuzkümmel ist das klassische Gewürz der indischen Küche und auch aus den meisten anderen orientalischen Küchen nicht wegzudenken.

Als Heilpflanze wird Kreuzkümmel gegen Blähungen, Übelkeit, Darmkoliken und viele weitere Verdauungsbeschwerden eingesetzt. Er wirkt antibakteriell, tonisierend und krampflösend.

Kreuzkümmel bei Hildegard von Bingen: Laut Hildegard ist Kümmel „gemäßigt warm und trocken". Sie verwendete ihn bei „Dämpfigkeit", Übelkeit, Verdauungsstörungen und zur besseren Verträglichkeit schwer verdaulicher Speisen.

Bild rechts: Kreuzkümmel

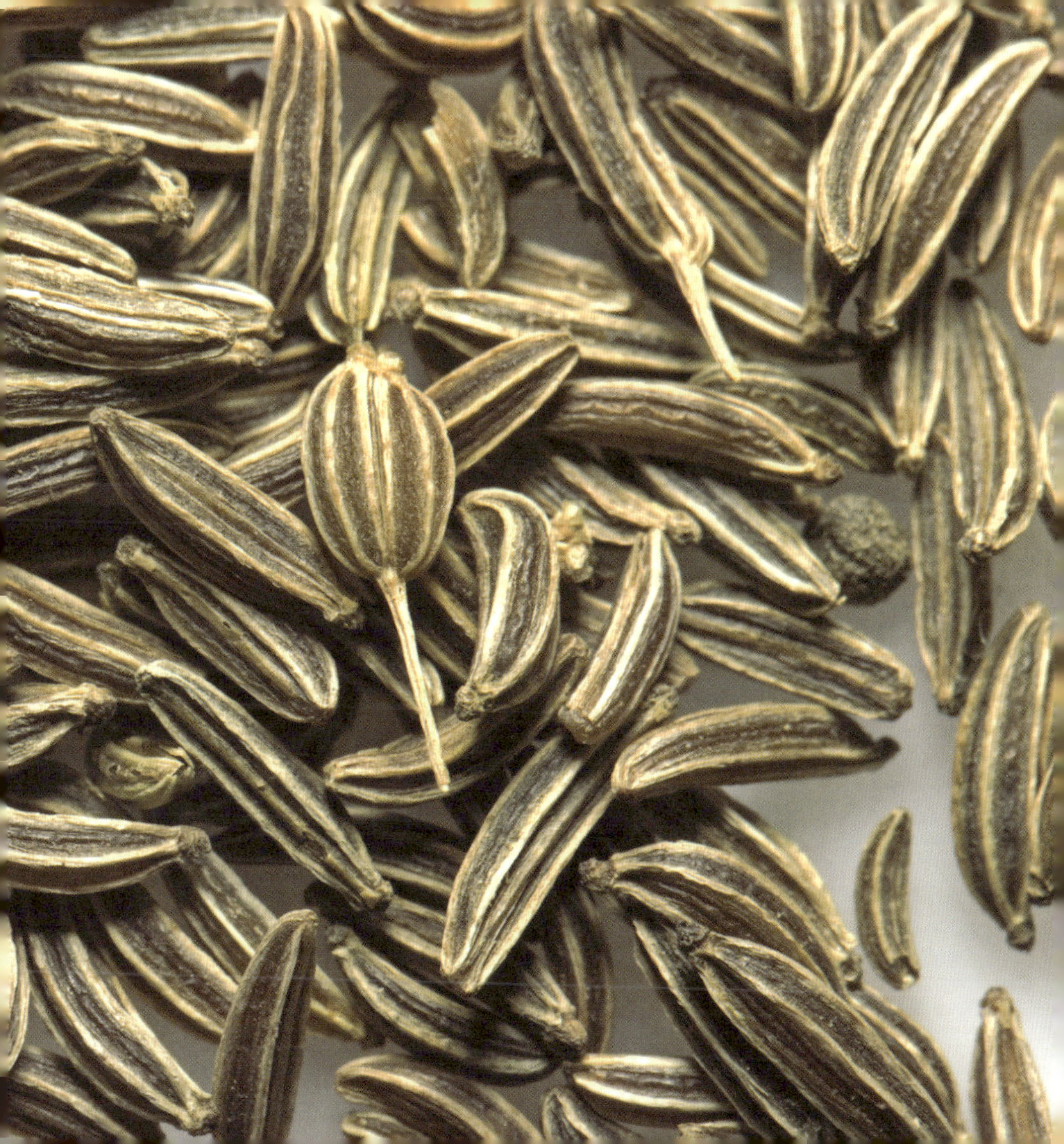

21. Lavendel *(Lavandula angustifolia)*

Der Echte Lavendel gehört zur Familie der Lippenblütler.

Vorkommen: Die Heimat des Lavendels sind die Mittelmeergebiete, die ihm die bevorzugten kalkreichen Böden und sonnigen Lagen bieten. Bekannt ist vor allem die Provence in Frankreich mit ihren ausgedehnten Lavendelfeldern. Da Lavendel bedingt winterhart ist, wächst er in Maßen aber auch in raueren Lagen.

Aussehen: Echter Lavendel ist ein stark verzweigter, teilweise verholzter Halbstrauch, der 20–60 cm hoch wird. Seine Blätter sind sehr schmal und lanzettlich geformt, graugrün gefärbt und leicht behaart. Die Blütenstängel sind etwas länger als die Blattstängel; die Blüten selbst bilden Scheinähren aus 6–10 Einzelblüten in dem berühmten violetten Farbton. Lavendel verströmt einen unverwechselbaren, intensiven, herb-aromatischen Duft und blüht zwischen Juni und August.

Verwendung: Lavendel ist vor allem als Duftmittel bekannt. In kleine Säckchen gefüllt ist er in vielen Kleiderschränken beheimatet, wo er einem angenehmen Duft verströmt, mit diesem aber auch Insekten abwehrt.

Als Heilpflanze wirkt Lavendel beruhigend und entblähend. Er kommt bei Unruhezuständen, Schlafstörungen und Darmbeschwerden zum Einsatz.

Lavendel bei Hildegard von Bingen: Laut Hildegard ist Lavendel „warm und trocken“. Sie setzte ihn zur Behandlung von Schmerzen in der Leber und Lunge, zur Bekämpfung von Läusen und anderem Ungeziefer und zur Klärung der Augen ein.

22. Lein *(Linum usitatissimum)*

Lein, auch Flachs genannt, gab der Familie der Leingewächse ihren Namen.

Vorkommen: Lein ist eine der ältesten Kulturpflanzen der Welt und wird nach wie vor weltweit angebaut. Achtung: Wild wachsende Leinpopulationen stehen unter strengem Naturschutz!

Aussehen: Bei Lein handelt es sich um ein- oder auch mehrjährige, krautige Pflanzen, Halbsträucher oder Sträucher, die 20–100 cm hoch werden. Die Stängel sind aufrecht, teilweise immergrün, und die wechselständig sitzenden Laubblätter sind lang und schmal. Aus den kurzlebigen Blüten, die blau, gelb, rot, rosa oder weiß blühen, bilden sich kugelförmige Samenkapseln, in deren zehn Fächern jeweils ein Same steckt.

Verwendung: Lein wurde schon vor etwa 10.000 Jahren verwendet. Ein Teil der 200 Leinarten wird vorwiegend zur Fasergewinnung (Leinen) genutzt. Andere Leinarten werden als Heilpflanzen, als Nahrungsmittel (Leinsamen) und zur Leinölgewinnung verwendet.

In der Pflanzenheilkunde wird Lein bei Verbrennungen, Gürtelrose und Verstopfung verwendet. Zerstoßener Leinsamen lindert Entzündungen, Prellungen und Muskelschmerzen und hilft bei Koliken und Seitenstechen. Leinsamenschleim wird zur Behandlung von Gastritis und Enteritis eingesetzt.

Lein bei Hildegard von Bingen: Laut Hildegard ist Lein „warm, taugt aber nicht zum Essen“. Sie verwendete ihn zur Linderung von Schmerzen in der Seite und bei Verbrennungen.

23. Liebstöckel *(Levisticum officinale)*

Liebstöckel gehört zur Familie der Doldengewächse.

Vorkommen: Liebstöckel stammt ursprünglich vermutlich aus dem Nahen oder Mittleren Osten und gelangte von dort aus über das Mittelmeer nach Europa. Wilden Liebstöckel findet man nur in warmen Gebieten, in kühlerem Klima wird er eher in Kräutergärten angebaut. Liebstöckel bevorzugt sandige, lehmige, nährstoffreiche Böden mit hohem Kalkgehalt. Außerdem benötigt er zum Gedeihen viel Sonne und Feuchtigkeit.

Aussehen: Liebstöckel ist eine winterharte, ausdauernde, mehrjährige, krautige Pflanze, die einen maggiartigen Duft verströmt und bis 2 m hoch werden kann. Sie hat runde, kahle, gestreifte Stängel, die sich im oberen Bereich verzweigen. Seine Blätter sind zwei- bis dreifach gefiedert, ledrig und unbehaart. Liebstöckel besitzt blassgelbe, 10- bis 20-strahlige Blütendolden, die aus kleinen Einzelblüten bestehen und von Juli bis September blühen.

Verwendung: Das im Liebstöckel enthaltene ätherische Öl wirkt krampflösend. Liebstöckel wird zum Spülen der Harnwege bei Entzündungen und zur Vorbeugung gegen Nierengrieß verwendet. In der Küche wird er vor allem zum Würzen von Salaten und Eintöpfen verwendet – da er ein sehr intensives Aroma hat, sollte er aber eher sparsam eingesetzt werden. Außerdem ist Liebstöckel Bestandteil einiger Liköre und Magenschnäpse.

Liebstöckel bei Hildegard von Bingen: Laut Hildegard ist Liebstöckel „gemäßigt warm". Sie empfahl ihn als Mittel gegen Schwellungen der Schilddrüse und Brustschmerzen, die durch Husten ausgelöst werden.

Bild rechts: Liebstöckel

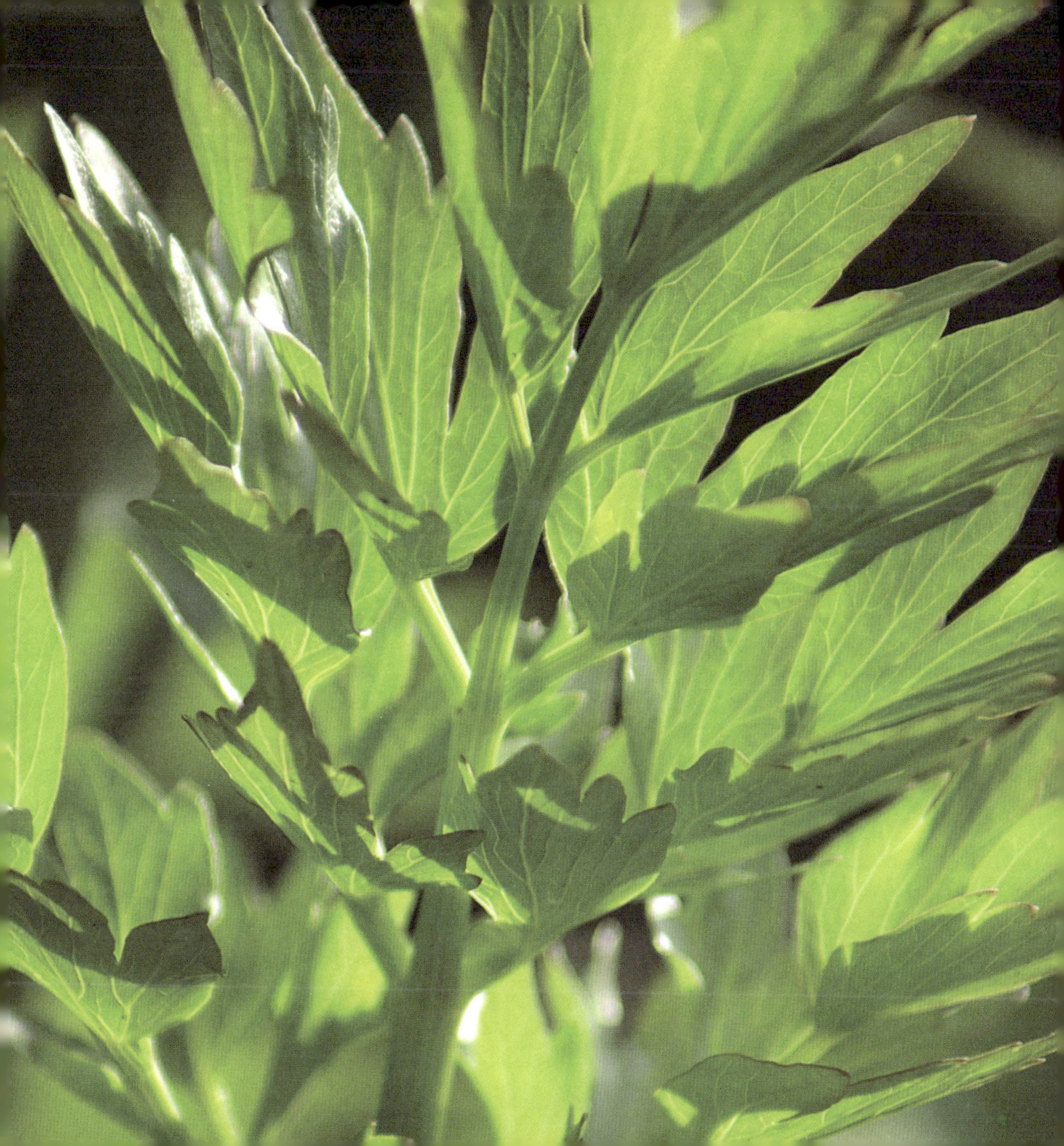

24. Lilie (*Lilium candidum*)

Die Lilie gehört zur Familie der Liliengewächse.

Vorkommen: Lilien bevorzugen feuchte, leicht schattige Standorte. Sie wachsen in der nördlichen Hemisphäre, und man findet sie oft in Waldnähe. Einige Arten bevorzugen Sumpf- und Marschland. Achtung: Wild wachsende Lilienpopulationen stehen unter strengem Naturschutz!

Aussehen: Die majestätischen Lilien gibt es in vielen Varianten. Einige Lilienarten können bis 1,5 m hoch werden. Charakteristisch für alle Lilien sind die überlappenden Schuppen ihrer Zwiebeln. Außerdem sind alle Lilien so genannte Geophyten: Sie ziehen sich nach der Wachstumsperiode in ihre Zwiebeln zurück und überwintern dort. Die Lilienblüten haben verschiedene Formen und Farben, von weiß bis orange oder rot mit dunkelbraunen Tupfen. Die meisten Lilien blühen im Juni und Juli.

Verwendung: Wegen ihrer Schönheit und Eleganz sind Lilien hierzulande vor allem als Schnittblumen sehr beliebt. Als Heilpflanzen wurden Lilien schon bei den Griechen verwendet, die aus ihnen z. B. schmerzlindernde Salben herstellten. Der adstringierende Saft der Lilie wird heute noch zur Heilung beschädigter oder gereizter Gewebe eingesetzt, etwa bei Abszessen, rissiger Haut, frischen Wunden oder Hautgeschwüren. Nahezu unbekannt ist in Europa die Verwendung der Lilie als Nahrungsmittel. In China und Japan isst man dagegen alle Teile der Lilie, mit Ausnahme des Stammes.

Die Lilie bei Hildegard von Bingen: Laut Hildegard ist die Lilie „mehr kalt als warm“. Sie verwendete Lilien zur Behandlung der weißen und roten Lepra sowie gegen Hautausschläge und Trübsinnigkeit.

25. Mariendistel (*Silybum marianum*)

Die Mariendistel ist ein Mitglied der Familie der Korbblütler.

Vorkommen: Die Mariendistel bevorzugt trockene, steinige Böden und ist vor allem rund um das Mittelmeer beheimatet; aber auch in einigen Teilen Mitteleuropas zu finden. Mariendisteln gedeihen häufig auf Schuttplätzen, an Wegesrändern und auf Viehweiden. Heutzutage werden Mariendisteln auf großen Plantagen in Deutschland, Österreich, Ungarn, Chile, Argentinien und Venezuela kommerziell angebaut.

Aussehen: Mariendisteln sind relativ anspruchslose, krautige Pflanzen, die bis 1,5 m hoch werden können. Sie haben große, grünweiß marmorierte, dornig gezahnte Blätter. Ihre 4–5 cm großen, purpurroten Blüten sind wie Kugeln geformt. In den Blütenständen entstehen samenartige Früchte, die man zunehmend zu Heilzwecken verwendet. Die Mariendistel blüht von Juni bis September.

Verwendung: Als Heilpflanze hat die Mariendistel unschätzbaren Wert bei der Bekämpfung von Leberschäden, da der aus ihr gewonnene Wirkstoff Silymarin leberschützend, leberstärkend und entgiftend wirkt. Außerdem regt er die Regeneration der Leberzellen sowie den Gallenfluss an. Silymarin ist ein lebenswichtiger Bestandteil bei der Behandlung von Vergiftungen durch den Knollenblätterpilz. Zusätzlich dient die Mariendistel zur Behandlung von Venenentzündungen.

Die Mariendistel bei Hildegard von Bingen: Laut Hildegard ist die Mariendistel „kalt und sehr nützlich“. Sie verwendete sie vor allem zur Linderung von Herz- und Seitenstechen sowie bei Gliederschmerzen.

26. Melisse *(Melissa officinalis)*

Melisse bzw. Zitronenmelisse gehört zur Familie der Lippenblütler.

Vorkommen: Melisse stammt ursprünglich aus dem östlichen Mittelmeerraum. Da sie aber häufig als Kulturpflanze in Gärten gezogen wird, findet man verwilderte Exemplare an Wegesrändern, auf Weinbergen, auf Schuttplätzen, an alten Gemäuern oder auch in Hecken. Grundsätzlich bevorzugt Melisse sonnige Standorte mit gut durchlässigen, feuchten Böden.

Aussehen: Melisse ist eine mehrjährige, krautige, stark verzweigte Pflanze, die 30–80 cm hoch wird. Ihre Stängel sind vierkantig, dünn und wenig behaart. Die Drüsenhaare der Pflanze verströmen beim Zerreiben einen starken Zitrusgeruch. Dieser wird nach dem Trocknen der Blätter noch kräftiger. Melisse wächst in dichten Büscheln.

Verwendung: Melisse ist eine der volkstümlichsten Arzneipflanzen und wird seit über 2.000 Jahren in der Pflanzenheilkunde verwendet. Wissenschaftlich bewiesen ist ihre Wirksamkeit bei Schlafstörungen und allgemeinen Unruhezuständen. Als Salbe wirkt sie besonders gut gegen Lippenherpes, den sie rasch abklingen lässt. Zusätzlich hat Melisse auch entblähende Eigenschaften und wird bei Störungen im Magen-Darm-Bereich eingesetzt. Als Getränk wirkt Melisse sehr erfrischend und vertreibt Müdigkeit.

Melisse bei Hildegard von Bingen: Laut Hildegard ist Melisse „warm und erfreut das Herz". Sie setzte sie zur Behandlung von weißen Flecken im Auge (Hornhautflecken) sowie bei Traurigkeit und Schlafstörungen ein.

27. Muskatnuss *(Myristica fragrans)*

Der Muskatnussbaum gehört zur Familie der Muskatnussgewächse.

Vorkommen: Der Muskatnussbaum stammt ursprünglich von den Molukken, wächst heute aber auch in Asien, Afrika und Südamerika.

Aussehen: Der Muskatnussbaum ist immergrün und wird bis 18 m hoch. Stamm und Zweige sind glatt und haben eine grüngraue Rinde. Seine blassgelben Blüten blühen zwischen März und Juli. Aus ihnen bilden sich einsamige, beerenartige Früchte, die 8–10 cm lang werden. Der Kern des Samens, die „Muskatnuss", wird als Gewürz, aber auch als Droge verwendet.

Verwendung: Hierzulande ist die Muskatnuss in erster Linie frisch gerieben als Gewürz bekannt. Sie wird für Kartoffelgerichte, Eintöpfe, Suppen und verschiedene Gemüsearten wie Rosenkohl, Blumenkohl und Kohlrabi verwendet. In höheren Dosen – die man beim Kochen für gewöhnlich aber nicht erreicht – hat die Muskatnuss jedoch eine halluzinogene Wirkung, die von einer Reihe unangenehmer Nebenwirkungen begleitet wird.

In der Homöopathie wird die Muskatnuss zur Behandlung von Gastritis, Magenverstimmungen, nervösen Leiden und allgemeinen Wahrnehmungsstörungen eingesetzt.

Muskatnuss bei Hildegard von Bingen: Laut Hildegard hat die Muskatnuss „große Wärme". Sie verwendete sie zur Sinnesschärfung, zur Aufhellung der Stimmung und zur Stärkung des Blutes.

28. Petersilie *(Petroselinum crispum)*

Die Petersilie ist eine Gewürzpflanze aus der Familie der Doldenblütler.

Vorkommen: Petersilie stammt ursprünglich aus dem Mittelmeergebiet. Heutzutage wird sie weltweit angebaut.

Aussehen: Petersilie ist eine zweijährige, krautige, fiederschnittige Pflanze, die einen intensiven, würzigen Duft verströmt und 30–100 cm hoch werden kann. Ihre Blätter können je nach Art glatt oder kraus sein. Petersilie liebt feuchte, nährstoffreiche Böden und halbschattige Standorte.

Verwendung: Petersilie ist bei uns vor allem als Küchengewürz bekannt und beliebt. Dabei kommen sowohl die Blätter als auch die Stängel bei so gut wie jedem Gericht zum Einsatz. Die Petersilienwurzel ist ein Bestandteil des bekannten „Suppengrüns" und wird dementsprechend zum Würzen von Suppen und Eintöpfen verwendet.

In der Pflanzenheilkunde wird Petersilie aufgrund ihrer harntreibenden Eigenschaften verwendet. Sie wird zum Durchspülen der Harnwege und zur Behandlung und Vorbeugung von Harngries eingesetzt. Das Kauen der frischen Petersilienblätter ist ein hervorragendes Mittel gegen Mundgeruch.

Petersilie bei Hildegard von Bingen: Laut Hildegard ist Petersilie „kräftig und mehr warm als kalt". Sie verwendete sie zur Behandlung von Schmerzen in Milz und Herz, bei Nieren- und Blasenproblemen, bei Nierensteinen, Lähmungen und Gicht.

29. Quitte (*Cydonia oblonga*)

Die Quitte gehört zur Familie der Rosengewächse.

Vorkommen: Die Quitte ist ein Baum oder Strauch, der in Europa und Asien als Kulturpflanze vorkommt, gelegentlich aber auch wild wächst. Ursprünglich stammt sie vermutlich aus Zentralasien.

Aussehen: Der Quittenbaum wird 4–8 m hoch und trägt nur eine kurze Zeit im Mai und Juni seine weißen bis zartrosafarbenen Blüten. Die Frucht des Quittenbaums, die Quitte, wird in zwei Sorten unterschieden: in die Apfelquitte und die Birnenquitte. Der Unterschied liegt in der Form und Festigkeit des Fruchtfleischs sowie im Aroma. Hierzulande sind Birnenquitten die beliebtere Sorte.

Verwendung: Die Heilkraft der Quitte ist seit langem bekannt. Sie hat einen hohen Gehalt an Gerbstoffen und Fruchtsäuren und eignet sich gut zum Blutstillen. In der Naturmedizin kommt die Quitte bei Beschwerden des Magens oder Darms, Halsschmerzen, Allergien, Nervosität, Schlaflosigkeit und zur Behandlung von Wunden und Entzündungen zum Einsatz.

In erster Linie wird die Quitte, die reich an Vitaminen und Mineralien ist, bei uns jedoch zur Herstellung von Quittengelee, Quittenkompott oder Quittensaft verwendet. Zum Rohverzehr eignet sie sich dagegen nicht.

Die Quitte bei Hildegard von Bingen: Laut Hildegard ist der Quittenbaum „kalt“, seine Frucht, die Quitte, jedoch „warm und trocken“. Hildegard empfahl die Quitte als Mittel gegen Gicht, Geschwüre und Hautausschläge.

30. Rettich *(Raphanus sativus)*

Rettich gehört wie Senf und Raps zur Familie der Kreuzblütler.

Vorkommen: Rettich wird weit verbreitet angebaut und hat oft regional eine große Bedeutung, z. B. in Bayern und Österreich.

Aussehen: Rettich ist eine zweijährige, krautige Pflanze, die 30–100 cm hoch werden kann. Seine Grundblätter sind fiederteilig. Die Rettichrübe ist eine Holzrübe, die aber sehr zart ist, weil sie nur wenige verholzende Gefäße besitzt. Erntet man die Rübe nicht, entsteht im zweiten Jahr ein verzweigter Blütenstand mit violetten Kreuzblüten.

Verwendung: Rettich ist sowohl als Lebensmittel als auch als Heilpflanze seit Jahrhunderten bekannt und beliebt. In der Küche verwendet man ihn roh („Radi") oder gekocht als Suppengemüse.

Er enthält viele Vitamine und Mineralien und eignet sich durch seine entwässernden Eigenschaften hervorragend zum „Frühjahrsputz" für den Körper. Getrocknete, zerriebene Rettichblätter sind zudem ein wirksames Hustenmittel.

Rettich bei Hildegard von Bingen: Laut Hildegard ist Rettich „mehr warm als kalt". Als rohes Nahrungsmittel empfiehlt sie Rettich nur für starke, gesunde Menschen. Ansonsten setzte sie ihn zum Austreiben von Schleim und „üblen Säften" ein.

31. Ringelblume (*Calendula officinalis*)

Die Ringelblume ist ein Mitglied der Familie der Korbblütler.

Vorkommen: Die Ringelblume wird in nahezu ganz Europa in Gärten kultiviert. Wild wächst sie gern auf Schuttplätzen und häufig auch auf Friedhöfen.

Aussehen: Ringelblumen sind ein- bis zweijährige krautige Pflanzen, die bis 50 cm hoch werden können. Sie haben aufrechte, kantige Stängel, die sich im oberen Bereich verzweigen sowie breite, lanzettliche, filzartig behaarte Blätter. Die 2–5 cm breiten Blütenköpfe stehen einzeln an den Enden der Stängel und sind, je nach Sorte, hellgelb bis dunkelorange gefärbt. Die Ringelblume blüht von Juni bis November, bzw. bis zu den ersten Nachtfrösten.

Verwendung: In der Küche finden Ringelblumen vor allem zum Färben von Käse und Butter Verwendung. Die jungen Blätter und Blüten sind essbar.

Eine wesentlich größere Bedeutung hat die Ringelblume jedoch in der Pflanzenheilkunde. Ringelblumensalbe wird bei offenen Wunden und Entzündungen zur Heilung eingesetzt, denn sie wirkt antibakteriell, entzündungshemmend und granulationsfördernd. Ringelblumentinktur fördert die Bildung neuer Haut nach schweren Sonnenbränden. Außerdem wirkt sie gegen leichte Vergiftungen und Magenschmerzen.

Die Ringelblume bei Hildegard von Bingen: Laut Hildegard ist die Ringelblume „kalt und feucht". Sie verwendete Ringelblumen zur Behandlung von Vergiftungen und Ausschlägen am Kopf.

32. Rose *(Rosa gallica)*

Die Rose oder Essigrose gab der Familie der Rosengewächse ihren Namen.

Vorkommen: Die Essigrose ist eine seit vielen Jahrhunderten kultivierte, äußerst robuste Rosenart, von der viele der uns heute bekannten Gartenrosen abstammen. Sie ist in ganz Europa zu finden.

Aussehen: Die Essigrose ist ein Strauch mit weit verzweigten, unterirdischen Ausläufern, der bis 1,5 m hoch werden kann. Ihre Triebe sind rutenförmig und mehr oder weniger verzweigt. Sie weisen viele gerade oder gebogene Dornen auf. Ihre fünfzähligen Laubblätter sind länglich und leuchtend hellgrün, ihre duftenden Blüten sind 5–6 cm groß, rosa- bis purpurfarben und blühen nur einmal im Jahr, nämlich im Juni.

Verwendung: Bereits seit dem Altertum wird die Essigrose zur Herstellung von Rosenöl, Rosenwasser und Rosenessig verwendet. Aus ihren Blütenblättern lässt sich außerdem ein Tee herstellen. Die Wirkstoffe der Essigrose wirken stark adstringierend und werden daher gern bei Entzündungen im Mund- und Rachenbereich sowie bei der Behandlung schlecht abheilender Wunden verwendet. Zudem dient sie als Augenbad angewendet zur Entspannung und Erfrischung müder Augen sowie in Form von Tinkturen zum Lösen von Krämpfen.

Die Essigrose bei Hildegard von Bingen: Laut Hildegard ist die Rose „kalt". Sie verwendete Rosen zum Klären der Augen, zur Behandlung von Geschwüren, bei Jähzorn sowie gegen Krämpfe und Lähmungen.

33. Salbei *(Salvia officinalis)*

Salbei gehört zur Familie der Lippenblütler.

Vorkommen: Der Echte Salbei stammt ursprünglich aus dem Mittelmeerraum. Heute wird er auch in Nordeuropa in Gärten kultiviert. Die insgesamt über 900 Salbeiarten sind auf der ganzen Welt verbreitet. Salbei bevorzugt trockene, steinige, kalkhaltige Böden, liebt Sonne und milde Winter.

Aussehen: Echter Salbei kommt in verschiedenen Unterarten vor, bei denen es sich um ein- oder mehrjährige, krautige bis halbstrauchartige Pflanzen handelt, die 80 cm hoch werden können. Seine Triebe sind stark verzweigt und im jugendlichen Stadium filzig behaart. Seine derben Blätter können 9 cm lang werden. Die blauvioletten Blüten stehen als Scheinquirlen an endständigen, ährigen Blütenständen. Salbei blüht zwischen April und Juli.

Verwendung: Salbei wirkt antibakteriell, pilz- und virushemmend, adstringierend, schweißhemmend und sekretionsfördernd. Er wird daher bei Halsentzündungen, Angina, Schleimhautentzündungen und Druckstellen im Mund, Entzündungen im Magen-Darm-Trakt und auch bei Verletzungen der Haut verwendet. Bei Halsschmerzen und Schluckbeschwerden empfiehlt sich das Lutschen von Salbeibonbons. Zusätzlich ist Salbei auch als Küchengewürz verwendbar.

Salbei bei Hildegard von Bingen: Laut Hildegard ist Salbei „warm und trocken“ und wurde zum Austreiben schlechter Säfte, bei einem Übermaß an Schleim sowie bei Mundgeruch, Gicht, Kopfschmerzen, Magenschmerzen und Blasenschwäche eingesetzt.

34. Schafgarbe *(Achillea millefolium)*

Die Schafgarbe ist einer der am häufigsten vorkommenden Vertreter der Familie der Korbblütler.

Vorkommen: Die Schafgarbe ist in ganz Europa – vom Polarkreis bis zu den Alpen – sowie in Nordamerika und Nordasien zu Hause. Sie bevorzugt sonnige Standorte und liebt stickstoffhaltige Böden. Besonders häufig findet man sie auf Wiesen und Weiden, an Wegesrändern sowie auf unbebauten Grundstücken.

Aussehen: Die Schafgarbe ist eine mehrjährige, krautige Pflanze, die rund 60 cm hoch wird. Sie hat aufrechte Stängel, die sich erst im Blütenstand verzweigen, und ihre Blätter sind zwei- bis dreifach fiederteilig. Ihre schmutzigweißen, winzigen Blüten stehen sehr zahlreich in flachen, doldenartigen Rispen. Die Schafgarbe blüht zwischen Juni und Oktober.

Verwendung: Schafgarbe wirkt antibakteriell, adstringierend, blutstillend, krampflösend und magenberuhigend. Außerdem regt sie die Produktion von Gallensaft an. Als Heilpflanze wird die Schafgarbe vor allem bei Verdauungsproblemen und anhaltender Appetitlosigkeit, aber auch bei Durchblutungsstörungen, Hämorriden und zur Behandlung schlecht abheilender Wunden verwendet.

Die Schafgarbe bei Hildegard von Bingen: Laut Hildegard ist die Schafgarbe „etwas warm und trocken". Sie wurde von ihr hauptsächlich zur Behandlung von Wunden und Blutergüssen sowie bei inneren Verletzungen und juckenden Narben eingesetzt.

Bild rechts: Schafgarbe

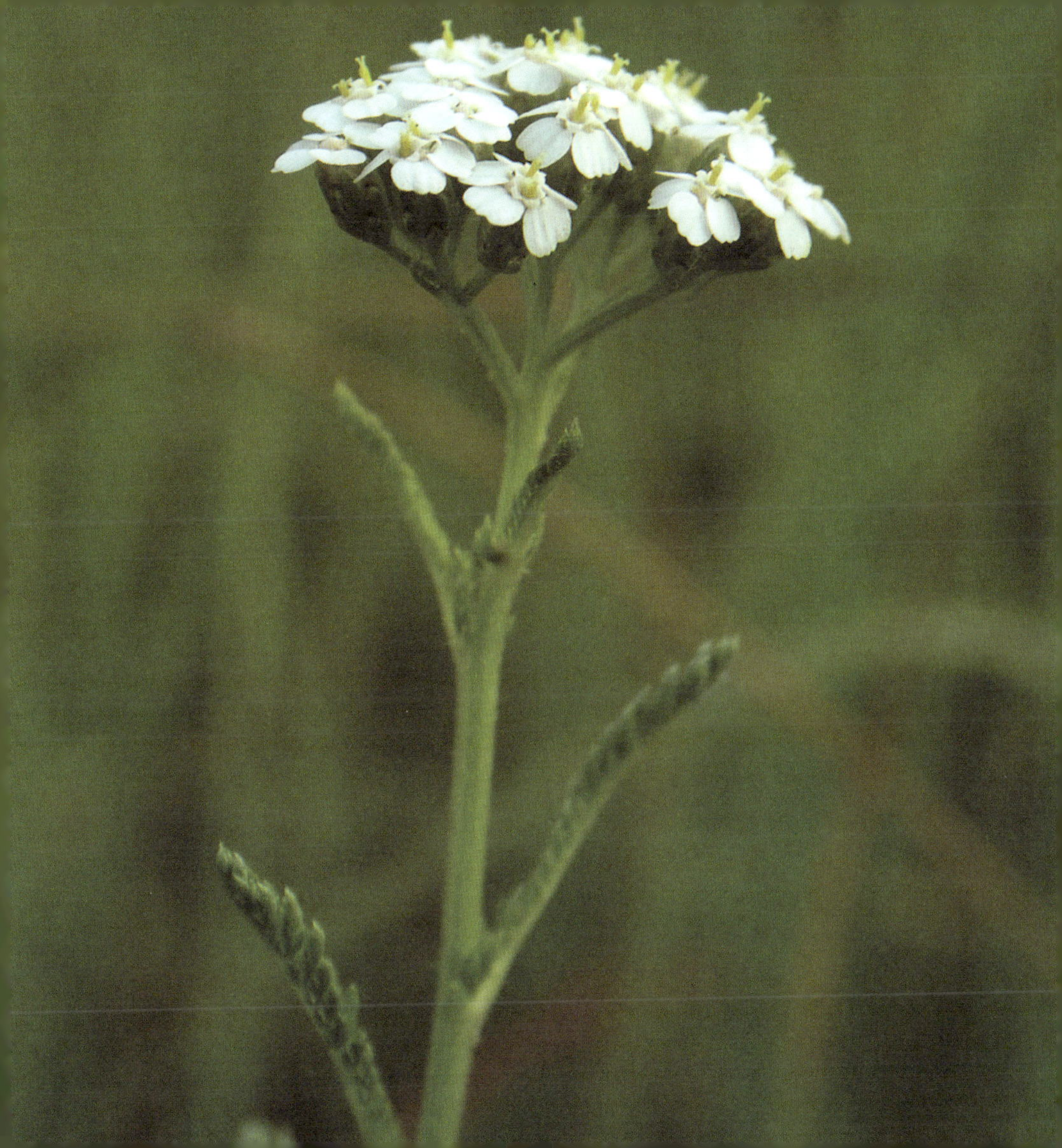

35. Schlüsselblume *(Primula veris)*

Die Schlüsselblume hat der Familie der Schlüsselblumengewächse ihren Namen gegeben.

Vorkommen: Die Schlüsselblume liebt kalkhaltige Böden und kommt in ganz Europa und Vorderasien vor. Sie bevorzugt trockene Wiesen, lichte Wälder und Waldränder und ist bis in eine Höhe von gut 1.700 m anzutreffen. Achtung: Wild wachsende Schlüsselblumenpopulationen stehen unter strengem Naturschutz!

Aussehen: Schlüsselblumen sind mehrjährige, krautige Pflanzen, die je nach Art 10–30 cm hoch werden und in einem kurzen Wurzelstock überwintern. Ihre Laubblätter sind in einer grundständige Rosette angeordnet und haben eine runzelige Struktur. Die Echte Schlüsselblume hat stark duftende, dottergelbe Blüten, die von April bis Juni blühen.

Verwendung: In der Pflanzenheilkunde werden die Wurzeln der Schlüsselblume als sekretverflüssigendes und auswurfförderndes Mittel bei Bronchitis eingesetzt. Aufgrund ihrer beruhigenden, entkrampfenden Wirkung werden die Blüten gegen Husten, Migräne und Schlafstörungen verwendet. Die frischen, jungen Blättchen der Schlüsselblume kann man außerdem z. B. in Salaten roh essen.

Die Schlüsselblume bei Hildegard von Bingen: Laut Hildegard ist die Schlüsselblume „warm" und wurde zur Behandlung der Melancholie, bei starken Kopfschmerzen und bei Lähmungen eingesetzt.

36. Sellerie (*Apium graveolens*)

Sellerie gehört zur Familie der Doldenblütler.

Vorkommen: Sellerie kommt vor allem auf der Nordhalbkugel vor, ist aber auf der ganzen Welt in gemäßigten Klimazonen zu finden. Sellerie bevorzugt salzhaltige Böden.

Aussehen: Je nach Sellerieart sind die Pflanzen ein- oder mehrjährig. Echter Sellerie ist eine zweijährige, krautige Pflanze, die 1 m hoch werden kann. Vom Echten Sellerie gibt es drei Sorten, von denen jeweils Blätter, Stängel und Wurzelknolle verwertet werden können: Schnittsellerie, Staudensellerie und Knollensellerie.

Verwendung: Schon die alten Ägypter verwendeten wild wachsenden Sellerie als Grabbeigabe. In Europa kennt man den Echten Sellerie seit dem frühen Mittelalter. Heutzutage gilt Sellerie vor allem als Gemüse- und Würzpflanze. Der Knollensellerie ist ein unverzichtbarer Bestandteil unseres „Suppengrüns", kann aber auch roh und geraspelt als Salat gegessen werden. Der Staudensellerie kann roh oder gekocht verzehrt werden.

In der Volksmedizin setzte man Sellerie früher bei Nieren- und Blasenleiden ein und verwendete den gesüßten Saft als Hustenstiller.

Sellerie bei Hildegard von Bingen: Laut Hildegard ist Sellerie „warm und von grüner Natur". Sie verwendete Sellerie vor allem zur Behandlung von Gichterkrankungen.

37. Spitzwegerich *(Plantago lanceolata)*

Der Spitzwegerich ist ein Mitglied der Familie der Wegerichgewächse.

Vorkommen: Spitzwegerich stammt ursprünglich aus Europa, ist inzwischen aber weltweit heimisch. Man findet ihn auf Fettwiesen, auf Parkrasen und auch an Wegen und Äckern.

Aussehen: Spitzwegerich ist eine mehrjährige, krautige Pflanze, die zwischen 5 und 50 cm hoch wird. Seine weit verzweigte Wurzel reicht tief in die Erde hinein. Spitzwegerich hat spitze, schmale Laubblätter, die in einer Rosette stehen. Seine kleinen, weißen Blüten stehen zuerst in kugelförmigen, später in walzenförmigen Ähren auf langen, fünffurchigen, blattlosen Stielen. Spitzwegerich blüht von Mai bis September.

Verwendung: Spitzwegerich wirkt reizlindernd, adstringierend und antibakteriell. Aufgrund dieser Eigenschaften kommt er vor allem bei Entzündungen der Atemwege sowie des Mund- und Rachenraums zum Einsatz. Äußerlich kann man ihn in Form einer Einreibung zur Linderung von Insektenstichen anwenden. Zusätzlich soll Spitzwegerich die Heilung von Knochenbrüchen fördern und Gicht lindern.

Spitzwegerich bei Hildegard von Bingen: Laut Hildegard ist Spitzwegerich „warm und trocken". Er leistete ihr gute Dienste bei der Behandlung von Gichterkrankungen, bei geschwollenen Drüsen, bei Insektenstichen und bei Knochenbrüchen.

Bild rechts: Spitzwegerich

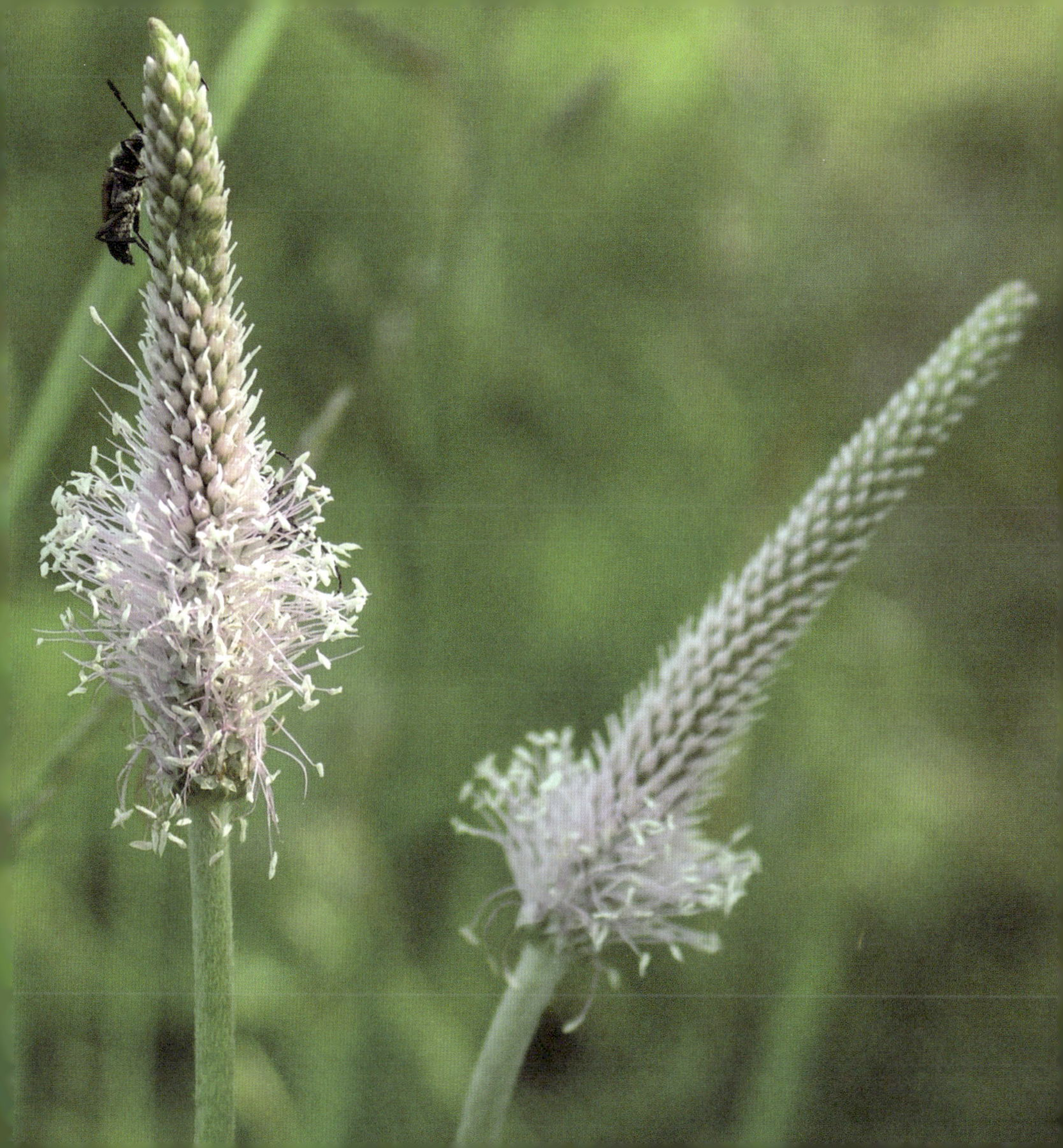

38. Thymian (*Thymus vulgaris*)

Thymian, eine bekannte Gewürz-, Aroma- und Heilpflanze, gehört zur Familie der Lippenblütler.

Vorkommen: Thymian stammt aus Mittel- und Südeuropa, wird mittlerweile aber auch im restlichen Europa kultiviert. Er bevorzugt sandige, nährstoffarme Böden und trockene Standorte. Eine wild wachsende Thymianart, den Quendel, findet man an Wegesrändern und auf trockenen Wiesen.

Aussehen: Der Echte Thymian ist meist einjährig und wird bis 30 cm hoch. Er hat vierkantige, aufrechte, behaarte Stängel, die im oben Bereich stark verzweigt sind. Er weist kleine, lanzettliche, gegenständige Blätter auf, und seine hellvioletten Blüten stehen in Scheinquirlen als ährige Blütenstände am Ende der Stängel. Thymian blüht von Mai bis Oktober.

Verwendung: Thymian wird hierzulande als Gewürz zur Unterstützung der Fettverdauung verwendet. Er passt gut zu Wild, Lamm, Geflügel und Schalentieren und ist ein häufiger Bestandteil von Kräuteressig oder -öl. Thymian ist vor allem in der mediterranen Küche verbreitet.

Als Heilpflanze löst Thymian Bronchialkrämpfe, befördert Auswurf aus der Lunge und wirkt antibakteriell. Oft ist er Bestandteil in Mundwässern gegen Zahnfleischentzündungen. In Form von ätherischem Öl kann er zum Einreiben von Brust und Rücken verwendet werden.

Thymian bei Hildegard von Bingen: Laut Hildegard ist Thymian „warm und trocken“ und wird bei Hautkrankheiten, Lähmungen und Gliederschmerzen angewendet.

39. Veilchen *(Viola odorata)*

Das Veilchen oder Märzveilchen gehört zur Familie der Veilchengewächse.

Vorkommen: Veilchen wachsen in den meisten gemäßigten Zonen der Erde. In der freien Natur findet man Veilchen vor allem in lichten Laubgehölzen, an Waldrändern, Hecken und Bachufern.

Aussehen: Veilchen gibt es als ein- oder mehrjährige, krautige oder halbstrauchartige Sorten. Das Märzveilchen wird 10 cm hoch und hat blauviolette Blüten, deren untere drei Kronblätter nach unten abstehen, während die oberen beiden Kronblätter aufrecht stehen. Typisch für die meisten Veilchenarten sind ihre nieren- oder herzförmigen Blätter.

Verwendung: Veilchen sind überaus beliebte Zierpflanzen, die man in vielen Gärten findet. Das Märzveilchen wird unter Gourmets als Delikatesse im Salat oder in Form von kandierten Veilchenblüten geschätzt.

In der Pflanzenheilkunde setzt man das Veilchen gegen Bronchitis und Rheuma ein. Es wirkt aber auch im Gurgelwasser bei Halsentzündungen. Veilchenöl kann man zur Erfrischung übermüdeter Augen verwenden, Veilchensalbe hilft bei Verbrennungen und lindert die Nachwirkungen von Operationen und Strahlenbehandlungen.

Das Veilchen bei Hildegard von Bingen: Laut Hildegard ist das Veilchen „zwischen warm und kalt". Zur damaligen Zeit wurde es gegen überanstrengte Augen, Melancholie, Bronchitis, Kopfschmerzen, Lähmungen, Geschwüre, Krebs und Dreitagesfieber eingesetzt.

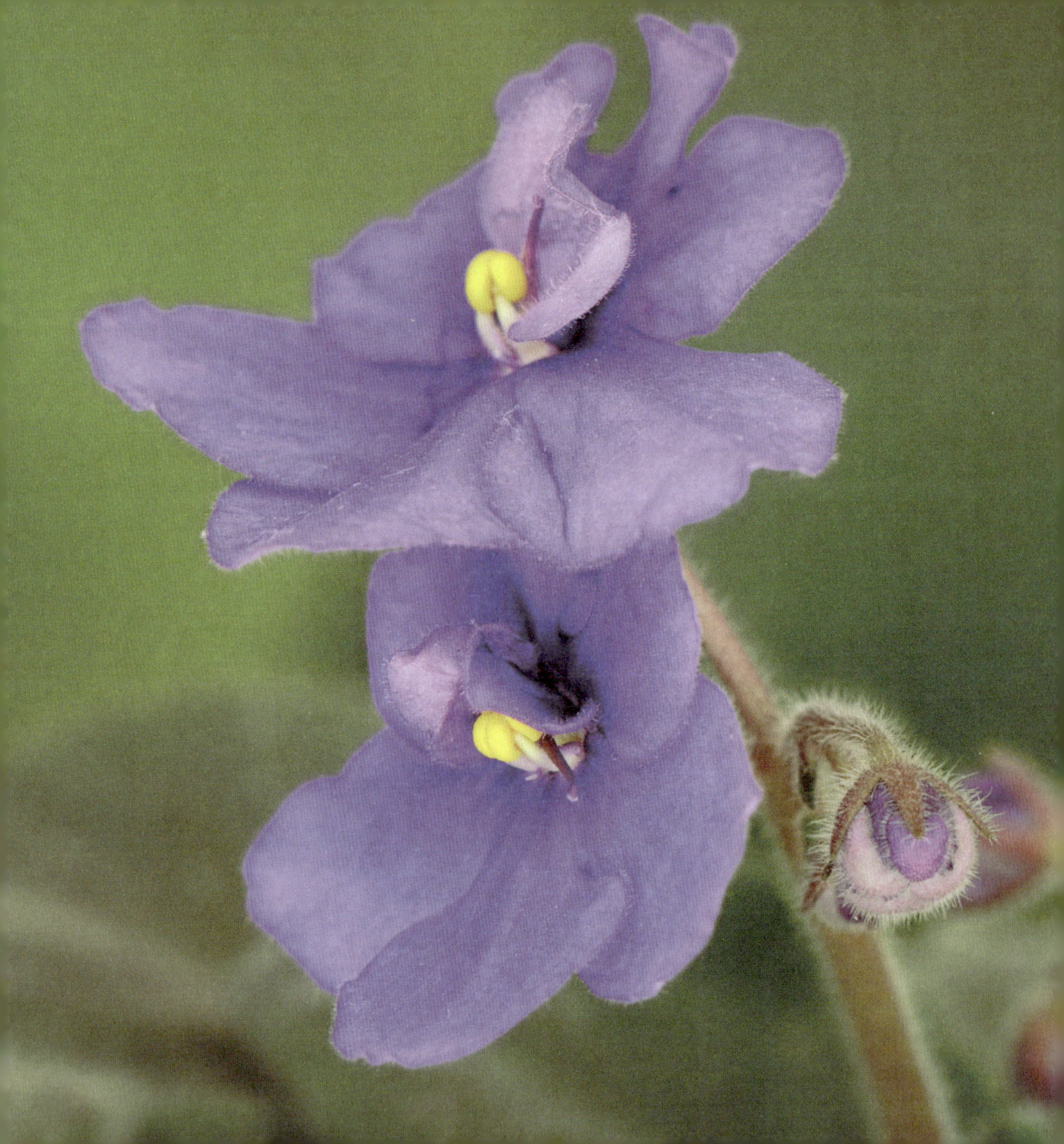

40. Ysop *(Hyssopus officinalis)*

Ysop ist ein Halbstrauch aus der Familie der Lippenblütler.

Vorkommen: Ysop wird seit dem Mittelalter in Europa als Arznei- und Zierpflanze kultiviert. Ursprünglich stammt er von den Trockenwiesen Südosteuropas und Kleinasiens. Ysop bevorzugt nährstoffarme, kalkhaltige Steinböden und mag sonnige Lagen. In den sonnigen Weinanbaugebieten Europas findet man häufig auf verwilderten Ysop. In Frankreich, den Niederlanden und Ungarn wird Ysop kommerziell angebaut.

Aussehen: Ysop ist ein mehrjähriger, im unteren Bereich verholzter, buschiger Zwergstrauch, der 30–70 cm hoch werden kann. Er hat dünne, aufrechte, vierkantige, dicht behaarte Stängel. Seine kleinen, schmalen Blätter sind dicht mit Öldrüsen besetzt und duften sehr aromatisch. Seine nach einer Seite wachsenden, ährigen Blütenstände bestehen jeweils aus 3–7 leuchtend blau gefärbten Blüten. Ysop blüht zwischen Juli und September.

Verwendung: Als Gewürzpflanze wird Ysop in Suppen, Eintöpfen sowie bei Fisch- und Fleischgerichten verwendet.

Im Mittelalter wurde er zur Entspannung müder Augen, als Gewürz zur allgemeinen Anregung und als Hustentee verwendet. Heutzutage wird er nur noch selten als Heilpflanze eingesetzt.

Ysop bei Hildegard von Bingen: Laut Hildegard ist Ysop „von trockener Natur und mäßig warm“. Sie setzte ihn zum Reinigen des Blutes, bei Leber- und Lungenbeschwerden und bei Nieren- und Gallensteinbeschwerden ein.

Bild links: Veilchen

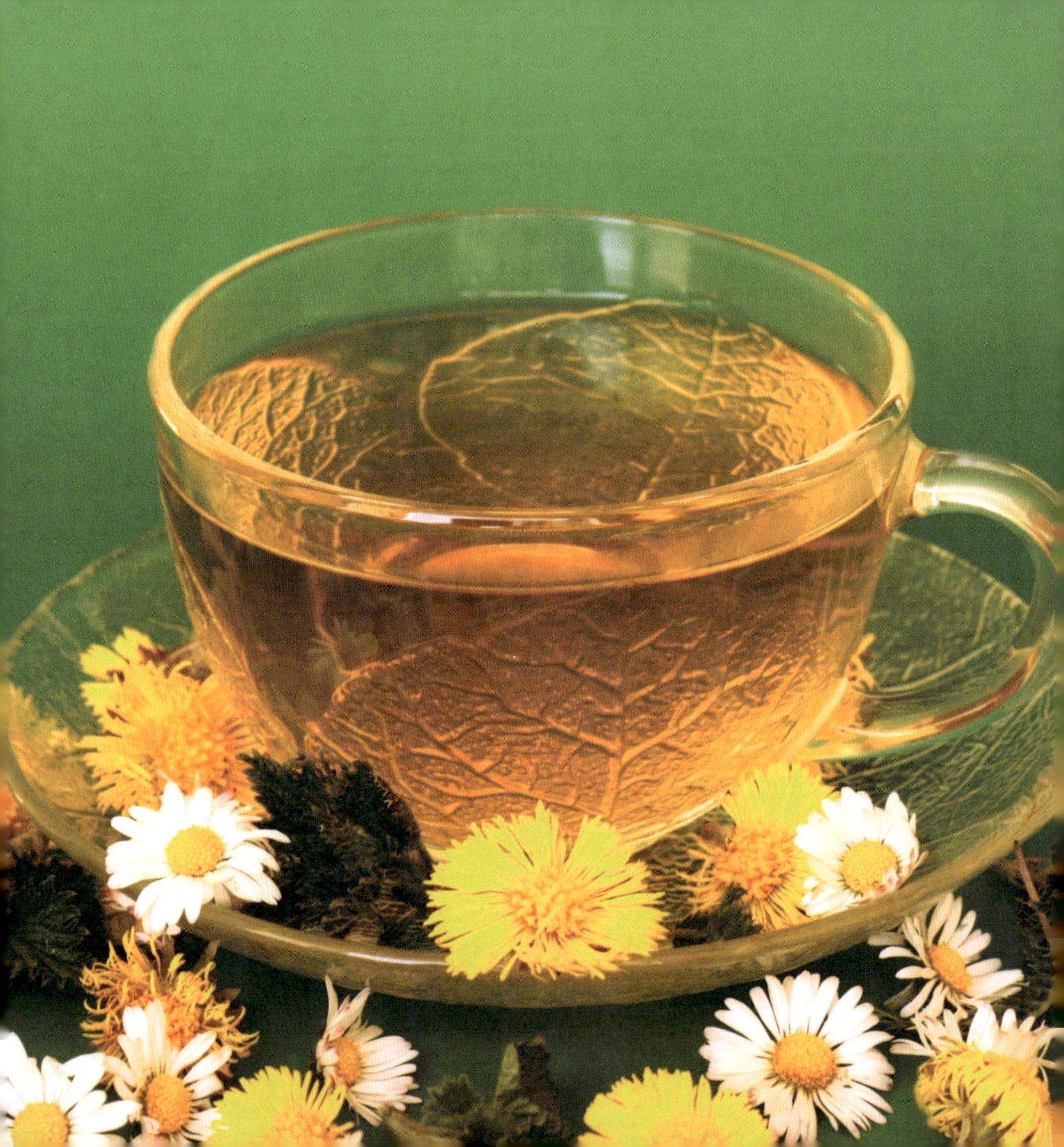

Die Hildegard-Heilkunde

Welche Krankheiten können mit der Hildegard-Heilkunde behandelt werden?

Die Hildegard-Heilkunde dient uns in erster Linie als eine Art präventiver Medizin. Hildegard von Bingen war der Ansicht, dass der Mensch sich die meisten Krankheiten selbst zufügt, indem er nicht das rechte Maß in allen Dingen hält, also übermäßig isst und trinkt und allgemein ein unzüchtiges, lasterhaftes Leben führt. Ganz unbekannt kommen uns diese Worte heute nicht vor, denn viele der so genannten Zivilisationskrankheiten lassen sich in der Tat darauf zurückführen, dass wir das rechte Maß immer noch nicht halten. Ein gutes Beispiel ist starkes Übergewicht durch z. B. den übermäßigen Konsum von Fastfood, Süßigkeiten oder anderen minderwertigen Nahrungsmitteln und die daraus häufig resultierenden Herz-Kreislauf-Erkrankungen. Wir leben in einer Zeit und Gesellschaft, in der nahezu alle Nahrungsmittel im Überfluss vorhanden und zu jeder beliebigen Tages- und Nachtzeit verfügbar sind. Viele von uns haben verlernt, Maß zu halten, weil wir verlernt haben, auf unseren Körper zu hören. Wir sind längst satt, trotzdem essen wir weiter.

Zu Zeiten Hildegard von Bingens war dieses Problem sicher nicht so eklatant, denn ein Großteil der Bevölkerung musste sich sein tägliches Brot durch für uns heute unvorstellbar harte körperliche Arbeit verdienen. Trotzdem gab es natürlich auch damals schon genug Menschen, die im Überfluss lebten und Völlerei betrieben. Da der Glaube ein wichtiger Bestandteil in Hildegards Leben war, war eine Abkehr vom Glauben für sie ein wichtiger Faktor, der die Gesundheit eines Menschen negativ beeinflussen konnte, genauso wie sie der Ansicht war, dass es letztendlich immer in Gottes Hand läge, einen Menschen zu heilen – sofern dieser Mensch schon dazu bereit wäre, geheilt zu werden. Das wiederum musste mit einer Ver-

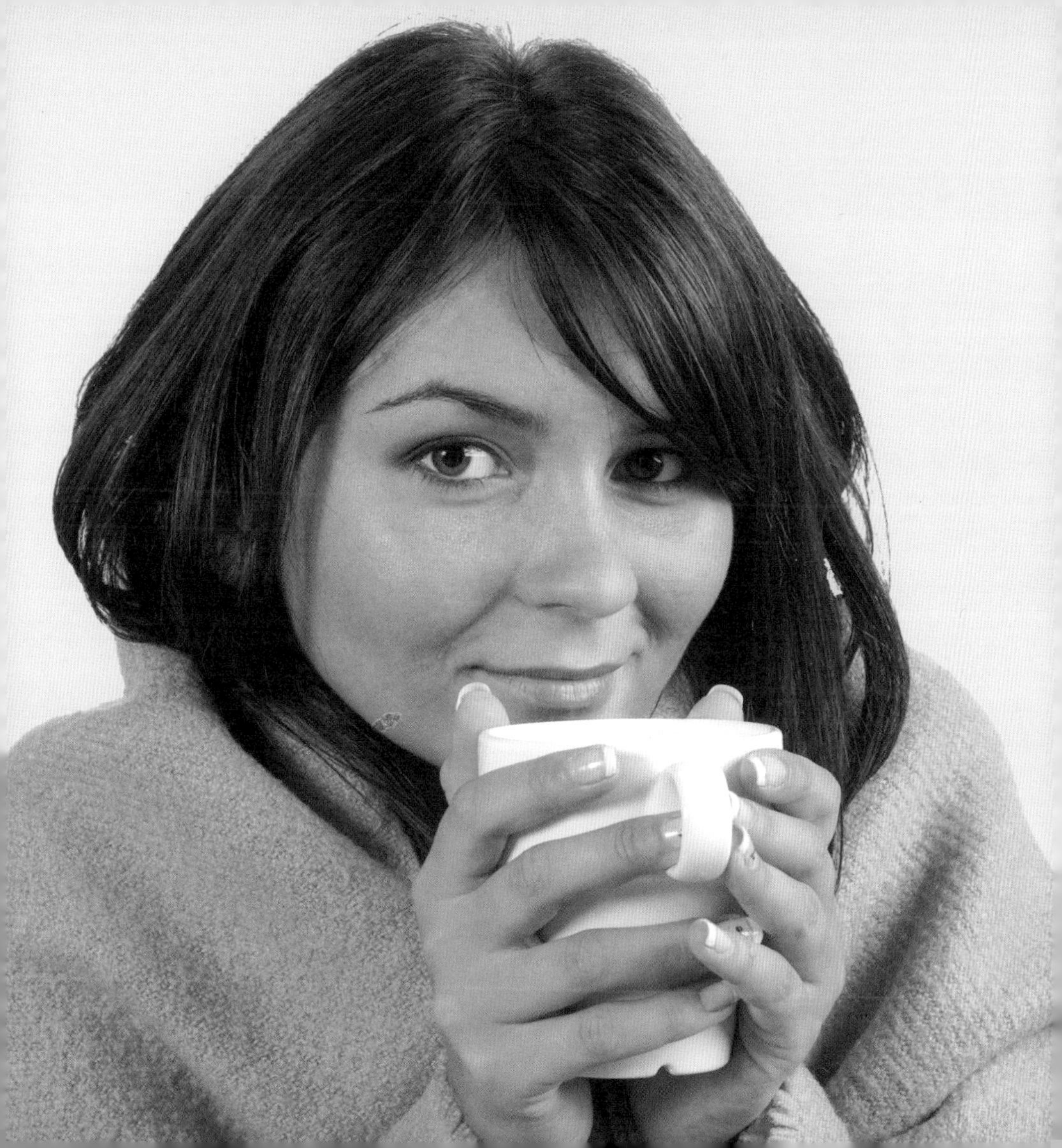

änderung seines ungesunden Lebensstils einhergehen, „damit er der Heilung nicht im Wege steht". Gott hat für viele Menschen heutzutage sicher nicht mehr diese alles überragende Bedeutung, die er für die Menschen im Mittelalter hatte. Trotzdem ist es nicht von der Hand zu weisen, wie hilfreich es für unzählige Kranke war und ist, fest an ihre Heilung zu glauben. Wodurch diese Heilung letztendlich hervorgerufen wird, ist schwer zu sagen: War es Gottes Hilfe? Oder doch eher die Selbstheilungskräfte des Menschen, die ihn genesen ließen? Für Hildegard hätte sich diese Frage nicht gestellt, denn für sie wäre beides eines gewesen, und wer kann schon mit Gewissheit sagen, dass es nicht so ist?

„Was die verschiedenen Krankheiten betrifft, an denen manche Menschen leiden, so rühren sie vom Schleim her, der sie anfüllt. Wäre der Mensch im Paradies geblieben, so hätte er keinen Schleim im Körper – woher die Krankheiten stammen –, sondern sein Leib wäre gesund und frei von ihm. Nun aber hat er sich dem Bösen zugeneigt und das Gute verlassen, und da ist er der Erde ähnlich geworden, die gute und schädliche Kräuter hervorbringt und gute und schädliche Feuchtigkeit in sich birgt. Denn vom Genuss des Apfels ist das Blut der Söhne Adams in das Samengift verwandelt worden, dem die Menschenkinder entstammen. Daher ist ihr Fleisch voll Schwären und Löcher, die gewissermaßen Sturm und Rauchniederschläge in den Menschen herbeiführen; und hieraus bildet sich Schleim und erstarrt und macht den Körper krank."

Hildegard von Bingen, Scivias

In der modernen Medizin werden die Symptome eines Kranken oft isoliert betrachtet – in erster Linie werden die Schmerzen behandelt. Hildegard aber hinterfragte, wo die Schmerzen herkamen und wie man die Ursachen beheben könnte. Alternative Heilformen, die es in einer Vielzahl von Spielrichtungen gibt, haben aus genau diesen Gründen heute Hochkonjunktur. Die Menschen wollen wieder als Ganzes betrachtet werden, nicht nur als „Symptom X" und von einem Spezialisten zum anderen geschickt werden. An diesem Punkt ist jedoch Vorsicht geboten! Neben vielen seriösen Heilkundigen bieten auch eine Menge Scharlatane ihre Dienste an, und manchmal ist es nicht einfach, den einen vom anderen zu unterscheiden. Nicht alles, was natürlich ist, ist auch immer unschädlich und heilsam. Ein großes Problem der Hildegard-Heilkunde war immer die Sprache. Hildegard hatte ihre Werke in ein wenig holprigem Latein verfasst – der Sprache, die damals und heute in vielen Klöstern vorherrschte –, und für viele Dinge gibt es kaum adäquate Übersetzungen. Das macht die Interpretation ihrer Werke nicht unbedingt einfacher, vor allem nicht für einen Laien.

Dieses Buch soll und kann daher keine Anleitung zur Selbstheilung sein. Wenn Sie an einer ernsthaften Erkrankung leiden, sollten Sie immer vorher Ihren Arzt konsultieren, bevor Sie anfangen, an sich selbst herumzuexperimentieren. Auch die natürlichsten Heilmittel können oft mehr schaden als nützen, wenn sie falsch angewendet werden. Kein Buch kann Ihnen im Zweifelsfall den Arztbesuch ersetzen. Idealerweise arbeiten Sie in solchen Fällen mit Ihrem Arzt oder Therapeuten zusammen und lassen sich von einem Fachmann in Sachen Hildegard-Heilkunde beraten.

Wenn es aber beispielsweise um einfache Erkältungskrankheiten oder Kopfschmerzen geht, werden Sie in diesem Buch sicher den einen oder anderen

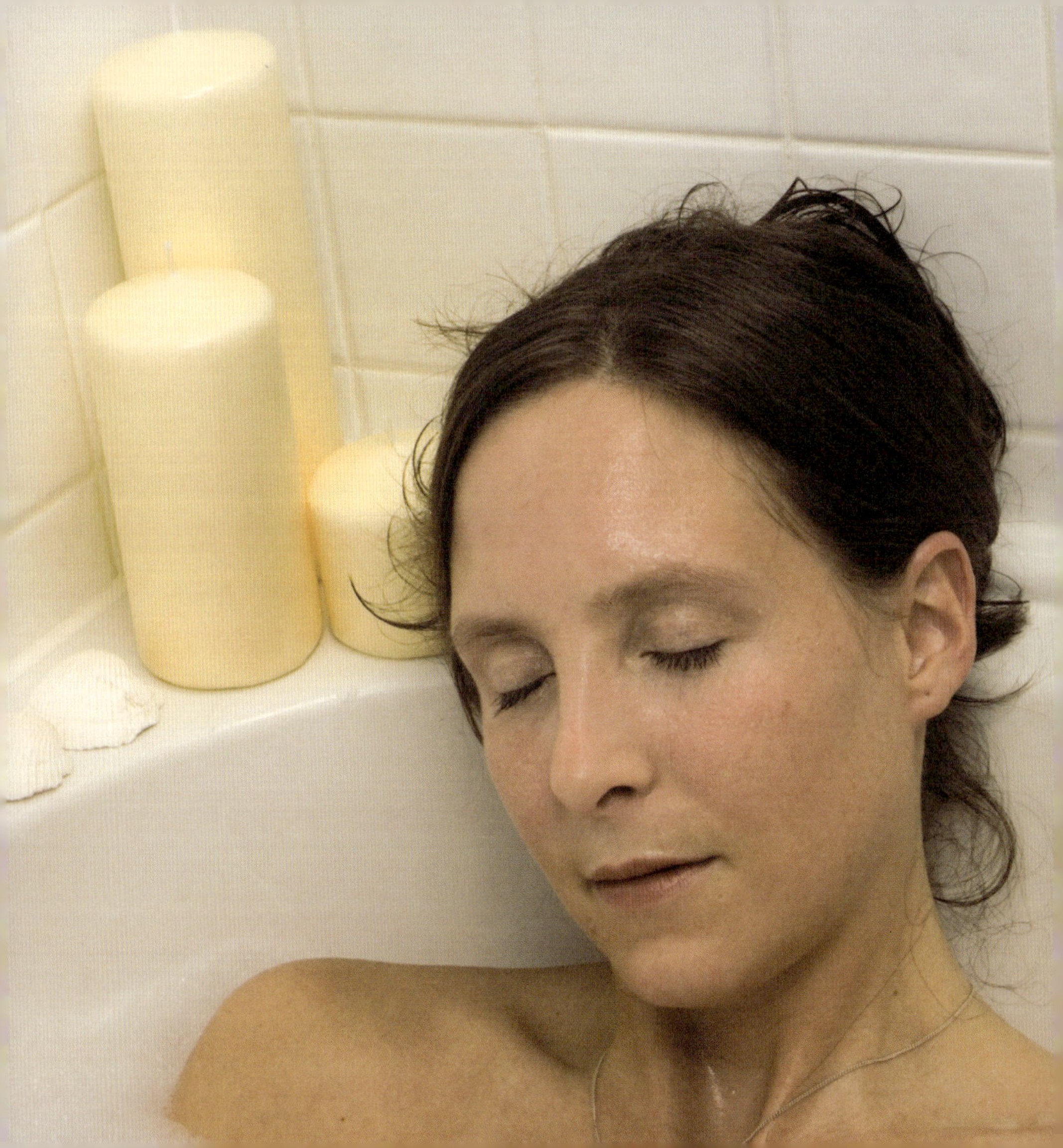

nützlichen Hinweis finden, etwa zur Zubereitung eines Kräutertees oder eines heilsamen Badezusatzes. In vielen Fällen handelt es sich dabei um Rezepte, die ohnehin seit Jahrhunderten als traditionelle Hausmittel verwendet wurden und werden. Mit dieser Art von Heilmitteln können Sie nicht viel falsch machen. Wunder kann aber auch die Hildegard-Heilkunde nicht bewirken, denn sie verlangt von ihren Patienten ein hohes Maß an Mitarbeit. Nur wer bereit ist, seinen ungesunden Lebensstil nach und nach zu ändern und wieder lernt, auf seinen Körper zu hören und Verantwortung für seine Gesundheit zu übernehmen, kann mit dieser Art der „Medizin" langfristige Erfolge erzielen.

Welche Krankheiten kann man aber nun mit der Hildegard-Heilkunde behandeln? Im Grunde ist das Gebiet weit gefächert, von den Atemwegserkrankungen bis zur Zahnheilkunde. Hildegard selbst hat damals sogar schon ernsthafte Krankheiten wie Krebs behandelt – wie erfolgreich, lässt sich heute natürlich nicht mehr nachvollziehen. Und das ist ein weiterer Grund, warum man bei der Anwendung der Hildegard-Heilkunde sehr vorsichtig sein sollte. Grundsätzlich sollte man aber, wie bereits erwähnt, die Selbstmedikation bei schweren Krankheiten vermeiden und sich in die Hände eines Fachmanns begeben, was aber nicht heißt, dass es nicht trotzdem einige natürliche Mittel gäbe, die bei dem Heilungsprozess unterstützend mitwirken können. Wir haben uns in diesem Buch auf die weniger schweren Krankheiten und ihre Behandlungsmethoden nach Hildegard von Bingen konzentriert, die wir Ihnen im folgenden Abschnitt detailliert vorstellen wollen.

Bild links: Ein Kräuterbad nach Hildegard wirkt keine Wunder, unterstützt aber bei der Heilung.

Krankheiten von A–Z

Atemwegserkrankungen

Hildegard von Bingen warnte bereits vor über 800 Jahren vor der fortschreitenden Zerstörung der uns umgebenden Lebenselemente, die für sie ein wichtiger Faktor bei der Entstehung von Krankheiten war. Wie recht sie doch hatte! Inzwischen kann wohl niemand mehr abstreiten, dass uns die Zerstörung unserer Umwelt krank macht. Luft- und Wasserverschmutzung durch Abgase aller Art, Pestizide, Herbizide und andere Chemikalien in Obst und Gemüse, Hormone und Antibiotika im Fleisch, Schwermetalle in Fisch und Meeresfrüchten, ein Übermaß an Genussgiften wie Alkohol, Nikotin und Koffein – all das trägt dazu bei, immer mehr Menschen krank zu machen.

Oft reagieren gerade die Atemwege besonders stark auf Einflüsse von außen, vor allem auch in der kälteren Jahreszeit. Das Ergebnis sind Erkältungskrankheiten in allen Ausprägungen, aber auch schwerere Leiden wie Asthma, Bronchitis und die echte Grippe. Mit einer Reihe von natürlichen Heilmitteln kann man sich bei dieser Art von Erkrankung Linderung verschaffen. Sollte sich Fieber zu den anderen Erkältungssymptomen gesellen, das länger als drei Tage anhält oder sehr schnell sehr hoch ansteigt, sollten Sie unbedingt einen Arzt konsultieren. Grundsätzlich empfiehlt Hildegard, bei Erkältungskrankheiten im Bett zu bleiben, viel Fencheltee zu trinken und leichte Speisen wie Dinkelsuppe oder Hühnerbrühe zu sich zu nehmen.

Eine Warnung noch am Rande: Alle ätherischen Öle können allergische Reaktionen auslösen. Testen Sie daher Ölmischungen vor der Verwendung immer an einer unauffälligen Hautstelle!

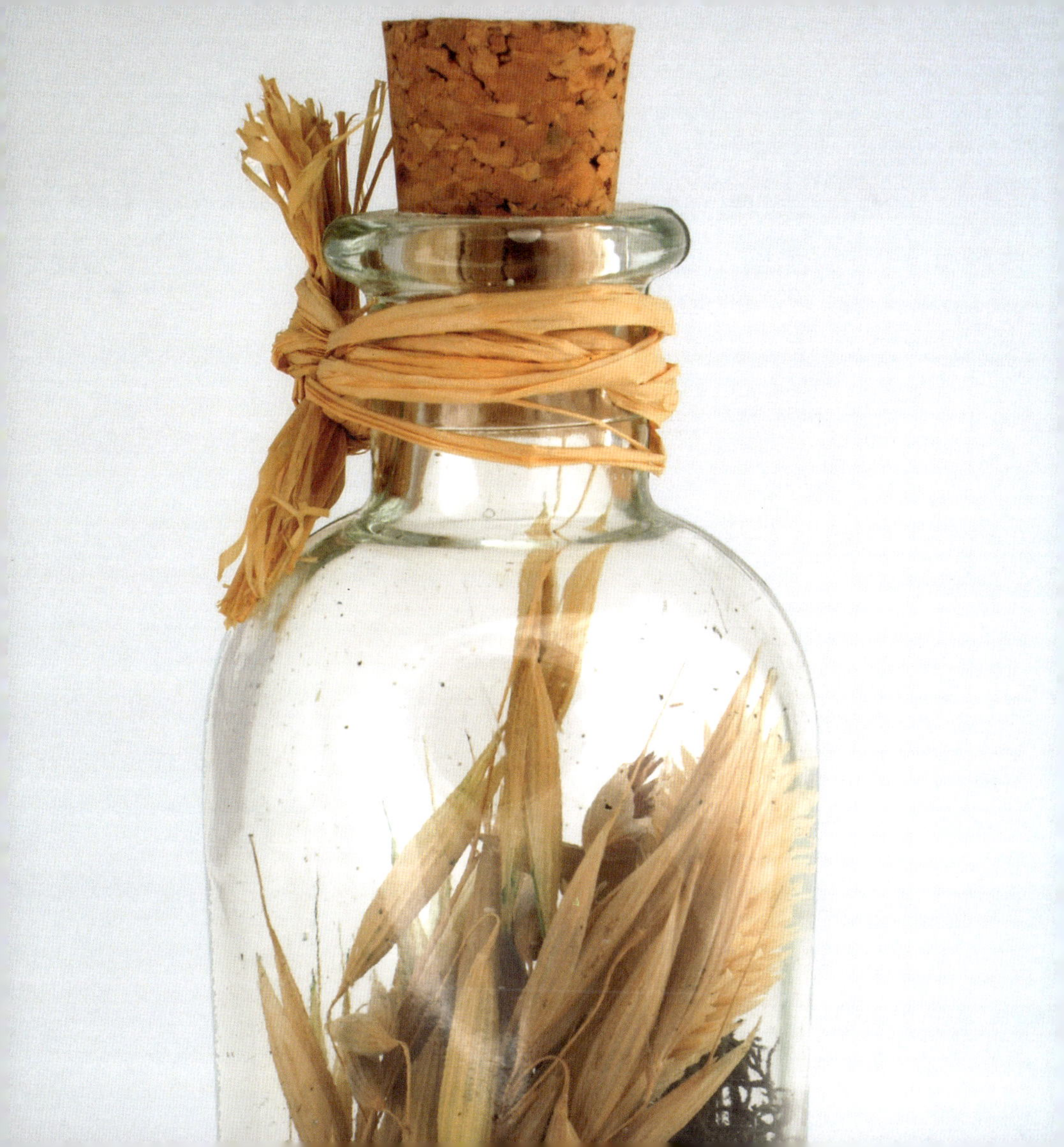

Asthma

Laut Hildegard ist Asthma eine schwer zu heilende Krankheit, weil es eine Vielzahl an Ursachen haben kann. Zur Linderung hat sich folgendes Rezept bewährt:

Wacholderbeerelixier:

10 g Wacholderbeeren,
20 g Königskerzenblüten,
40 g Bertramwurzelpulver,
20 g Alantwurzel,
1 l trockener Wein

Kochen Sie die Wacholderbeeren zusammen mit den Königskerzenblüten und dem Bertramwurzelpulver drei Minuten in dem Wein auf und sieben Sie das Ganze ab. Legen Sie die Alantwurzel 24 Stunden in dem Rückstand ein und sieben Sie diese dann ebenfalls ab. Trinken Sie 14 Tage lang dreimal täglich vor und nach dem Essen ein Likörglas des Elixiers.

Bronchitis, chronische

Bei einer chronischen Bronchitis empfiehlt Hildegard eine Kur mit Heckenrosenelixier.

Heckenrosenelixier:

75 g Heckenrosenzweige samt Blättern und Früchten,
150 g abgeschäumter Honig,
1 l trockener Wein

Lassen Sie die Heckenrosenzweige und den Honig fünf Minuten im Wein aufkochen und sieben Sie das Ganze anschließend ab. Trinken Sie vier Wochen lang dreimal täglich eine halbe Tasse.

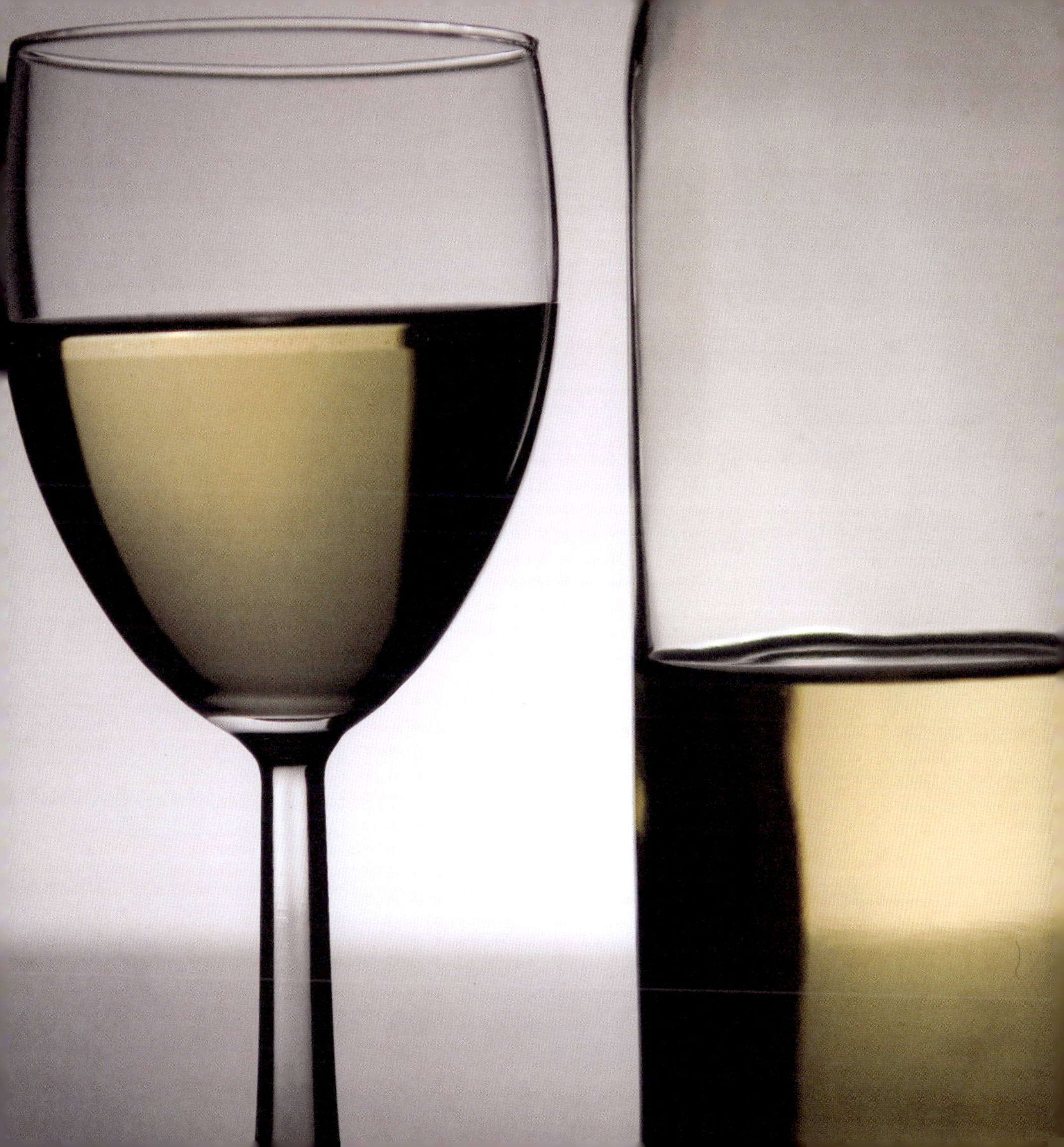

Brustschmerzen (ausgelöst durch Husten)

Unangenehme Schmerzen in der Brust oder in der Seite, die durch Husten ausgelöst werden, können durch das Einreiben mit Wermutöl gelindert werden:

Wermutöl:

10 ml Wermutsaft,
20 ml Olivenöl

Mischen Sie den Wermutsaft mit dem Olivenöl und füllen Sie das Ganze in eine braune Glasflasche ab. Lassen Sie die Flasche anschließend zehn Tage lang in der Sonne stehen. Massieren Sie je nach Bedarf mehrmals täglich einige Tropfen dieser Mischung über dem Brustbein ein.

Erkältung, Vorbeugung

Fast niemand kann der ungeliebten alljährlichen Erkältungskrankheit entgehen. Das folgende Mittel hat sich jedoch zur Vorbeugung bewährt.

Eberwurz-Zimt-Bertram-Pulver:

2 Teile pulverisierte Eberwurzwurzel,
je 1 Teil Bertrampulver und Zimt

Mischen Sie das Pulver gründlich in einem sauberen Gefäß und nehmen Sie davon täglich etwas zu sich, z. B. aufgelöst in einer Suppe oder in einem Getränk verrührt.

Heiserkeit („Sängermittel")

Bei akuter Heiserkeit ist meist der ganze Halsbereich entzündet und gereizt. Das folgende Mittel lindert die Reizung im Hals und wirkt entzündungshemmend.

Königskerzentrank:

2 EL Königskerze,
2 EL Fenchelsamen,
1 l Likörwein

Geben Sie die Königskerze und die Fenchelsamen in den Wein und kochen Sie das Ganze drei Minuten auf. Anschließend füllen Sie den Trank in eine Thermoskanne und trinken ihn schluckweise über den Tag verteilt.

Heuschnupfen

Heuschnupfen ist ein Krankheit, die durch eine Überreaktion auf pflanzliches Eiweiß, insbesondere Blütenpollen, Gräser und Getreide, ausgelöst wird. Gänzlich heilen lässt sich Heuschnupfen nur in wenigen Fällen, man kann jedoch der schlimmsten Symptomatik vorbeugen. Dazu empfiehlt Hildegard von Bingen eine Kur mit Wermutwein, die man bereits im Winter durchführen sollte.

Wermutwein:

40 ml Wermutfrühlingssaft,
150 g abgeschäumter Honig,
1 l Wein

Kochen Sie den Wein auf und geben Sie den Wermutsaft und den Honig hinzu. Nehmen Sie die Mischung sofort vom Herd, seihen Sie sie ab und füllen Sie den Wein noch heiß in eine Flasche. Trinken Sie jeden zweiten Tag ein Likörglas auf nüchternen Magen.

Reizhusten

Wie unangenehm ein starker Hustenreiz ist, kann sicher jeder von uns nachvollziehen. Hildegard verwendete dagegen einen Tee.

Reizhustentee:

5 TL Melisse,
4 TL Nelkenwurzel,
2 TL Veilchen,
2 TL Betonie,
1 TL Mistel,
250 ml kaltes Wasser

Vermischen Sie die Zutaten gut und geben Sie anschließend 11/2 TL der Mischung in das Wasser. Lassen Sie das Ganze sechs Stunden ziehen und rühren Sie die Mischung in der Zeit mehrfach um. Vor dem Trinken kochen Sie den Sud kurz auf und lassen die Kräuter noch einmal fünf Minuten ziehen. Anschließend seihen Sie die Kräuter ab. Trinken Sie drei Tassen des Kräutertees über den Tag verteilt.

Augenleiden

In der Hildegard-Heilkunde sind viele Augenleiden von der Farbe der Augen abhängig, da Hildegard von Bingen der Ansicht war, die Farbe der Iris würde auf eine erhöhte Anfälligkeit für bestimmte Krankheitsbilder hinweisen. So galten beispielsweise braune Augen als gesund und rein, während ein Mensch mit blauen Augen eher schwach und luftempfindlich war. Für jede der insgesamt fünf Augentypen gibt es ein spezielles Heilmittel, es existieren aber auch Universalheilmittel, die bei allen Augenfarben gleich gut wirken.

Augen, überanstrengte

Für Augen, die trocken und müde sind, weil man sie – heute vorwiegend durch die Arbeit am Computerbildschirm – überanstrengt hat, griff Hildegard zu einem Edelstein, dem Saphir.

Saphirbehandlung:

Befeuchten Sie einen Saphir mit Wasser und betupfen Sie die Augenlider mehrfach damit. Wiederholen Sie die Prozedur bei Bedarf.

Augeninnendruck, erhöhter

Erhöhten Augeninnendruck sollte man immer von einem Fachmann behandeln lassen. Erfolgreich bei der Unterstützung der Behandlung kann jedoch das folgende Mittel sein.

Veilchenöl:

3 EL Veilchenblüten und -blätter,
500 ml Olivenöl

Geben Sie die Veilchenblüten und -blätter in das Öl und füllen Sie die Mischung in eine dunkle Glasflasche ab. Lassen Sie die Flasche anschließend zehn Tage möglichst in der Sonne stehen. Nach dem Abseihen der Veilchen reiben Sie das Öl abends vorsichtig rund um die Augenlider in die Haut ein. Achten Sie darauf, dass kein Öl ins Auge „kriecht".

Bindehautentzündung

Eine Bindehautentzündung kann durch Viren oder Bakterien oder auch durch Umwelteinflüsse wie Zugluft ausgelöst werden. Zur Behandlung empfiehlt Hildegard Rebtropfen.

Rebtropfen:

Hierbei handelt es sich um die Flüssigkeit, die im Frühjahr nach dem Anschnitt der Weinreben aus diesen austritt. Sie wird im Lauf des Vormittags gesammelt und im Kühlschrank aufbewahrt. Benetzen Sie die Augenlider bis zum Abheilen der Bindehautentzündung mehrmals täglich damit.

Universalkur für die Augen

Zur Erholung und Erfrischung sowie zur Kräftigung der Augen gibt es eine Universalkur, die Hildegard gern angewendet hat:

Frühlingsapfelbaumkur:

1 Teil frische Apfelbaumknospen und -blätter,
1 Teil Rebtropfen

Pürieren Sie die Apfelbaumknospen und -blätter sorgfältig (z. B. im Küchenmixer oder mit einem Pürierstab). Mischen Sie das Püree mit den Rebtropfen und streichen Sie das Ganze auf eine Mull- oder Leinenkompresse. Legen Sie die Kompresse auf die Augen – aber ohne dass etwas von der Mischung direkt in die Augen gelangt – und lassen Sie sie mindestens eine Stunde lang einwirken. Wiederholen Sie die Kur im Frühling möglichst einmal täglich über mehrere Wochen hinweg.

Beinerkrankungen

Laut Hildegard von Bingen sind viele Beinerkrankungen, besonders Geschwüre, eine Reaktion des Körpers auf üble Säfte, die er auf diese Weise ausleitet. Damit die schlechten Säfte den Körper vollständig verlassen können, dürfen viele Geschwüre nicht sofort verschlossen werden.

Beingeschwüre, infizierte

Zur Reinigung schlecht abheilender, infizierter Geschwüre oder offener Stellen am Bein empfiehlt Hildegard eine beruhigende Kompresse.

Bild rechts: Honig ist ein wichtiger Bestandteil vieler Hildegard-Rezepturen. Achten Sie beim Kauf auf gute Qualität.

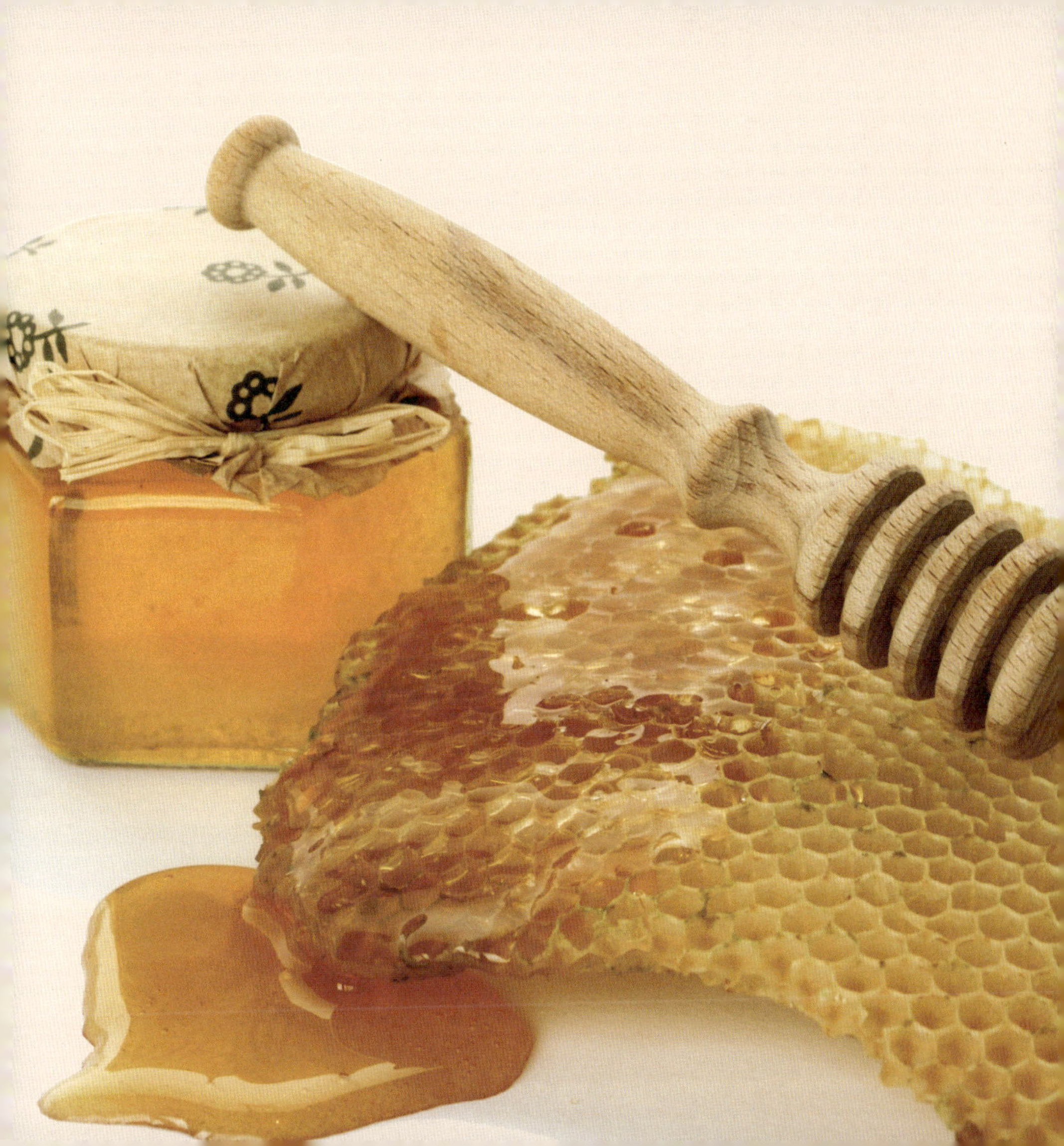

Beifuß-Honig-Kompresse:

40 ml Beifußsaft,
100 ml abgeschäumter Honig,
1 Ei

Mischen Sie den Beifußsaft mit dem Honig. Schlagen Sie das Eiweiß steif. Nun pinseln Sie das Geschwür mit der Beifuß-Honig-Mischung ein, decken das Ganze mit Eischnee ab und legen eine Mullkompresse darüber. Lagern Sie die Füße eine bis zwei Stunden hoch. Wiederholen Sie diese Maßnahme bis zu dreimal täglich.

Venenentzündungen

Venenentzündungen sind nicht nur schmerzhaft, sie führen häufig auch zu offenen Stellen. Um das zu verhindern und die Entzündung abheilen zu lassen, machte sich Hildegard die Heilkraft der Brennnessel zunutze.

Brennnesselsaft-Hanf-Kompresse:

Brennnesselsaft (frisch gepresst),
Wasser,
Seilerhanf

Diese Behandlung dauert insgesamt zehn Tage. Am ersten Tag mischen Sie einen Esslöffel Brennnesselsaft mit fünf Esslöffeln Wasser, geben das Ganze in eine Sprühflasche und sprühen die betroffene Stelle damit ein. Anschließend befeuchten Sie den Seilerhanf mit der Mischung, legen ihn auf die Stelle und fixieren das Ganze mit einer Mullbinde. Dann legen Sie die Beine eine bis zwei Stunden hoch. Am zweiten Tag mischen Sie den Brennnesselsaft im Verhältnis 1:3 mit dem Wasser, am dritten Tag im Verhältnis 1:1, und vom vierten bis zehnten Tag verwenden Sie puren Brennnesselsaft. Die weiteren Behandlungsschritte bleiben jeweils gleich.

Zur Behandlung vieler Beinleiden hatte Hildegard übrigens noch eine „Geheimwaffe“: das Dachsfell. Mithilfe von Socken oder Einlegesohlen aus Dachsfell bekämpfte sie Durchblutungsstörungen, Krampfadern und kalte Füße, da die Massagewirkung für eine gute Durchblutung sorgte. Mittlerweile gibt es Kunstfelle, die diese Funktion bestens erfüllen.

Gallenleiden

Die Stimmungslage eines Menschen ist gemäß Hildegard sehr vom Galle-Schwarzgalle-Gleichgewicht im Körper abhängig. Gute Ernährung und eine gesunde Lebensweise fördern die Gallensaftproduktion und damit die Verdauung – all das trägt in hohem Maß zu unserem Wohlbefinden bei. Stress, Hektik und schlechte Ernährung fördern dagegen die Produktion der Schwarzgalle, was wiederum zu Ärger, Zorn und Traurigkeit führt. Eine ungesunde Lebensweise kann laut Hildegard auch zur Bildung von Gallensteinen, Gallenkoliken, Gelbsucht und daran angeschlossene Leiden führen.

Gallenkolik

Die Gallenkolik, ausgelöst durch Gallensteine, ist ein überaus schmerzhaftes Leiden, das viele Menschen oftmals aus dem Nichts heraus befällt. Zur Linderung einer Kolik empfiehlt Hildegard folgendes Rezept:

Ingwermischpulver:

20 g Galgantpulver,
10 g Ingwerpulver,
0,5 g Zitwer

Vermischen Sie die Zutaten sorgfältig und lösen Sie jeweils eine Messerspitze in einem Likörglas Wein auf. Trinken Sie die Mischung jeweils nach dem Essen und vor dem Schlafengehen.

Gallensteine, kleine

So lange die Gallensteine, die zu einer Kolik führen können, noch klein sind, kann man versuchen, sie mit einem Mittel aus der Hildegard-Heilkunde zu behandeln. Bei größeren Steinen oder schweren Koliken sollte man sich jedoch immer in medizinische Behandlung begeben.

Steinbrechsamen:

2 g Steinbrechsamen,
Wasser

Zerstoßen Sie die Steinbrechsamen in einem Mörser (oder greifen Sie zu Steinbrechsamenpulver). Anschließend lösen Sie eine halbe Messerspitze des Pulvers in 100 ml Wasser auf und trinken es täglich nach dem Essen.

Gelbsucht (ausgelöst durch Gallensteinverschluss)

Wird der Gallengang durch einen Gallenstein verschlossen, sodass sich Galle in der Gallenblase staut und zu einer Gelbsucht führt, kann man dies mit folgendem Rezept behandeln:

Steinbrechsamenwein:

10 g Steinbrechsamen,
1 l Wein

Zerreiben Sie die Steinbrechsamen und geben Sie sie in den Wein. Lassen Sie das Ganze etwa eine Stunde lang ziehen, bevor Sie die Steinbrechsamen abseihen. Trinken Sie dreimal täglich nach dem Essen ein Likörglas.

Ein weiteres Mittel gegen nicht infektiöse Gelbsucht (also keine Hepatitis) ist die Große Gelbsuchttherapie mithilfe der Pfennigkrautmischung.

Bild rechts: Blühender Steinbrech

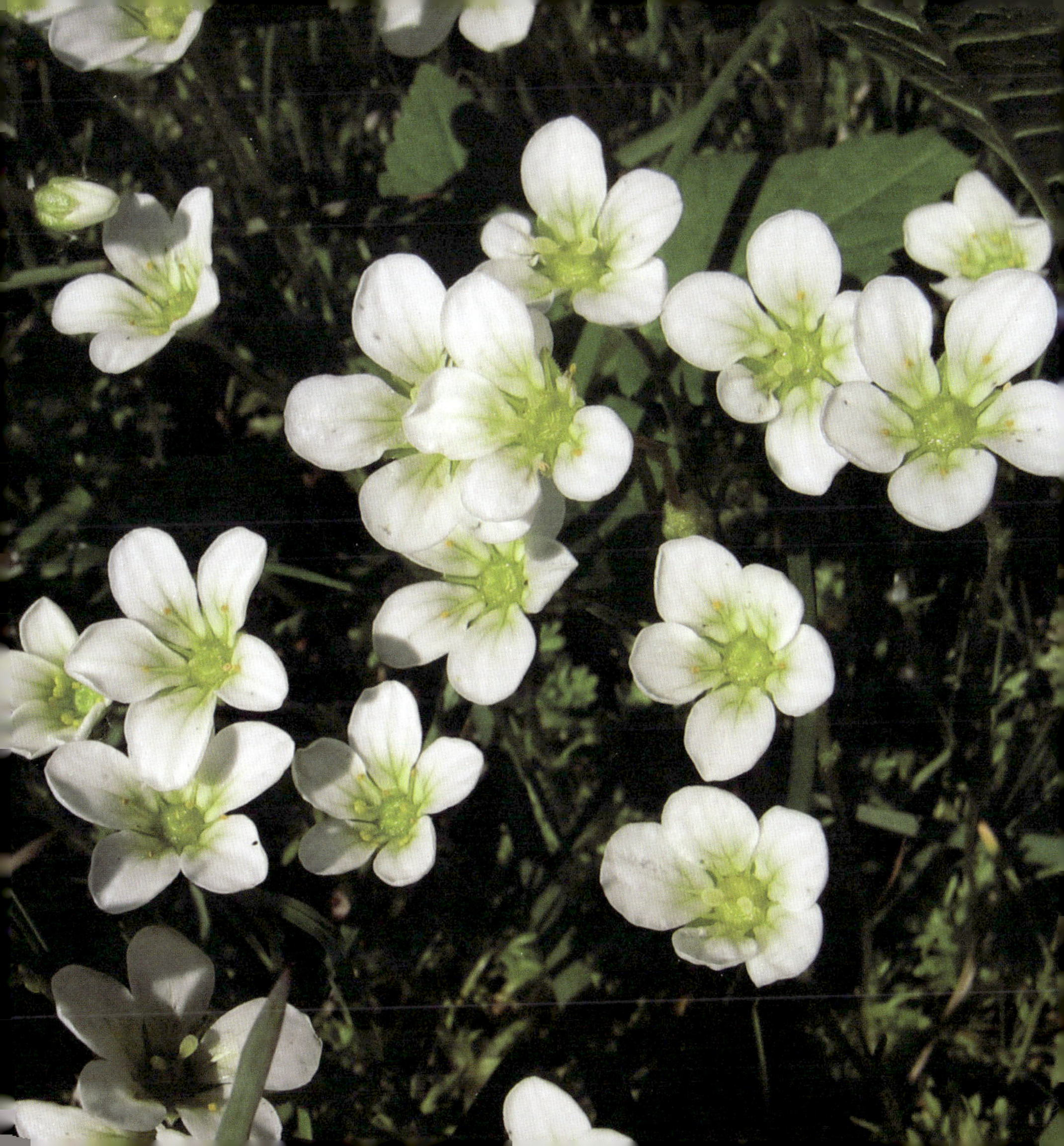

Pfennigkrautmischung:

30 g Pfennigkraut,
20 g Knoblauch,
10 g Eisenkraut,
10 g Steinbrechsamen,
1 l Kabinettwein

Geben Sie die Kräuter in den Wein und lassen Sie die Mischung 48 Stunden stehen. Anschließend seihen Sie die Kräuter ab. Von dem Wein trinken Sie neun Tage lang jeweils vor und nach dem Essen ein Likörglas voll. Vor dem Schlafengehen erwärmen Sie etwas Wein und trinken ihn ebenfalls.

Gicht

Wenn Hildegard von Bingen von „Gicht" spricht, meint sie damit die durch Harnsäurekristalle in den Gelenken verursachte Gicht. Diese entsteht in erster Linie durch falsche Ernährung oder übermäßigen Alkoholkonsum. Die Gicht tritt meistens in Form von Anfällen oder Schüben auf, bei denen die Gelenke anschwellen und starke Schmerzen verursachen. Von der Gicht sind zum großen Teil übergewichtige Menschen betroffen. Zur Linderung von Gichtschüben empfiehlt Hildegard folgende Mittel:

Bertrammischpulver:

30 g Bertrampulver,
10 g Ingwerpulver,
5 g weißer Pfeffer

Mischen Sie die Zutaten sorgfältig, lösen Sie dreimal täglich eine Messerspitze voll in Petersilien-Honig-Wein auf und trinken Sie jeweils ein Likörglas vor den Mahlzeiten.

Petersilien-Honig-Wein:

10 Stängel frische Petersilie,
1 l Kabinettwein,
80–150 g abgeschäumter Honig,
2 EL Weinessig

Kochen Sie die Petersilie im Wein fünf Minuten lang auf. Geben Sie anschließend den Honig und den Weinessig hinzu und kochen Sie das Ganze weitere fünf Minuten. Sieben Sie die Mischung ab und füllen Sie sie in eine sterile Flasche.

Petersilien-Weinraute-Olivenöl-Packung:

10 g Petersilienblätter,
40 g Weinrauteblätter,
100 ml Olivenöl

Hacken Sie die Kräuter klein und lassen Sie sie einige Minuten mit dem Olivenöl köcheln. Tränken Sie eine Mullbinde in der Mischung und legen Sie diese noch warm auf die schmerzende Stelle. Lassen Sie das Ganze eine bis zwei Stunden lang einwirken.

Stabwurzsalbe:

1–2 EL Stabwurzkraut (frisch),
100 g Schweinefett,
50 ml Olivenöl

Hacken Sie das Stabwurzkraut klein und geben Sie es zusammen mit dem Schweinefett und dem Olivenöl in eine Schüssel. Erwärmen Sie die Masse im Wasserbad und verrühren Sie die Zutaten sorgfältig. Massieren Sie die Salbe mehrmals täglich in die schmerzenden Stellen ein.

Harnwegserkrankungen

Zum Harnwegssystem gehören die Nieren, die Blase und die Harnleiter. Laut Hildegard sind die Nieren der Sitz der Lebensenergie und daher ausschlaggebend für die Länge unseres Lebens sowie für unsere Gesundheit und unser Wohlbefinden. Die Nieren sind für die Reabsorption von Wasser und Nährstoffen sowie für die Filterung und Ausleitung von Abfallstoffen wie Harnstoff verantwortlich. Erkrankungen der Harnwege sollte man also niemals auf die leichte Schulter nehmen, sondern sich immer in professionelle Behandlung begeben. In Absprache mit Ihrem Arzt gibt es aber auch in der Hildegard-Heilkunde einige Mittel, die Sie verwenden können, um den Heilungsprozess zu unterstützen bzw. die Symptome zu lindern.

Blasenentzündung

Blasenentzündungen entstehen in der Regel, wenn Bakterien durch die Harnröhre bis in die Blase vordringen. Da die Harnröhre einer Frau wesentlich kürzer ist als die eines Mannes, leiden Frauen durchschnittlich 20-mal häufiger an Blasenentzündungen als Männer. Manche Frauen sind sogar regelrecht prädestiniert dafür. Bei einer Blasenentzündung ist es vor allem wichtig, sehr viel Wasser zu trinken (bis zu fünf Liter über den Tag verteilt!), damit die Harnwege immer gut durchgespült sind und die Keime herausgespült werden. Ferner empfiehlt Hildegard zur Linderung der Symptome folgendes Mittel.

Gerstenwasser:

100 g Gerstenkörner,
500 ml Wasser,
15 g Zitronenschale (unbehandelt),
Honig

Kochen Sie die Gerste in etwas Wasser und seihen Sie die Körner dann ab. Gießen Sie den halben Liter Wasser über die gereinigte Gerste und geben Sie die Zitronenschale hinzu. Lassen Sie das Ganze so lange köcheln, bis die Gerste weich ist. Dann nehmen Sie die Mischung vom Herd und lassen sie abkühlen, bis das Gerstenwasser nur noch lauwarm ist. Gießen Sie das Wasser ab, süßen Sie es – je nach Geschmack – mit etwas Honig und trinken Sie mehrmals täglich eine Tasse davon.

Nierengrieß bzw. Nierensteine

Bei Nierengrieß oder gar Nierensteinen muss man mithilfe eines Facharztes zunächst einmal herausfinden, um welche Art (Harnsäuresteine, Kalziumoxalat- oder Kalziumphosphatsteine) es sich handelt. Sobald man dies weiß, kann man über die Ernährung einen Einfluss auf die Verhinderung der Bildung weiterer Steine nehmen.

Um kleinere Steine aller Art aufzulösen, bewährt sich laut Hildegard eine einfach herzustellende Kräuterabkochung.

Kräuterabkochung zum Steinauflösen:

60 g Dost,
60 g Eibischwurzel,
30 g Strauchhortensie,
30 g Glaskraut,
30 g Quecke,
30 g Maisbart,
30 g Klebkraut,
500 ml Wasser

Stellen Sie aus den Kräutern eine Abkochung her. Diese trinken Sie – verteilt auf 500 ml Wasser – dreimal täglich.

Prostatabeschwerden

Bei Männern kann eine Vergrößerung der Prostata zu einer Blockierung des Blasenausgangs oder einer Verengung der Harnröhre, die durch die Prostata hindurchgeht, führen. Zur Linderung der Symptome hat sich eine Kräuterabkochung bewährt, die Sie in Absprache mit Ihrem Arzt zur Linderung der Symptome einnehmen können:

Kräuterabkochung bei Prostataleiden:

60 g Sonnenhut,
60 g Schachtelhalm,
30 g Beerentraube,
30 g Goldrute,
30 g Dost,
30 g Quecke,
500 ml Wasser

Stellen Sie aus den Kräutern eine Abkochung her. Diese trinken Sie – verteilt auf 500 ml Wasser – täglich.

Hauterkrankungen

Die Haut ist unser größtes Organ, und schon Hildegard von Bingen hat erkannt, dass die Haut der Spiegel unserer Lebensweise und Gesundheit ist. Kein anderes Organ ist so direkt den Umwelteinflüssen ausgeliefert wie die Haut. Sie schützt den Menschen einerseits vor schädlichen Umwelteinflüssen, andererseits ist sie aber auch seine direkte Verbindung zur Umwelt. Auch seelische Einflüsse wirken sich oft direkt auf die Haut aus. Bei der Behandlung von Hautkrankheiten muss man also immer den gesamten Menschen anschauen. Auch hier gilt wieder die Regel, dass man bei schweren Erkrankungen immer vorher einen Arzt konsultieren sollte, bevor man zu Selbstheilungsmaßnahmen greift. Wenn man den Arztbesuch hinter sich hat, bietet die Hildegard-Medizin wieder einige wunderbare, unterstützende Behandlungsmethoden.

Abszesse

Zur Behandlung von äußerlichen Abszessen empfiehlt Hildegard folgende Anwendung:

Eisenkrautkompresse:

1 EL Eisenkraut,
250 ml Wasser

Lassen Sie das Eisenkraut in einem Mullsäckchen drei Minuten in Wasser kochen. Geben Sie das heiße Eisenkraut auf eine Mullbinde und legen Sie diese auf die entzündete Stelle, bis sie getrocknet ist. Wiederholen Sie das Ganze zwei- bis dreimal täglich bis zum Abheilen des Abszesses.

Ekzeme

Ekzeme können durch innere oder äußere Einflüsse ausgelöst werden. Werden sie durch äußere Einflüsse ausgelöst, spricht man von einem Kontaktekzem, bei inneren Einflüssen handelt es sich um ein atopisches Ekzem. Zur Linderung des Juckreizes empfiehlt Hildegard Lärchensalbe.

Lärchensalbe:

10 g Lärchenbaumspitzen,
100 g Schweineschmalz

Pürieren Sie die Lärchenbaumspitzen. Erwärmen Sie das Schweineschmalz leicht und verrühren Sie 10 g des Pflanzenbreis damit. Massieren Sie die Salbe mehrmals täglich vorsichtig in die rissigen, juckenden Stellen ein.

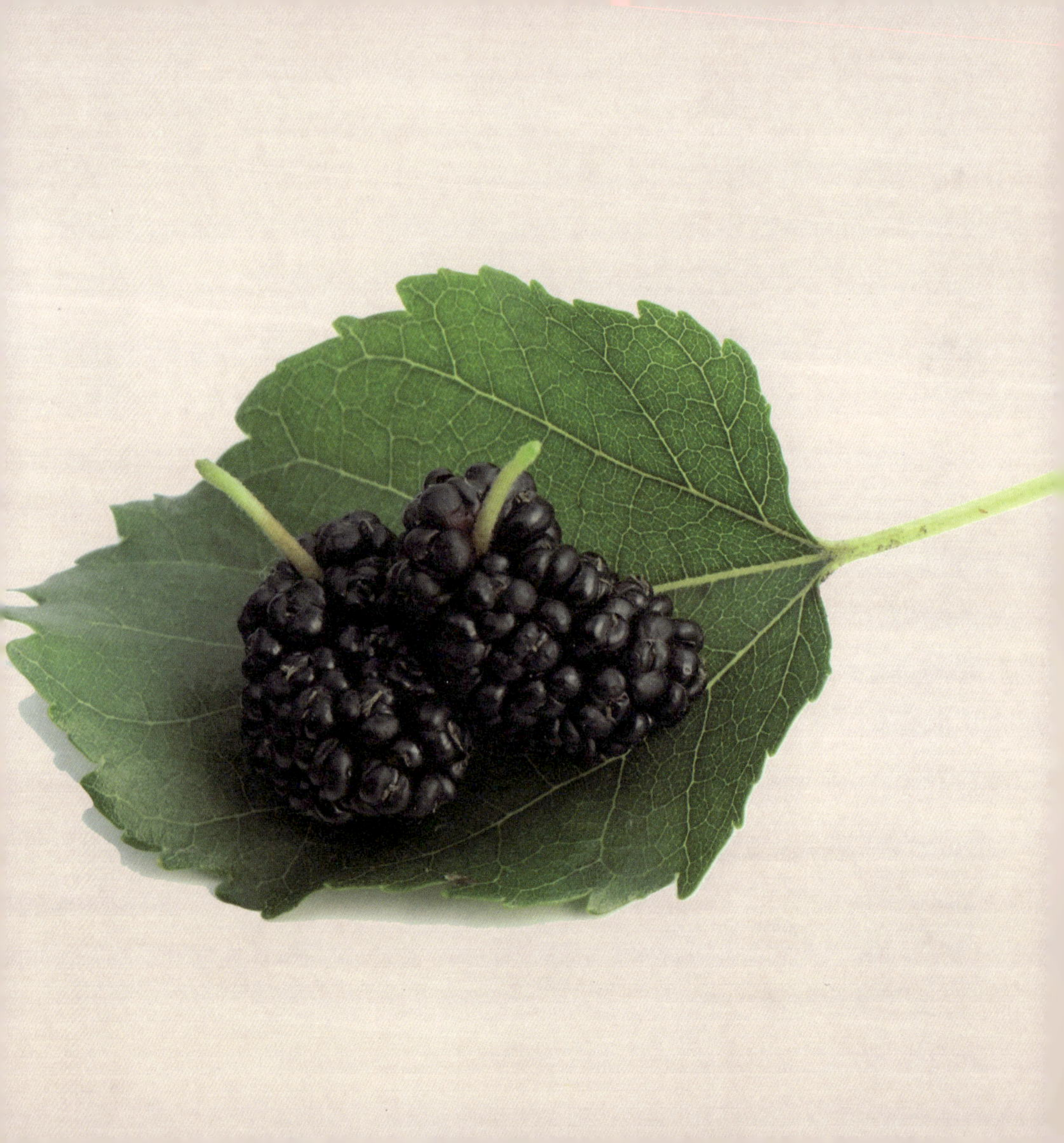

Hautausschlag, juckender

Manchmal liegt einem juckenden Hautausschlag keine direkte Erkrankung zugrunde – unangenehm oder lästig ist er trotzdem. Diese Art von Ausschlägen kann man gut mit folgendem Mittel behandeln:

Maulbeerblätterkompresse:

1 Hand voll Maulbeerblätter,
250 ml Wasser

Geben Sie die Maulbeerblätter in das Wasser und lassen Sie die Blätter drei Minuten kräftig auskochen. Nach dem Absieben können Sie die juckenden Hautstellen mit dem Maulbeerwasser abwaschen oder eine Mullbinde darin tränken und sie eine Stunde lang als Kompresse auf die Stelle legen.

Narbenbehandlung

Manchmal heilen Wunden nicht so komplikationslos, wie man es sich wünscht, sondern hinterlassen unschöne, zum Teil schmerzhafte Narben. Zur Behandlung hat sich folgendes Mittel bewährt:

Veilchen-Oliven-Rosenöl-Creme:

15 g Ziegenfett,
15 ml Veilchensaft,
2 Tropfen Rosenöl,
5 ml Olivenöl

Erwärmen Sie das Ziegenfett leicht und rühren Sie die anderen Zutaten sorgfältig unter, bis eine homogene Masse entsteht. Massieren Sie die Creme mehrmals täglich in die betroffene Narbe ein.

Bild links: Ein Maulbeerblatt mit Maulbeeren

Wunden (auch infizierte)

Hildegards bestes Mittel zur Heilung von Wunden und zur Vorbeugung von Infektionen ist die Schafgarbe, die man innerlich als Tee und äußerlich als Kompresse anwenden kann.

Schafgarbentee:

1 EL Schafgarbenblätter,
3 Msp. Schafgarbenblätterpulver,
250 ml Wasser

Lassen Sie die Schafgarbenblätter und das Pulver etwa drei Minuten in kochendem Wasser ziehen. Trinken Sie den Tee nach dem Abseihen schluckweise. Laut Hildegard kann dieser Tee auch schwerste Infektionen heilen.

Schafgarbenkompressen:

1 EL Schafgarbenblätter,
250 ml Wasser

Lassen Sie die Schafgarbenblätter in dem Wasser eine Minute aufkochen, geben Sie sie auf sterilen Verbandsmull und legen Sie diesen auf die Wunde. Sobald der Verband trocken ist, erneuern Sie ihn. Wenn die Wunde zu heilen beginnt, kann man die Schafgarbenblätter direkt auf die Wunde legen.

Herz-Kreislauf-Erkrankungen

Herz-Kreislauf-Erkrankungen sind in den Industriestaaten für über die Hälfte aller Todesfälle verantwortlich. Herzkrankheiten, Schlaganfälle und hoher Blutdruck sind die Geißeln des modernen Menschen. Ein Teil von ihnen wäre vermeidbar, sind sie doch direkt auf eine ungesunde Lebensführung mit falscher Ernährung, zu wenig Bewegung und zu viel ungesunden Stressfaktoren zurückzuführen. Aber jeder kann etwas tun, um dieser

Art von Erkrankungen weitestgehend vorzubeugen. Auch die Hildegard-Heilkunde hält dafür einige gute Mittel parat.

Arteriosklerose

Bei der Arteriosklerose handelt es sich um zum Teil sehr gefährliche Ablagerungen in den Blutgefäßen. Zur vorbeugenden Blutreinigung empfiehlt Hildegard Folgendes:

Tausendgüldenkrautkekse:

1 Msp. Tausendgüldenkraut,
1 Msp. Tausendgüldenkrautwurzelpulver,
1 Msp. Hirschtalg,
1 EL Dinkelmehl,
1 EL Wasser

Vermischen Sie die Zutaten sorgfältig miteinander und backen Sie daraus kleine Kekse. Von diesen essen Sie ein- bis dreimal täglich einen.

Bluthochdruck

Zur Unterstützung bei der Behandlung des Bluthochdrucks hat sich ein Aufguss aus der Hildegard-Heilkunde bewährt:

Kräuteraufguss bei Bluthochdruck:

1 Teil Weißdornbeeren,
1 Teil Schafgarbe,
1 Teil Lindenblüten

Stellen Sie aus den Kräutern einen Aufguss her, den Sie mehrmals täglich zu sich nehmen. Bei nervlicher Anspannung können Sie noch 2 TL gehackte Baldrianwurzel hinzugeben.

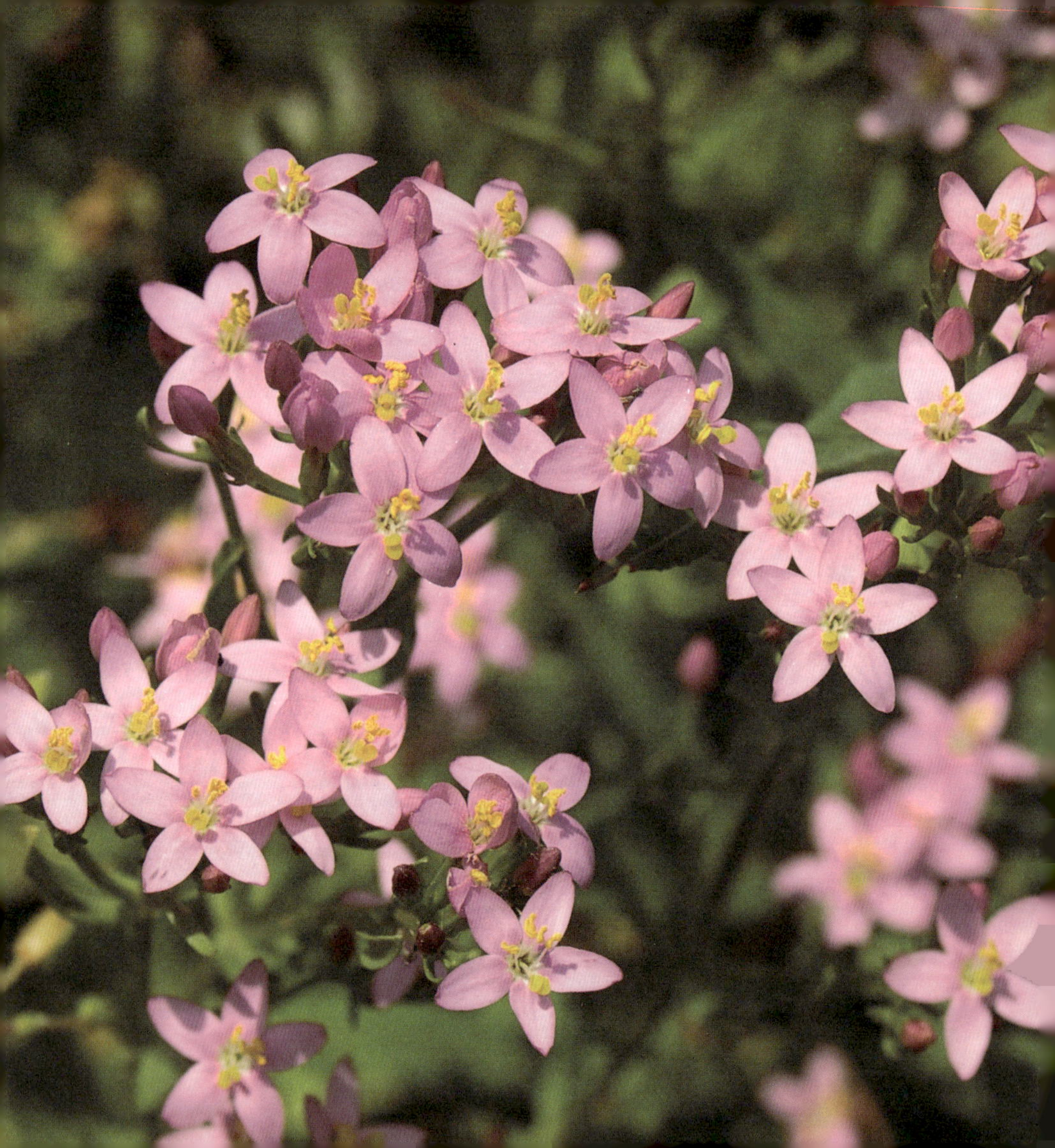

Herzschmerzen

Herzschmerzen verschiedener Ursachen kann man mit Galgantwurzelpulver lindern. Dazu lassen Sie eine Tablette Galgant (0,1 g) nach dem Essen oder bei Bedarf langsam auf der Zunge zergehen.

Herzschwäche

Im Lauf der Jahre nimmt bei vielen Menschen die Kraft des Herzens ab. Zur Kräftigung empfiehlt Hildegard von Bingen Galgantmus.

Galgantmus:

12 g Majoranpulver,
12 g Selleriesamenpulver,
10 g Galgantwurzelpulver,
4 g weißer Pfeffer,
400 g abgeschäumter Honig

Mischen Sie die Pulver miteinander. Erwärmen Sie den Honig im Wasserbad und rühren Sie die Pulvermischung hinein, bis das Ganze eine musartige Konsistenz hat. Nehmen Sie von der Mischung einige Wochen bzw. Monate ein- bis dreimal täglich einen Teelöffel in einem Likörglas Petersilien-Honig-Wein zu sich.

Kreislaufschwäche

Wer unter einem schwachen Kreislauf und niedrigem Blutdruck leidet, kann laut Hildegard von Lattich besonders profitieren, aber auch Gesunde macht es noch kräftiger.

Bild links: Tausendgüldenkraut hilft bei der Vorbeugung von Arteriosklerose.

Lattichmischpulver:

10 g Aloepulver,
10 g Myrrhepulver,
10 g Rotes Hasenlattichpulver,
5 g Kampferpulver,
100 g Dinkelmehl,
Wasser,
30 ml Rosentinktur,
70 ml Süßholzsaft (30 %)

Mischen Sie die Pulverzutaten und verkneten Sie sie mit etwas Wasser zu einem Teig. Anschließend lassen Sie das Ganze in der Sonne trocknen. Sobald der Teig ganz durchgetrocknet ist, zerkrümeln Sie ihn wieder zu einem Pulver. Von diesem Pulver nehmen Sie ein- bis zweimal täglich ein bis zwei Messerspitzen zusammen mit einem halben Teelöffel Rosenlakritzsaft in einer Tasse Fencheltee vor dem Essen zu sich. Zur Herstellung des Rosenlakritzsaftes mischen Sie die Rosentinktur mit dem Süßholzsaft.

Nachkur nach einem Herzinfarkt

Wer einen Herzinfarkt erleidet, gehört natürlich umgehend in notärztliche Behandlung, doch bei der Rehabilitation nach einem überstandenen Infarkt kann der folgende Saft hilfreich sein:

Herzsaft (Fencheltrank):

50 g Fenchelkörner,
10 g Süßholzpulver,
25 g abgeschäumter Honig,
20 g Zucker,
500 ml Wasser

Mischen Sie alle Zutaten sorgfältig miteinander, geben Sie sie in das Wasser und lassen Sie das Ganze fünf Minuten aufkochen. Anschließend füllen Sie den Trank in eine sterile Glasflasche ab. Nehmen Sie täglich nach dem Essen ein Likörglas zu sich.

Kopfschmerzen

Kopfschmerzen stellen die wahrscheinlich häufigsten alltäglichen Beschwerden unserer hektischen Zeit dar. Sie können eine Vielzahl von Ursachen haben. Gemäß Hildegard von Bingen gibt es fünf grundsätzliche Ursachen für Kopfschmerzen: Erkrankungen (Fieber, Infektionen usw.), Migräne, Ernährungsfehler (zu fettes und zu schweres Essen, Vitaminmangel, Unterzuckerung durch zu lange Pausen zwischen den Mahlzeiten usw.), Unfälle sowie eine falsche Lebensweise (Stress, Kummer, Sorgen). Alle Arten von Kopfschmerzen lassen sich zunächst gut mit Mitteln aus der Hildegard-Heilkunde behandeln und lindern. Sollten die Kopfschmerzen allerdings schlimmer werden bzw. einfach nicht nachlassen, müssen Sie unbedingt einen Arzt aufsuchen.

Erkältungskopfschmerzen

Zur Linderung dieser Art von Kopfschmerzen hat sich folgende Mischung bewährt:

Malven-Salbei-Olivenöl:

5 ml Malvenöl,
10 ml Salbeiöl,
10 ml Olivenöl

Mischen Sie die Öle sorgfältig, massieren Sie damit Stirn und Nacken ein und bedecken Sie den Bereich anschließend mit einer Wollmütze.

Kopfschmerzen durch Ernährungsfehler

Hildegard war der Ansicht, dass neben einer falschen Ernährung auch einige Obstsäfte, insbesondere Birnensaft, Kopfschmerzen auslösen können, wenn man nichts dazu isst. Sie setzte Salbeibutter zur Schmerzlinderung ein.

Salbeibutter:

40 g Andornpulver,
10 g Salbeipulver,
10 g Majoranpulver,
10 g Fenchelpulver,
500 g Butter

Mischen Sie die Pulver sorgfältig und rühren Sie sie dann im Wasserbad unter die Butter. Sieben Sie die Masse kalt ab und massieren Sie mehrmals täglich Stirn, Schläfen und Nacken damit.

Kopfschmerzen nach einem Unfall

Nach einem Unfall mit einer Gehirnerschütterung leiden viele Menschen noch Jahre später unter Kopfschmerzen. Zur Linderung dient die Wermutsaft-Einreibung.

Wermutsaft-Einreibung:

1 EL Wermutsaft,
250 ml Wein

Geben Sie den Wermutsaft in den Wein und massieren Sie die Mischung im gesamten Kopfbereich ein. Bedecken Sie den Kopf anschließend mit einer Wollmütze. Wiederholen Sie die Behandlung einige Tage lang.

Bild rechts: Wermut

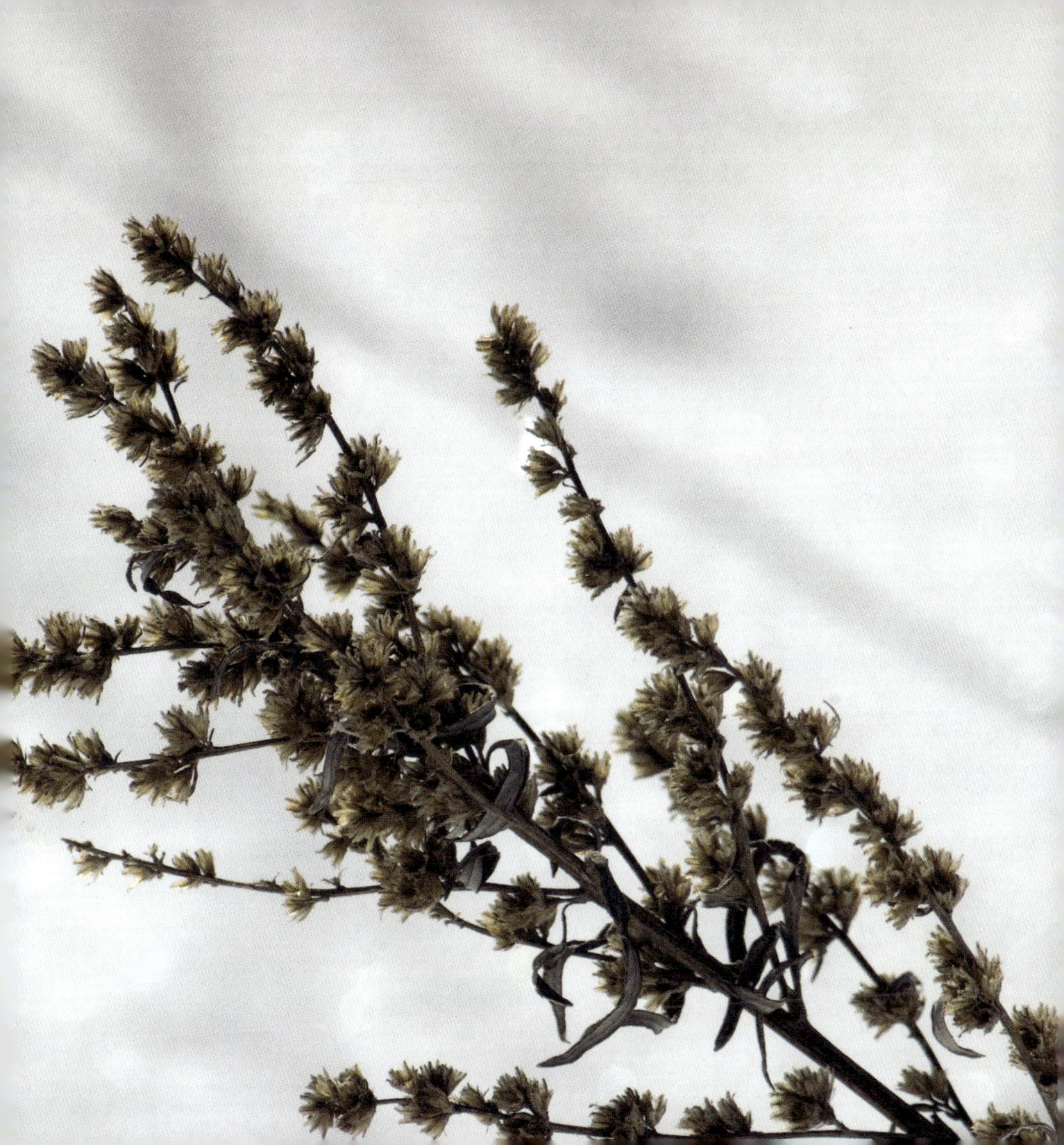

Migräne

Laut Hildegard von Bingen stammt die Migräne von schlechten Säften, die sich im Menschen befinden. Zur Linderung des halbseitigen Kopfschmerzes empfiehlt sie Folgendes:

Bärwurz-Birnenhonig-Kur:

8 Birnen,
35 g Bärwurzpulver,
28 g Galgantpulver,
22 g Süßholzpulver,
15 g Bohnenkrautpulver,
8 EL abgeschäumter Honig

Kochen Sie die Birnen weich und schütten Sie das Kochwasser weg. Geben Sie die Pulvermischung und den Honig zu den Birnen und mischen Sie das Ganze sorgfältig. Nehmen Sie von dem Mus morgens auf nüchternen Magen einen Teelöffel zu sich, nach dem Mittagessen zwei Teelöffel und vor dem Schlafengehen drei Teelöffel. Wenden Sie das Mittel so lange an, bis der Migräneschub nachlässt.

Magen-Darm-Erkrankungen

Magen-Darm-Erkrankungen sind in vielen Fällen auf eine falsche Ernährung zurückzuführen. Zu fette und zu schwere Speisen belasten das Verdauungssystem. Aber auch das Nervensystem spielt bei der Verdauung eine wichtige Rolle. Beim Essen leitet es mehr Blut ins Verdauungssystem, bei Stress oder körperlicher Anstrengung entzieht es dem Verdauungssystem Blut, da dieses in den Muskeln und im Gehirn dringender benötigt wird. Um körperlich und geistig gesund zu bleiben, ist eine gesunde Verdauung daher unerlässlich.

Appetitlosigkeit

Für Appetitlosigkeit gibt es eine Reihe von Ursachen, und viele davon sind harmlos. Hält die Appetitlosigkeit allerdings länger als ein paar Tage an, sollte man sich unbedingt in professionelle Hände begeben. In der Hildegard-Heilkunde hat sich das Muskatellersalbei-Elixier bewährt.

Muskatellersalbei-Elixier:

10 g Muskatellersalbeiblätter,
6 g Poleiminze,
2 g Fenchelsamen,
50 g abgeschäumter Honig,
1 l Weißwein

Geben Sie die Kräuter und den Honig in den Wein und kochen Sie das Ganze fünf Minuten lang auf. Anschließend seihen Sie die Kräuter ab und füllen das Elixier in eine sterile Flasche. Trinken Sie nach dem Mittag- und Abendessen jeweils ein Likörglas. Sollten Sie unter einem empfindlichen Magen leiden, nehmen Sie das Elixier nur teelöffelweise zu sich.

Durchfall

Durchfälle können viele Auslöser haben. Wenn der Durchfall jedoch länger als drei Tage anhält, sollte man einen Arzt aufsuchen. Bei einfachen Durchfällen hält die Hildegard-Heilkunde folgendes Mittel parat:

Sanikelelixier:

100 g Sanikelkraut (frisch gewaschen, mit Wurzel),
2 l Wasser,
50 g Süßholzsaft,
300 g abgeschäumter Honig

Schneiden Sie das Sanikelkraut samt der Wurzel klein und kochen Sie mit dem Wasser daraus einen Tee. Geben Sie anschließend den Süßholzsaft und den Honig hinzu und kochen Sie die Mischung noch einmal zwei Minuten lang auf. Anschließend filtrieren Sie die Flüssigkeit sorgfältig und füllen sie in sterile Flaschen ab. Trinken Sie dreimal täglich nach den Mahlzeiten ein Likörglas, bis der Durchfall nachlässt.

Gastritis

Die Gastritis (Magenschleimhautentzündung) kann in akuter oder chronischer Form auftreten und ist zuweilen ziemlich schmerzhaft. Beide können durch das folgende, wohlschmeckende Mittel aus der Hildegard-Medizin gelindert werden.

Pfingstrosenelixier:

200 ml Pfingstrosen-Urtinktur,
50 ml Stabwurzsaft-Urtinktur,
40 g Fünffingerkrautbrei,
600 ml Weinessig,
3 Msp. Galgantpulver,
3 Msp. weißer Pfeffer

Gegen Sie die beiden Kräutertinkturen und den Fünffingerkrautbrei in den Weinessig, kochen Sie alles zusammen drei Minuten auf und sieben Sie die Mischung ab. Bringen Sie anschließend das Filtrat mithilfe eines Tauchsieders zwei- bis dreimal zum Kochen und fügen Sie währenddessen das Galgantpulver und den weißen Pfeffer hinzu. Nehmen Sie von dem Elixier einmal täglich vor der Mahlzeit ein kleines Glas voll in den Mund und speicheln es gut ein, bevor Sie es herunterschlucken. Wiederholen Sie den Vorgang fünf Tage lang.

Magenschmerzen

Bei Magenschmerzen, die nicht durch ein Geschwür ausgelöst werden, hat sich Lorbeerwein bewährt.

Lorbeerwein:

2–3 TL Lorbeeren,
500 ml Rotwein

Lassen Sie die Lorbeeren drei Minuten im Rotwein aufkochen und sieben Sie sie dann heraus. Trinken Sie den Wein warm schluckweise nach dem Essen und vor dem Schlafengehen.

Verdauungsbeschwerden, allgemeine

Neben all diesen Mitteln kennt die Hildegard-Heilkunde noch ein Universalmittel gegen Magen-Darm-Erkrankungen ganz allgemein, das Fenchelmischpulver.

Fenchelmischpulver:

16 g Fenchelsamen,
8 g Galgantpulver,
4 g Diptampulver,
2 g Habichtskrautpulver

Mischen Sie die Zutaten miteinander und trinken Sie täglich nach dem Mittagessen zwei bis drei Messerspitzen in warmem Wein aufgelöst.

Nervenleiden

Hildegard von Bingen sieht als Ursache von Nervenleiden aller Art das sinnlose Umherschweifen der Gedanken. Heutzutage geht man eher davon aus, dass viele dieser Erkrankungen durch unseren Lebensstil, der allgemein von viel Druck und Stress geprägt ist, ausgelöst werden. Menschen, die an ernsthaften Nervenleiden erkrankt sind, gehören unbedingt in ärztliche Behandlung. Es gibt jedoch eine Reihe von Leiden, bei denen die Hildegard-Heilkunde hilfreich sein kann.

Depressionen

Mit echten Depressionen scherzt man nicht. Folgendes Mittel hat sich aber bei der unterstützenden Behandlung bewährt:

Veilchenelixier:

15 g Veilchenblüten und -blätter,
1 l Wein,
20 g Süßholzpulver,
10 g Galgantpulver

Kochen Sie die Veilchenblüten und -blätter drei Minuten in Wein auf und sieben Sie sie ab. Nun geben Sie das Süßholz- und Galgantpulver hinzu und lassen das Ganze über Nacht stehen. Am nächsten Tag kochen Sie den Wein nochmals drei Minuten auf, filtrieren ihn und füllen ihn ab. Trinken Sie einen bis drei Monate lang dreimal täglich ein Likörglas.

Melancholie

Viele Dinge im Alltag lassen uns traurig oder besorgt werden. In der Hildegard-Heilkunde gibt es aber einige Mittel, die in der Lage sind, die Stimmung aufzuhellen und uns fröhlicher zu stimmen. Gesteuert wird dies vor allem über die Ernährung, und so empfiehlt Hildegard, täglich dreimal Dinkel mit Obst oder Gemüse zu essen, weil er die Nerven stärkt. Sehr empfehlenswert ist auch der Genuss von Fenchel sowie von Hafer, süßen Mandeln oder Muskat-Zimt-Keksen.

Muskat-Zimt-Kekse:

45 g Muskatnusspulver,
45 g Zimtpulver,
10 g Gewürznelkenpulver,
1,5 kg Dinkelmehl (fein),
300 g Zucker,
300 g süße Mandeln (gemahlen),
1/2 TL Salz,
375 g Butter,
4 Eier,
Wasser oder Milch

Vermischen Sie die trockenen Zutaten miteinander, geben Sie die Butter und die Eier dazu und verkneten Sie das Ganze mit ausreichend Flüssigkeit zu einem geschmeidigen Teig. Stechen Sie Kekse aus und backen Sie sie bei 180 Grad 20–25 Minuten lang.

Erwachsene können täglich vier bis fünf Kekse essen, Kinder bis zu drei.

Neuralgien

Zur Linderung von Neuralgien (Nervenschmerzen) hat sich in der Hildegard-Heilkunde die Veilchensalbe bestens bewährt.

Veilchensalbe:

30 ml Veilchensaft (frisch gepresst),
10 ml Olivenöl,
30 g Ziegenfett

Verrühren Sie die Zutaten im Wasserbad sorgfältig miteinander und lassen Sie das Ganze abkühlen. Massieren Sie die Mischung mehrmals täglich in Stirn und Schläfen ein.

Schlafstörungen

Wer gelegentlich nicht gut ein- oder durchschläft, kann es mit folgendem Aufguss versuchen:

Aufguss gegen Schlafstörungen:

2 Teile Passionsblume,
2 Teile Helmkraut,
1 Teil Baldrian,
1 Teil Hopfen,
1/2 Teil Süßholz

Geben Sie von dieser Kräutermischung zwei Teelöffel in eine Tasse kochendes Wasser und trinken Sie den Tee vor dem Schlafengehen.

Rheumatische Erkrankungen

Bei den rheumatischen Erkrankungen handelt es sich um sehr schmerzhafte Schwellungen und Entzündungen an Gelenken, Muskeln, Sehnen, Bändern und Nerven des Bewegungsapparates. Schon damals erkannte Hildegard von Bingen, dass es sich um eine Stoffwechselstörung am Bindegewebe handelte, die sie einer schlechten Mischung der Säfte zuschrieb. Mit dieser Erkenntnis lag sie nicht falsch, denn wie man heute weiß, lagern sich bei Rheumakranken Giftstoffe in der Gelenkinnenhaut und im Bindegewebe ab. Zur Unterstützung bei der konventionellen Behandlung rheumatischer Erkrankungen gibt es in der Hildegard-Heilkunde einige überaus wirksame Mittel.

Arthritis

Bei arthritischen Schmerzen, Hüftschmerzen, Knieschmerzen und allgemeinen Rückenschmerzen hat sich Wermutsalbe bewährt.

Wermutsalbe:

10 g Hirschtalg,
6 g Hirschmark,
8 g Rinderfett,
10 g Wermutfrischsaft oder gehacktes Kraut

Erwärmen Sie den Hirschtalg, das Hirschmark und das Rinderfett langsam im Wasserbad und rühren Sie den Wermutfrischsaft oder die Kräuter sorgfältig unter, bis eine Salbe entsteht. Seihen Sie das entstandene Wasser ab und füllen Sie die Masse in einen Tiegel. Streichen Sie die Salbe mehrmals täglich auf die schmerzenden Gelenke.

Ischiasschmerzen

Bei Ischiasschmerzen und starken Muskelverspannungen im Rücken und Nacken, aber auch nach Sportunfällen wirkt Lorbeeröl wahre Wunder, da es extrem durchblutungsfördernd, erwärmend und dadurch schmerzlindernd ist.

Lorbeeröl:

30 ml fettes grünes Lorbeeröl,
10 ml Buchsbaumöl (bzw. Oliven- oder Mandelöl)

Mischen Sie die beiden Öle miteinander und massieren Sie die Mischung mehrmals täglich in die schmerzenden Partien ein. Lassen Sie das Öl einwirken und waschen Sie es nicht ab.

Rheumaschmerzen, allgemeine

Bei Rheumaschmerzen aller Art, besonders aber bei Weichteilrheuma wendete Hildegard ein Elixier aus der Krausen Minze zur Linderung der Beschwerden an.

Elixier aus der Krausen Minze:

20 ml Krauseminzensaft-Urtinktur,
80 ml Wein

Mischen Sie die Krauseminzensaft-Urtinktur mit dem Wein und trinken Sie dreimal täglich ein Likörglas des Elixiers. Sollten Sie an einem empfindlichen Magen leiden, nehmen Sie nur einen Teelöffel voll zu sich.

Zahn- und Zahnfleischerkrankungen

Zahn- und Zahnfleischerkrankungen sind oftmals auf eine schlechte Ernährung und/oder mangelnde Mundhygiene zurückzuführen. Entzündliche Prozesse im Mund lassen sich aber durch Pflanzenwirkstoffe, die eine natürliche antibiotische Wirkung haben, äußerst positiv beeinflussen. Eine Zahnarztbehandlung bei bestehender Karies oder Parodontose können diese Mittel nicht ersetzen, wohl aber unterstützen.

Zahnfleischentzündungen

Zum Abheilen von Zahnfleischentzündungen bzw. zum Austreiben der „üblen Säfte“ empfiehlt Hildegard Folgendes:

Salat-Kerbel-Wein:

Kopfsalatblätter,
Kerbelkraut,
etwas Wein

Zerreiben Sie die Salatblätter mit dem Kerbelkraut und geben Sie etwas Wein hinzu, bis ein Brei entsteht. Nehmen Sie den Brei in den Mund und behalten Sie ihn etwa 10–20 Minuten im Mund, ohne ihn herunterzuschlucken.

Zahnschmerzen

Zahnschmerzen können ganz schrecklich sein. Jeder, der einmal eine Nacht aufgrund eines schmerzenden Zahnes schlaflos verbracht hat, kann ein Lied davon singen. Wenn man aus wichtigen Gründen nicht sofort einen Zahnarzt aufsuchen will oder wenn Sie nach der Behandlung beim Arzt noch Schmerzen spüren, kann man diese mit folgendem Mittel etwas lindern. Die Ursache für die Schmerzen kann man damit aber nicht beseitigen – wenn es einfach nicht besser werden will, gehen Sie bitte erneut zu Ihrem Zahnarzt.

Wermut-Eisenkraut-Wein:

25 g Wermutkraut,
25 g Eisenkraut,
250 ml Wein,
1–2 TL Rohrzucker

Geben Sie die Kräuter in den Wein und kochen Sie das Ganze drei Minuten lang auf. Seihen Sie die Kräuter ab und legen Sie sie als Kompresse von außen auf die schmerzende Stelle. Süßen Sie den Wein mit dem Rohrzucker und trinken Sie ihn noch warm schluckweise. Wiederholen Sie das Ganze ein- bis zweimal täglich über drei bis fünf Tage hinweg.

Frauenheilkunde

Die Frau hatte im Leben Hildegard von Bingens naturgemäß eine große Bedeutung, und schon damals – zu einer Zeit, in der von Gleichberechtigung zwischen Mann und Frau noch keine Rede sein konnte – war ebendiese Gleichberechtigung für sie vollkommen selbstverständlich. In einer Vision sah Hildegard, dass nicht nur die Frau für den Mann erschaffen wurde, wie es im Korintherbrief des Apostels Paulus steht, sondern dass der Mann auch um der Frau willen geschaffen wurde. Der Mann wurde aus Lehm erschaffen und in Fleisch verwandelt, daher steht er dem Element Erde nahe. Die Frau hingegen hat andere, weichere Qualitäten, die denjenigen des Mannes in nichts nachstehen. Sie steht in enger Verbindung zum Element Wasser, und tatsächlich werden dem Wasser in vielen Kulturen weibliche „Eigenschaften" zugesprochen. Aus Hildegards Sicht wurden also Mann und Frau gleichberechtigt füreinander geschaffen. Jeder von beiden hat seinen eigenen hohen Stellenwert im göttlichen Schöpfungsplan.

Die Sexualität von Mann und Frau

Auch mit der Sexualität des Menschen hat Hildegard sich beschäftigt. In ihrem Buch *Liber Divinorum Operum* sagt sie etwa: „Ohne die Frau könnte der Mann gar nicht Mann genannt werden, wie ohne den Mann eine Frau nicht Frau." Die Geschlechtsreife des Menschen machte sie von seiner körperlichen Reife und seiner Konstitution abhängig. Grundsätzlich geht sie aber davon aus, dass Jungen und Mädchen zwischen dem 15. und 16. Lebensjahr geschlechtsreif werden. Sie warnt jedoch ausdrücklich vor den ernsthaften Folgen, die zu früher Geschlechtsverkehr sowohl für Männer als auch Frauen haben kann. Junge Männer, die sich zu früh der Lust hingeben, würden leicht unvernünftig und uneinsichtig, und ihr Wesen würde leidenschaftlich und unbeherrscht. Erst mit 16 Jahren sind junge Männer nach

Hildegards Auffassung reif und charakterstark genug, um mit den Versuchungen des anderen Geschlechts richtig umgehen zu können. Erhalten bleibt dem Mann der Geschlechtstrieb je nach Konstitution bis maximal zum 80. Lebensjahr, danach erlischt der Trieb vollständig. Junge Mädchen, die sich zu früh einem Mann hingeben, werden scham- und anstandslos – Eigenschaften, die im Mittelalter bei einer Frau ganz sicher nicht gern gesehen waren. Mit 16 Jahren sei aber auch die junge Frau reif genug, ihr Verstand sei voll entwickelt und ihr Charakter gefestigt. Der Geschlechtstrieb einer Frau nimmt laut Hildegard um das 70. Lebensjahr herum ab.

Interessant sind auch Hildegards Erkenntnisse zur unterschiedlichen Ausprägung des Triebes bei Mann und Frau. Sie vergleicht die Leidenschaft des Mannes mit einem Vulkan, der kaum zu löschen ist, während die Leidenschaft der Frau einem sanften Holzfeuer gleicht, das sich leicht löschen lässt. Wie bei allen anderen menschlichen Aktivitäten ist auch bei der Sexualität Maßhalten angebracht, denn die Maßlosigkeit hat immer den Beigeschmack der Sünde. Das bezieht sich keineswegs nur auf die Maßlosigkeit in der Lust, sondern auch auf die Maßlosigkeit z. B. beim Essen und Trinken. Menschen, die jederzeit ihren Begierden nachgeben, leiden gemäß Hildegard oft sehr darunter und werden leichter krank als solche, die sich das Maßhalten in allen Dingen zu eigen gemacht haben. Ihrer Ansicht nach bestimmt aber auch die Natur selbst das rechte Maß, denn würde das „Feuer" im Mann ständig brennen, so würde ihn die Flamme letztendlich verzehren, da er zu viel Kraft und Energie auf seinen Geschlechtstrieb verwendet.

Letztendlich wird die Heftigkeit des Geschlechtstriebes aber immer auch vom Temperament des jeweiligen Menschen mitbestimmt. Choleriker und Melancholiker lassen nach Hildegards Ansicht die Selbstbeherrschung in fleischlichen Dingen vermissen, während der Sanguiniker sich sehr wohl im Griff hat. Das Feuer im Phlegmatiker brennt dagegen ohnehin schwach, und sein Geschlechtstrieb ist von Natur aus wenig ausgeprägt. Frauen traut Hildegard grundsätzlich mehr Selbstbeherrschung zu, was sie von ihrem unterschiedlichen Körperbau und der Tatsache, dass die Frau für sie „nur" ein Gefäß zum Empfangen von Nachwuchs ist, abhängig macht.

Und auch ein heute wie damals bekanntes Problem beschäftigte Hildegard: Er will, sie nicht. So schrieb sie, dass ein übermäßiges oder zumindest ungleich stärkeres Verlangen des Mannes eine Liebesbeziehung sehr belasten kann. Zur Abhilfe empfahl Hildegard die Einnahme eines Gewürzessigs, der die Lust im Mann dämpfen und sein hitziges Blut abkühlen soll:

Gewürzessig:

4 Teile Schalotten,
4 Teile Iriswurzel,
3 Lungenkraut,
2 Teile Minze,
1 Teil Dill,
1/2 l Obstessig

Zerkleinern Sie die Kräuter und legen Sie sie in Obstessig ein. Der Essig kann z. B. wunderbar unter Salatsoßen gemischt werden.

Von der Zeugung zur Geburt

Die Zeugung eines Kindes ist nach Hildegards Verständnis ein vollkommen bewusster Akt, kein willkürliches Geschehen. Mann und Frau müssen sich einig sein, sie müssen den Willen haben, ein Kind zu

Bild rechts: Eine blühende Iris

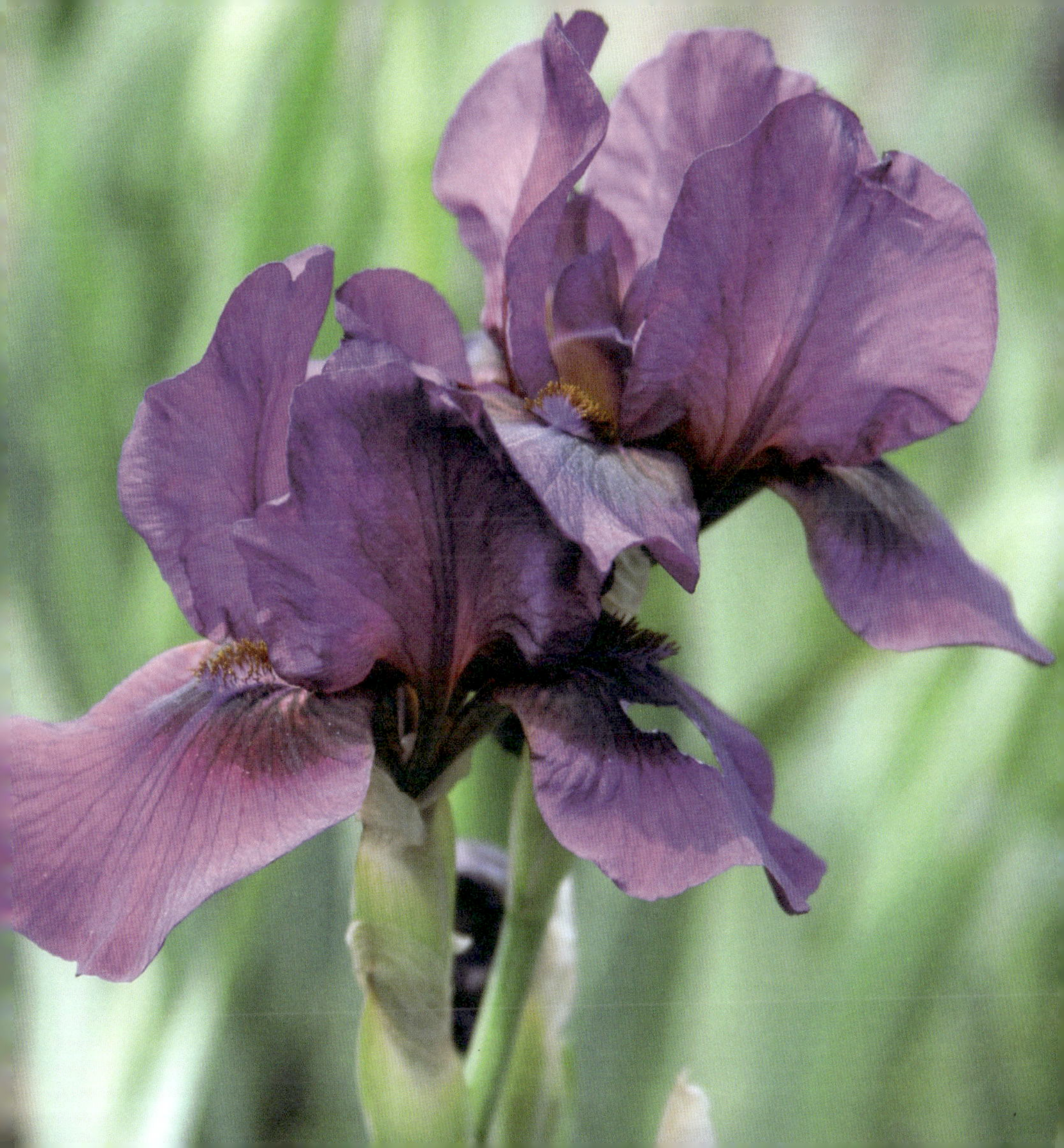

zeugen, sie müssen beide damit einverstanden sein, und sie müssen schließlich den Akt vollziehen. Wird beim Geschlechtsverkehr kein Kind gezeugt, so waren einige dieser Faktoren nicht vorhanden. Da der Mensch zu Lebzeiten Hildegards noch sehr von der Natur abhing, war es damals entscheidend, für die Zeugung den richtigen Zeitpunkt zu wählen, und als besonders günstig galten die Zeiten mit gemäßigten Temperaturen, in denen es weder zu heiß noch zu kalt war. Auch den Mond sollte man bei der Wahl des besten Zeitpunkts nicht außer Acht lassen, hieß es doch, dass sich das Blut im Menschen während des zunehmenden Mondes vermehre – in den Tagen vor Vollmond galten die Menschen somit als besonders fruchtbar. In ihrem Werk *Causae et Curae* schrieb Hildegard mehrere Kapitel über die Bedeutung des Mondes für das Leben der Menschen. Idealerweise sollte der beste Zeitpunkt zur Zeugung auch noch mit den Tagen kurz vor Beginn oder zum Ende der Regel hin zusammentreffen.

Ganz erstaunlich für ihre Zeit war Hildegards Warnung vor einer zu frühen Schwangerschaft. Sie riet den jungen Frauen dringend davon ab, vor dem 20. Lebensjahr schwanger zu werden, da ihre Körper zu diesem Zeitpunkt noch nicht ganz ausgereift seien, was wiederum zur Geburt schwächlicher und/oder kranker Kinder führen könnte, die im beschwerlichen Mittelalter kaum eine Chance zum Überleben hatten. Junge Männer warnte sie eindringlich davor, ihren Samen verschwenderisch zu vergießen, nur um ihre Begierde auszuleben, denn: „Wer seinen Samen auf die richtige Weise vergießt, zeugt auch gesunde Kinder.“ Ist der Samen aber zur richtigen Zeit gepflanzt worden, lagern sich Hildegards Ansicht nach die vier Säfte in einer ausgewogenen Mischung um den Samen herum an und verdichten sich nach und nach, bis sie zu festem Fleisch werden und eine menschliche Gestalt bilden. Nach etwa einem Monat ist der zukünftige Mensch dann so weit entwickelt, dass sein Lebensgeist oder seine Seele in ihn fließt, sofern Gott es für richtig hält. Erst dieses Geschehen macht den Embryo wirklich lebensfähig und ist der entscheidende Punkt seiner Menschwerdung.

Ist das Kind schließlich genug gewachsen und sein Verstand voll ausgebildet, steht die Geburt unmittelbar bevor. Das Kind kann nicht länger im Körper der Mutter bleiben, weil es nicht mehr schweigen will. Die meisten Frauen mussten damals bei der Geburt ihres Kindes auf die Hilfe anderer, erfahrener Frauen vertrauen, denn Hebammen, so wie wir sie kennen, gab es im Mittelalter noch nicht, und Ärzte waren nur sehr selten bei einer Geburt dabei. Daher kam es nur allzu oft bei der Geburt zu teilweise schweren Komplikationen, an denen das Kind, die Mutter oder – im schlimmsten Fall – beide verstarben. Die Frauen konnten nicht viel mehr tun als beten, aber es gab einige Hausmittel, die zumindest den Wehenschmerz etwas lindern sollten, z. B. die Fenchel-Haselwurzkompresse, die man auf die Oberschenkel und den Rücken legte. Zum Vertreiben des Teufels, dessen Existenz wie diejenige Gottes im Mittelalter nicht angezweifelt wurde, verwendete man Farnkraut, das neben die Gebärende gelegt wurde.

Klassische Frauenleiden

Da sie in ihrem Alltag überwiegend von Frauen umgeben war, hat sich Hildegard sehr eingehend mit der Frauenheilkunde beschäftigt. So schrieb sie z. B. in ihrem Werk *Causae et Curae* ein ganzes Kapitel über die monatliche Regelblutung der Frau. Weiterhin gibt es Ausführungen zu einer ganzen Reihe von Krankheiten, die ausschließlich (aufgrund der anatomischen Gegebenheiten) oder vorwiegend (aufgrund ihrer Prädisposition) Frauen betreffen. Auf diese Krankheiten bzw. Leiden und ihre Behandlungsmöglichkeiten wollen wir nun etwas genauer eingehen.

Menstruationsstörungen

Als Frau wusste Hildegard von Bingen sehr gut um die Beschwerden, die mit der Menstruation verbunden sind. Die Regel verlangt dem Körper der Frau ein gehobenes Maß an Energie ab, obwohl der Blutverlust im Normalfall eher gering ist. Aus Hildegards Sicht war die regelmäßige Blutung eine Notwendigkeit, da sich im Körper der Frau mehr Flüssigkeit befände als im Körper des Mannes, und Blut und Säfte müssten regelmäßig gereinigt werden, da die Frau sonst krank werden würde. Wie sehr eine Frau unter ihrer Menstruation leidet, war Hildegards Ansicht nach – neben anderen Faktoren – auch von der Mondphase abhängig. So ginge es einer Frau bei abnehmendem Mond besser als bei zunehmendem. Grundsätzlich empfahl sie zur Linderung der Bauchschmerzen die Einnahme von Kamille, z. B. als Tee oder Suppe zubereitet.

Kamillensuppe:

Mehl,
Butter,
Gemüsebrühe,
Kamillenblüten

Bereiten Sie aus dem Mehl und der Butter eine Einbrenne zu und gießen Sie diese anschließend mit der Gemüsebrühe auf. Geben Sie die Kamillenblüten hinzu und lassen Sie das Ganze fünf Minuten ziehen.

Menstruation, übermäßige

Die Monatsblutung ist bei keiner Frau wie bei der anderen. Bei kaum einer Frau ist sie jeden Monat gleich stark, meist ist sie einmal stärker und dann wieder schwächer. Von Zeit zu Zeit kann es auch vorkommen,

Bild rechts: Sellerie hilft gegen übermäßige Menstruation.

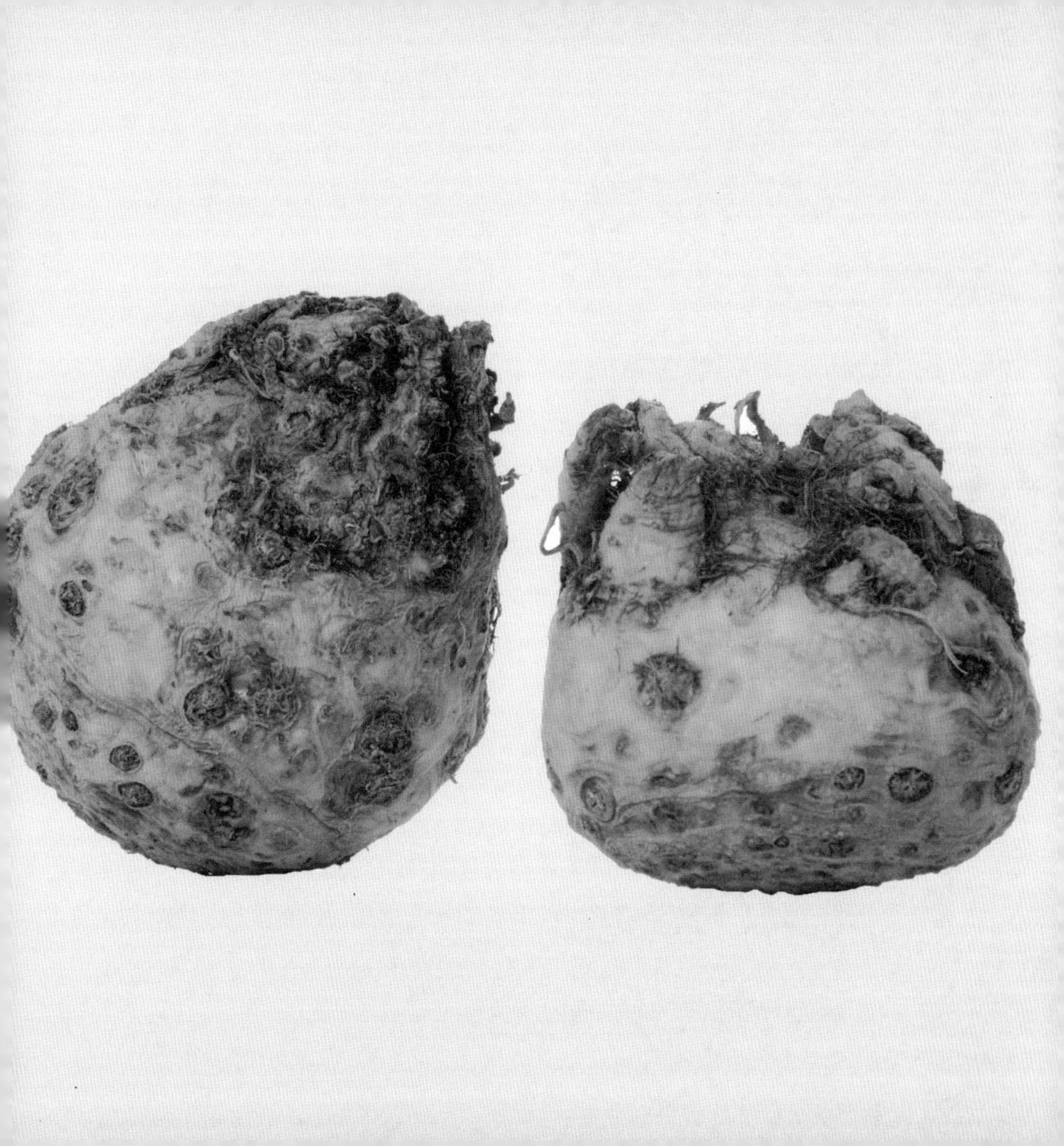

dass die Regel ungewöhnlich stark ist. Bleibt es bei einem Einzelfall, ist das kein Grund zur Besorgnis – kommt es jedoch öfter oder gar regelmäßig vor, sollten Sie unbedingt einen Arzt aufsuchen. Bei übermäßig starken und langen Regelblutungen rät Hildegard von Bingen vor allem zur Schonung, besonders zur Vermeidung schwerer körperlicher Arbeiten, da durch diese „das Blut in der Frau in Erregung gerät". Außerdem rät sie zu einer Ernährungsumstellung, womit sie in erster Linie meint, dass alles vermieden werden muss, was eine geregelte Verdauung durcheinander bringen könnte. Daneben können aber auch einige pflanzliche Mittel Linderung bringen:

Betonienwein:

1 Hand voll Betonienwurzeln,
1 l Wein

Geben Sie die Betonienwurzeln und den Wein in eine Flasche und verschließen Sie diese. Nun lassen Sie den Kräuterwein eine Woche lang ziehen. Trinken Sie dreimal täglich zu den Mahlzeiten jeweils ein Likörglas.

Neben der innerlichen Behandlung mit dem Betonienwein hat sich die äußere Behandlung mit der Selleriekompresse bewährt:

Selleriekompresse:

Sellerieknollen,
Wasser,
Leinentücher

Schneiden Sie die Sellerieknollen in Scheiben und kochen Sie sie in dem Wasser weich. Anschließend gießen Sie das Kochwasser ab, wickeln die heißen Selleriescheiben in die Leinentücher und legen sie auf die Oberschenkel und den Unterbauch.

Menstruation, ausbleibende

Natürlich kann auch einmal das umgekehrte Problem auftreten, nämlich dass die Regel ausbleibt. Gerade bei jungen Frauen kann dies von Zeit zu Zeit passieren und ist auch nicht bedenklich. Sollte es jedoch öfter vorkommen und man kann mit Sicherheit ausschließen, schwanger zu sein, sollte man sich ärztlich untersuchen lassen. In der Hildegard-Heilkunde gibt es einige Mittel, die den Blutfluss anregen können:

Liebstöckel-Dotter-Suppe:

1 Ei,
250 ml Hühnerbrühe,
3 EL Sahne,
125 ml Wein,
2 EL Liebstöckelsaft-Urtinktur

Verquirlen Sie das Ei in der Hühnerbrühe, geben Sie die restlichen Zutaten in die Mischung und kochen Sie das Ganze kurz auf. Essen Sie diese Suppe vom Tag Ihres Eisprungs bis zur einsetzenden Blutung einmal täglich vor einer Hauptmahlzeit.

Heidelbeer-Kräuter-Wein:

1 Teil Heidelbeeren,
1/3 Teil Schafgarbe,
1/3 Teil Weinraute,
1/3 Teil Diptam,
1 l Wein,
Gewürznelken, Pfeffer und Honig nach Belieben

Zerstoßen Sie die Heidelbeeren zusammen mit der Schafgarbe, der Weinraute und dem Diptam in einem Mörser, geben Sie die Kräutermischung in

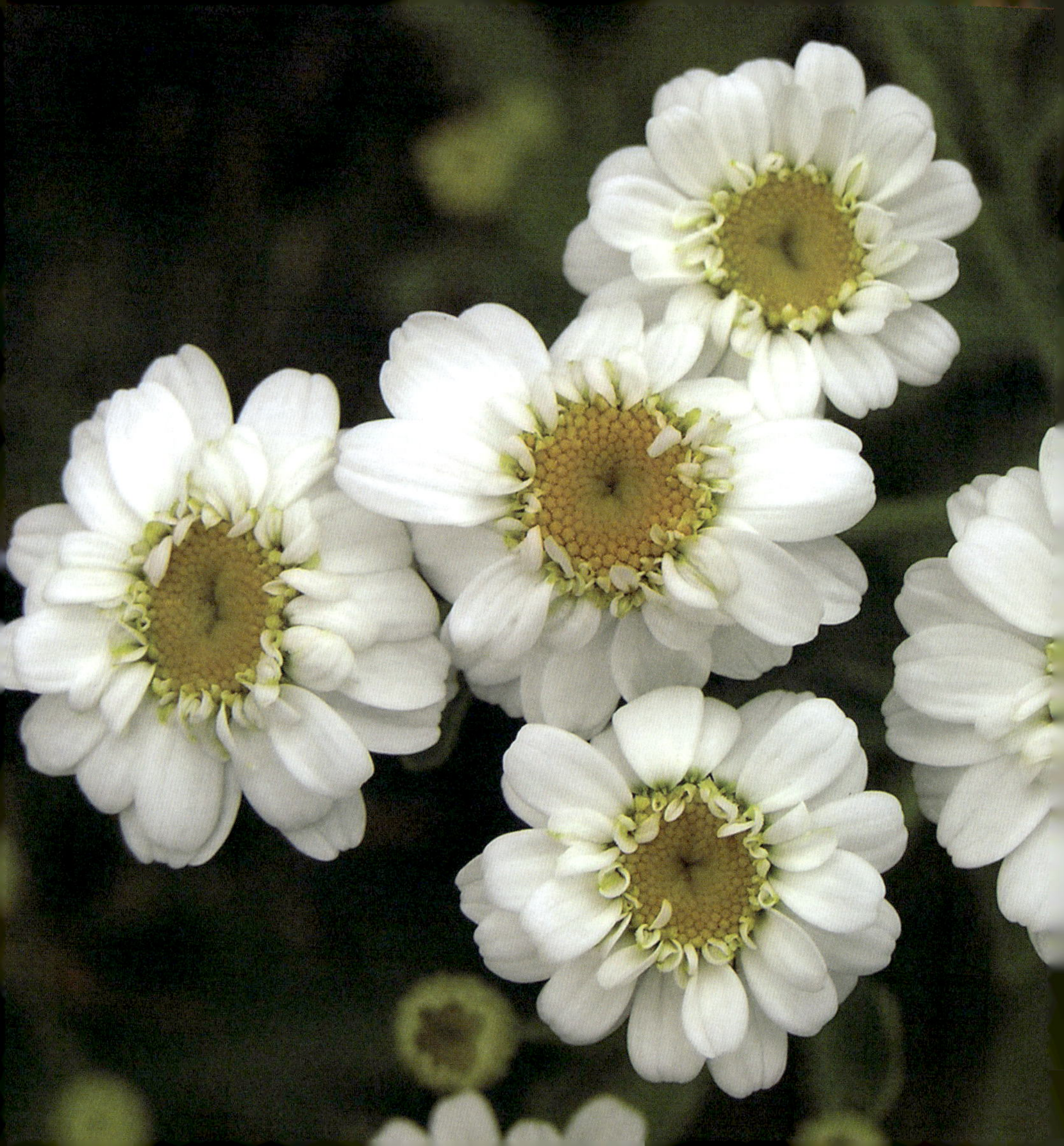

den Wein und lassen Sie das Ganze aufkochen. Anschließend fügen Sie nach Belieben einige Gewürznelken, eine Prise Pfeffer und etwas Honig zum Süßen hinzu und kochen die Mischung noch einmal auf. Sieben Sie die festen Zutaten ab und füllen Sie den Heidelbeer-Kräuter-Wein noch heiß in eine Flasche ab. Trinken Sie täglich auf nüchternen Magen und nach dem Frühstück jeweils ein Likörglas.

Prämenstruelles Syndrom (PMS)

Das Prämenstruelle Syndrom umfasst eine ganze Reihe von Einzelsymptomen, die bei vielen Frauen einige Tage vor dem Beginn der Monatsblutung auftreten können. Dazu gehören auch Schmerzen bzw. ein unangenehmes Ziehen im Unterleib sowie Magen-Darm-Beschwerden, die man laut Hildegard mit folgender Salbe lindern kann:

Mutterkrautsalbe:

100 g Butter
20 ml Mutterkrautpflanzenbrei
oder 2 EL Mutterkrautsaft-Urtinktur

Erwärmen Sie die Butter leicht und rühren Sie das Mutterkraut sorgfältig unter. Trennen Sie das entstehende Wasser ab. Mit der Salbe massieren Sie mehrmals täglich den Unterleib.

Menopause

Vielen Frauen machen die hormonellen Veränderungen in den Wechseljahren körperlich und seelisch sehr zu schaffen. Manche Frauen leiden mehr darunter als andere, und auch die Dauer der Umstellung ist höchst unterschiedlich: Während einige Frauen schon nach etwa einem

Bild links: Mutterkraut

Jahr kaum noch etwas merken, dauert diese Phase bei anderen zehn Jahre und länger. Typische Wechseljahrbeschwerden sind starke Stimmungsschwankungen, die durch die nachlassende Produktion der Hormone Östrogen und Progesteron ausgelöst werden, Hitzewallungen, Schweißausbrüche, Blasenschwäche, Schlafstörungen, Gewichtszunahme sowie ein zunehmender Abbau der Knochensubstanz. Zur Linderung der häufigsten Beschwerden empfiehlt Hildegard, die das Ganze ja am eigenen Leib erfahren hat, folgende Mittel:

Hitzewallungen und Schweißausbrüche

Gegen die unangenehmen Hitzewallungen, die meist mit einer starken Schweißabsonderung einhergehen, hat sich laut Hildegard ein Salbeibad bewährt. Salbei ist übrigens auch in der modernen Pflanzenheilkunde für seine schweißhemmende Wirkung anerkannt.

Salbeibad:

Salbeiblätter,
kochendes Wasser

Geben Sie eine Hand voll Salbeiblätter in kochendes Wasser und lassen Sie alles etwa 15 Minuten ziehen. Anschließend seihen Sie die Blätter ab und geben den Sud in das warme Badewasser.

Rautentee:

1 TL Rautepulver oder einige Rautestückchen,
Wasser

Geben Sie das Rautepulver bzw. die Rautestücke in eine Tasse, überbrühen Sie das Ganze mit kochendem Wasser und lassen Sie es zwei bis drei Minuten ziehen. Trinken Sie täglich eine bis zwei Tassen des Tees.

Weitere Frauenleiden

Ausfluss

Bei vermehrtem bzw. übermäßigem Sekretausfluss aus der Scheide hat sich das Hirschzungenelixier bewährt:

Hirschzungenelixier:

6 g Hirschzungenfarnkraut,
1 l Wein,
100 g Honig,
5 g langer Pfeffer (Piper longum),
20 g Zimtrinde

Kochen Sie das Hirschzungenfarnkraut im Wein auf. Geben Sie den Honig hinzu und kochen Sie das Ganze ein weiteres Mal auf. Anschließend fügen Sie Pfeffer und Zimt hinzu und kochen die Mischung ein drittes Mal auf.

Dann filtern Sie das Elixier ab und füllen es in eine sterile Flasche. Trinken Sie dreimal täglich nach dem Essen ein Likörglas.

Bauchkrämpfe

Wer unter gelegentlichen Bauchkrämpfen leidet, kann laut Hildegard durch die Mutterkrautsuppe Erleichterung erhalten.

Mutterkrautsuppe:

5 Mutterkrautblätter (gehackt)
oder 1 TL Mutterkrautsaft,
1 Msp. Bertram,
1 Msp. Salz, 1 EL Butter,
1 EL Dinkelgrieß oder Dinkelmehl,
1/4 l Wasser

Geben Sie alle Zutaten zusammen in einen Topf und lassen Sie sie unter Rühren aufkochen, bis eine sämige Suppe entsteht. Essen Sie die Suppe bei Bauchkrämpfen zwei- bis dreimal pro Woche.

Blasenentzündung, Reizblase

Bei einer Blasenentzündung soll die Betroffene viel trinken, damit der Urogenitaltrakt gut durchgespült wird. Hierfür hat sich der Birkenblättertee bewährt.

Birkenblättertee:

1 EL Birkenblätter (getrocknet und zerkleinert),
1/4 l Wasser

Geben Sie die Birkenblätter in eine Tasse und gießen Sie sie mit kochendem Wasser auf. Lassen Sie den Tee zugedeckt zehn Minuten ziehen und dann etwas abkühlen. Trinken Sie ihn täglich warm in kleinen Schlucken.

Eine Reizblase ist häufig auf eine Schwäche der Beckenbodenmuskulatur zurückzuführen. Durch gezieltes Beckenbodentraining kann man dieses Problem in den meisten Fällen wieder gut in den Griff bekommen. Zusätzlich hilft der Schafgarbentee aus der Hildegard-Heilkunde:

Schafgarbentee:

1 EL Schafgarbenkraut,
1/4 l Wasser

Geben Sie das Schafgarbenkraut in eine Tasse und gießen Sie es mit kochendem Wasser auf. Lassen Sie den Tee einige Minuten ziehen. Trinken Sie über den Tag verteilt einige Tassen warm in kleinen Schlucken.

Depressive Verstimmungen

Jeder Mensch hat schon einmal unter einer depressiven Verstimmung gelitten. Wir fühlen uns müde, abgeschlagen, lustlos und erschöpft. Gerade heutzutage, in Zeiten von vermehrtem Stress und Hektik, kommen die Erholungsphasen oft viel zu kurz – und das besonders bei Frauen, die neben dem Beruf häufig auch noch Familie und Kinder jonglieren müssen. Bei diesen zeitweiligen Phasen der Niedergeschlagenheit können pflanzliche Mittel gut für Abhilfe sorgen.

Johanniskrauttee:

1 TL Johanniskraut,
Wasser

Übergießen Sie einen Teelöffel Johanniskraut mit kochendem Wasser und lassen Sie das Ganze zehn Minuten ziehen, bevor Sie den Tee abseihen. Trinken Sie zweimal täglich eine Tasse.

Weitere Kräuter, die man gut als Tee zur Entspannung und Beruhigung zubereiten kann, sind Lavendel, Melisse und Baldrian.

Entzündungen im Genitalbereich

Durch die Nähe zur Harnröhre und zum After siedeln sich am Scheideneingang schnell Keime an, die zu Entzündungen führen können, vor allem bei mangelhafter Hygiene. Das empfindliche Milieu der Scheidenschleimhaut reagiert auch schnell auf äußere Reize, z. B. auf übertriebene Hygiene mit scharfen Waschmitteln. Verursacht wird die so genannte Vaginitis meistens durch Pilze, Bakterien oder auch Viren. Erste Anzeichen für eine Entzündung sind meist Jucken oder Brennen im Genitalbereich sowie Schmerzen beim Geschlechtsverkehr oder beim Wasserlassen. Bei diesen

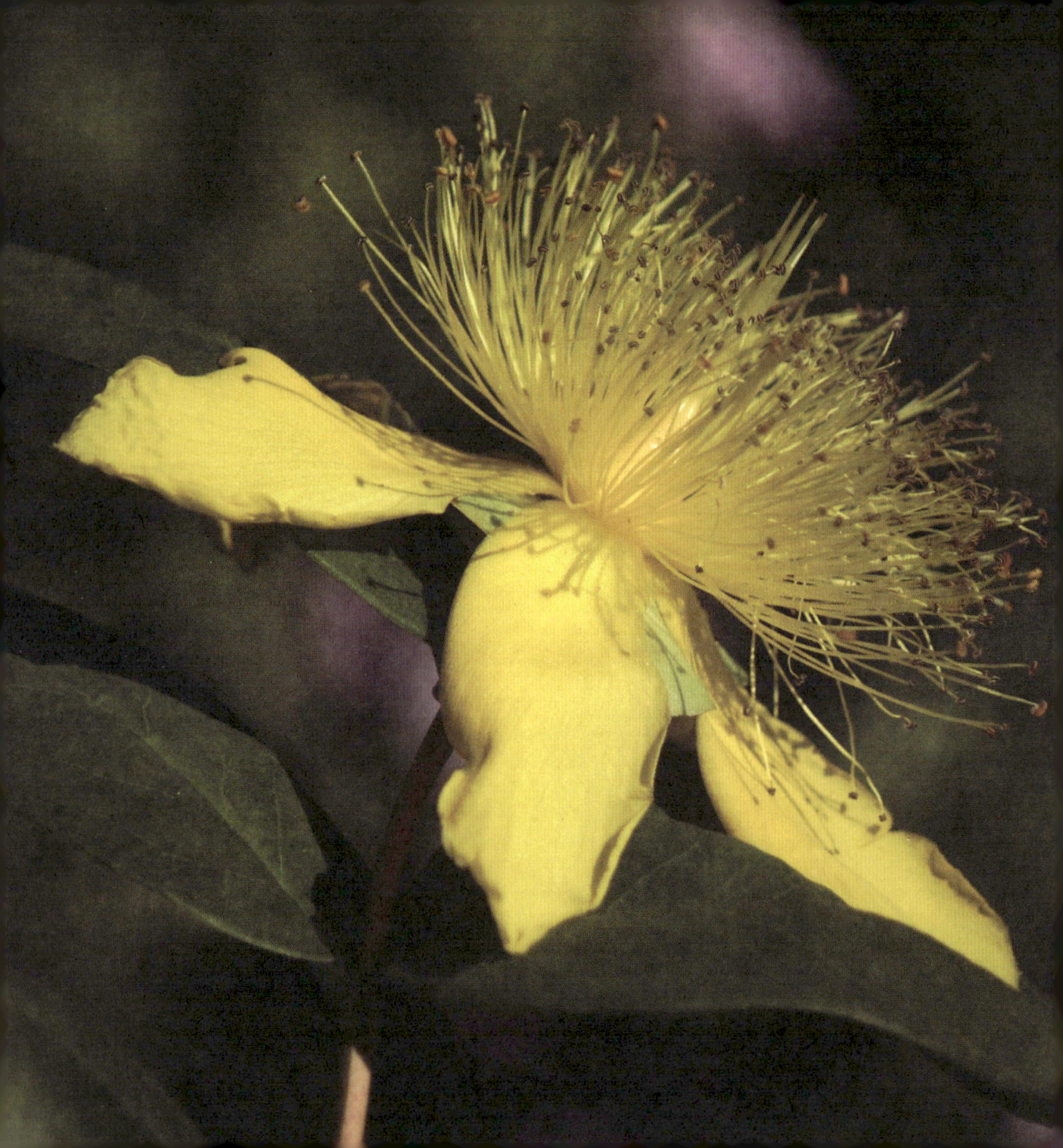

Anzeichen sollte man sich umgehend in ärztliche Behandlung begeben, damit die Keime nicht weiter nach oben wandern und sich in den Eileitern oder der Gebärmutter ansiedeln. Zur Unterstützung der schulmedizinischen Behandlung haben sich vor allem Sitzbäder mit Heilpflanzenextrakten bewährt. Auch Hildegard von Bingen empfahl schon Unterleibsbäder bei derartigen Beschwerden. Heilpflanzen wie Ringelblume, Salbei, Kamille und Schafgarbe sind besonders wirksam.

Entzündungshemmender Badezusatz:

10 g Taubnesselblüten,
10 g Frauenmantel,
10 g Brombeerblätter,
10 g Salbei,
1 l Wasser

Geben Sie die Kräuter in einen Liter kochendes Wasser und lassen Sie das Ganze zehn Minuten ziehen. Anschließend seihen Sie es ab und geben den Sud in einen Sitzwanne, die mit zehn Litern warmem Wasser gefüllt ist.

Ringelblumensitzbad:

100 g Ringelblumenblüten (entkelcht),
2 l Wasser

Geben Sie die Ringelblumenblüten in das kalte Wasser und lassen Sie das Ganze aufkochen. Anschließend seihen Sie die Blüten ab und geben den Sud in eine Sitzwanne, die mit acht Litern warmem Wasser gefüllt ist. Sitzbäder sollten mehrmals am Tag durchgeführt werden. Anschließend darf man sich nicht waschen, da die Pflanzenwirkstoffe auf der Haut verbleiben sollen. Anstelle des Sitzbades kann man auch einen Umschlag machen:

Bild links: Johanniskraut hilft gegen depressive Verstimmungen.

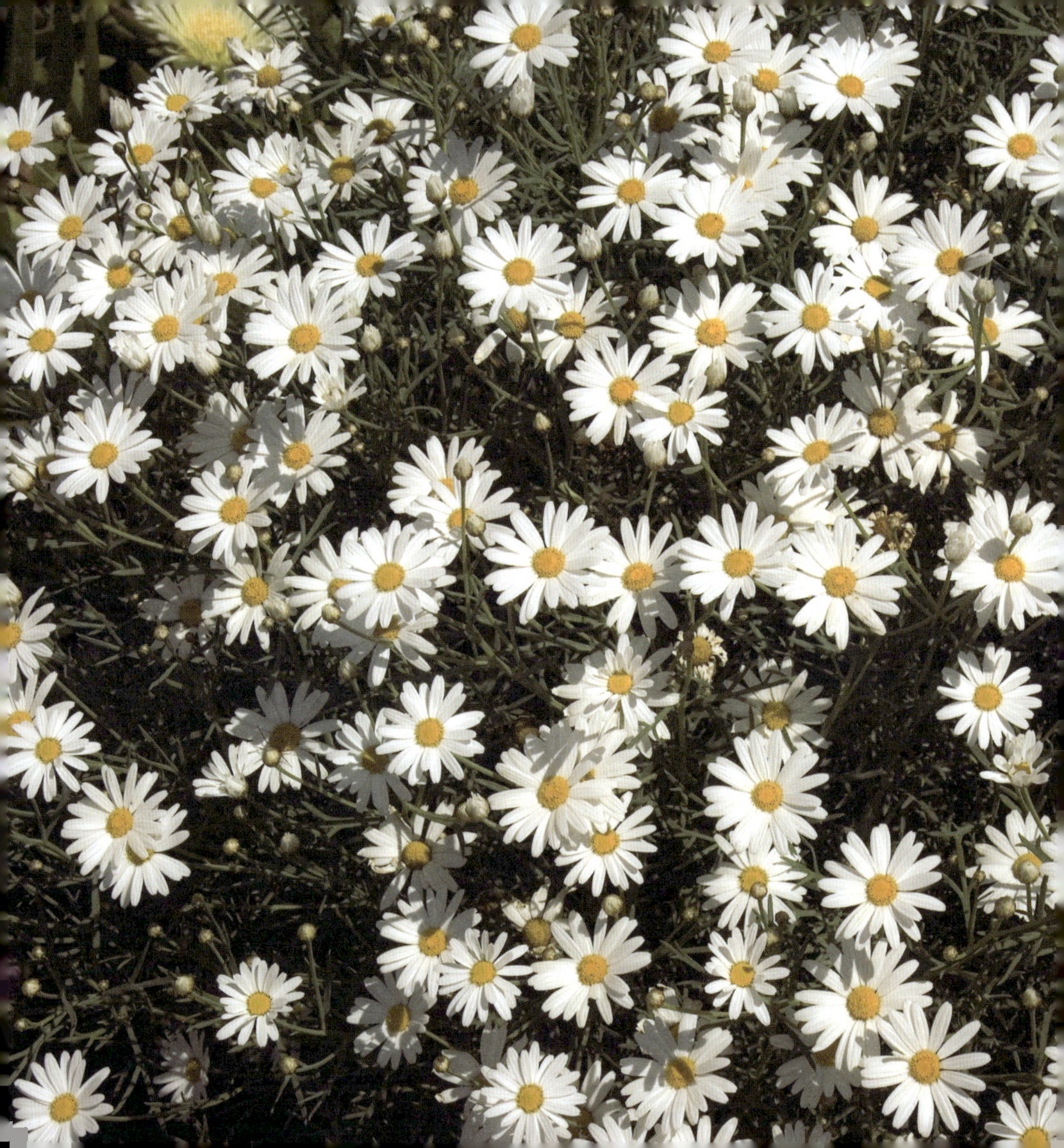

Ringelblumenumschlag:

4 EL Ringelblumenblüten,
1/2 l Wasser

Geben Sie die Blüten in das Wasser und lassen Sie das Ganze aufkochen. Anschließend seihen Sie die Blüten ab und lassen den Sud erkalten. Tränken Sie ein Leinentuch in der kalten Flüssigkeit und legen Sie zwei- bis dreimal täglich einen frischen Umschlag auf die entzündeten Stellen.

Gebärmutterentzündungen

Gebärmutterentzündungen sollte man niemals auf die leichte Schulter nehmen. Zur Unterstützung der konventionellen Behandlung können aber einige Mittel aus der Hildegard-Heilkunde beitragen. Neben dem bereits erwähnten Hirschzungenelixier ist das vor allem die Kamillensalbe:

Kamillensalbe:

1 Hand voll Kamillenblüten,
100 g Butter

Zerstoßen Sie die Kamillenblüten in einem Mörser und rühren Sie sie sorgfältig unter die erwärmte Butter. Massieren Sie die entstandene Salbe mehrmals täglich vorsichtig in den Unterbauch ein.

Schlafstörungen und Nervosität

Wer schlecht schläft, kann den neuen Tag nicht kraftvoll und ausgeruht angehen. Gelegentlich leidet fast jeder unter Einschlaf- oder Durchschlafstörungen, aber wenn die Ausnahme zur Regel wird, ist die körperliche und geistige Gesundheit mit der Zeit ernsthaft in Gefahr. Der Mensch braucht den Schlaf zur Regeneration all seiner körperlichen und geistigen

Bild links: Blühende Kamille

Funktionen. Es scheint, dass besonders Frauen anfällig für Schlafstörungen sind. Auch Hildegard von Bingen kannte das Problem der Schlaflosigkeit bereits. Sie schrieb dazu: „Wer wegen irgendeiner Störung nicht schlafen kann, soll im Sommer Fenchel und zweimal so viel Schafgarbe nehmen, kurz in Wasser kochen, danach das Wasser auspressen und die warmen Kräuter auf die Schläfen, die Stirn und den Kopf auflegen und darauf mit einem Tuch festbinden."

Einschlaftee:

1 TL Hornklee (getrocknet)
Wasser

Geben Sie den getrockneten Hornklee in eine Tasse und übergießen Sie ihn mit kochendem Wasser. Lassen Sie das Ganze zehn Minuten ziehen und seihen Sie den Tee dann ab. Trinken Sie täglich vor dem Schlafengehen eine Tasse Hornkleetee in kleinen Schlucken.

Schmerzen in der weiblichen Brust

Viele Frauen verspüren vor und manchmal auch während der Monatsblutung ein unangenehmes Spannungsgefühl und Ziehen in den Brüsten. Hildegard hatte dagegen einige gute Mittel parat:

Veilchensalbe:

10 g Olivenöl,
30 g Schweineschmalz,
5 g Veilchentinktur

Erwärmen Sie das Olivenöl zusammen mit dem Schweineschmalz und vermischen Sie die beiden Fette gut miteinander. Träufeln Sie nun langsam die Veilchentinktur hinein und verrühren Sie alles miteinander, bis sich eine Salbe bildet. Füllen Sie diese in einen kleinen Tiegel ab. Bewahren Sie die Salbe im Kühlschrank auf und reiben Sie sich mehrmals täglich vorsichtig die Brüste damit ein.

Weißkohlauflage

Plätten Sie einige rohe Weißkohlblätter und legen Sie sie in mehreren Schichten auf die Brüste. Fixieren Sie die Blätter mit einem Tuch und lassen Sie das Ganze eine bis zwei Stunden einwirken.

Schwangerschaft, schwierige

Risikoschwangerschaften gehören immer unter ärztliche Aufsicht, um das Leben von Mutter und Kind nicht zu gefährden. In der Hildegard-Heilkunde gibt es aber ein Mittel, das sich bei problematischen Schwangerschaften schon oft bewährt hat:

Hainbuchensprossensuppe:

1 EL Hainbuchensprossen (gehackt)
oder 1 TL Hainbuchensaft-Urtinktur,
250 ml Milch,
1 Ei,
1 EL Dinkelgrieß

Kochen Sie die Sprossen in der Milch fünf Minuten lang und sieben Sie sie anschließend ab. Geben Sie dann das Ei und den Grieß hinzu. Essen Sie die Suppe einmal täglich.

Hildegards Behandlungsmethoden

Hildegard beschreibt in ihren Werken verschiedene Behandlungsmethoden, von denen uns einige heute wohl eher archaisch vorkommen. Einige werden gar nicht mehr oder nur noch selten angewendet, z. B. das Brennen, während Badekuren im Wellness-Bereich zunehmend beliebt werden und das Schröpfen seinen festen Platz in der Alternativmedizin gefunden hat.

Aderlass

Der Aderlass ist eine der ältesten medizinischen Behandlungsformen überhaupt. Im Mittelalter wurde er bei allen möglichen Erkrankungen eingesetzt – man konnte ihn beinahe schon als universelle Behandlungsmethode bezeichnen. Der Glaube an den Nutzen des Aderlasses beruhte auf zwei damals gängigen Annahmen, nämlich dass sich das Blut in den Gliedern stauen und „schlecht“ werden könnte und dass Krankheiten durch ein Ungleichgewicht der Säfte im Körper hervorgerufen wurden, das durch einen Aderlass behoben werden kann. Hildegard von Bingen selbst schrieb darüber: „Wenn die Gefäße des Menschen voller Blut sind, müssen sie durch einen Einschnitt vom schädlichen Schleim und Verdauungssaft gereinigt werden …“ Hildegard warnte aber auch davor, einen Menschen zu früh oder zu oft zur Ader zu lassen: Ein Aderlass sollte bei beiden Geschlechtern nicht vor dem 15. Lebensjahr durchgeführt werden und bei Männern nicht mehr nach dem 80. Lebensjahr. Frauen profitieren ihrer Ansicht nach aber das ganze Leben lang von seiner heilsamen Wirkung. Wie oft ein Aderlass durchgeführt werden darf, hängt auch sehr von der allgemeinen Konstitution des Kranken ab. Ein grundsätzlich kräftiger und vitaler Mensch verträgt die Behandlung natürlich besser als sein ohnehin kränklicher, schwächlicher Zeitgenosse.

Im Mittelalter wurden Aderlässe meist von Badern oder, wenn verfügbar, Ärzten durchgeführt. Sie benutzten ein Messer zum Anritzen der Ader. Aderlässe sollten hauptsächlich an der Kopfader, der Mittelader oder der Leberader erfolgen, weil diese Adern die Grundlage des gesamten Adernsystems darstellen und mit allen kleinen Blutgefäßen verbunden sind. Ein Aderlass aus einer dieser Adern reinigte deshalb die kleineren Blutgefäße gleich mit. Heutzutage sollten Aderlässe nur von erfahrenen Ärzten oder speziell ausgebildeten Heilpraktikern durchgeführt werden. Das Blut wird dabei mithilfe einer großen Kanüle aus einer Vene entnommen, und zwar 50–500 ml. Als Behandlungsmethode empfiehlt sich der Aderlass heute nur noch bei sehr wenigen Krankheiten, z. B. der Hämochromatose, einer Erkrankung, bei welcher der Eisenstoffwechsel gestört ist. Der Aderlass wird dazu verwendet, regelmäßig den Eisengehalt im Körper zu senken.

Schröpfen

Das Schröpfen ist eine traditionelle Behandlungsmethode, die heute noch häufig in der Alternativmedizin zum Einsatz kommt. Hildegard schrieb über das Schröpfen: „Wessen Augen sich infolge schädlicher Säfte verschlechtern oder geschwürig sind, oder wessen Fleisch um die Augen herum hervortritt, soll hinter den Ohren und im Genick mit Schröpfhörnern oder Schröpfköpfen ein wenig Blut entnehmen und dies drei- oder viermal im Jahr tun …“ Das Schröpfen eignet sich Hildegards Ansicht nach besonders gut für Kinder und Jugendliche, bei denen noch kein Aderlass durchgeführt werden darf.

Beim Schröpfen wird mithilfe einer Glasglocke, in der ein Vakuum erzeugt wird, Blut aus dem Bindegewebe abgeleitet. Auf diese Weise wird die Umgebung besser durchblutet. Eine Schröpfbehandlung kann z. B. sehr

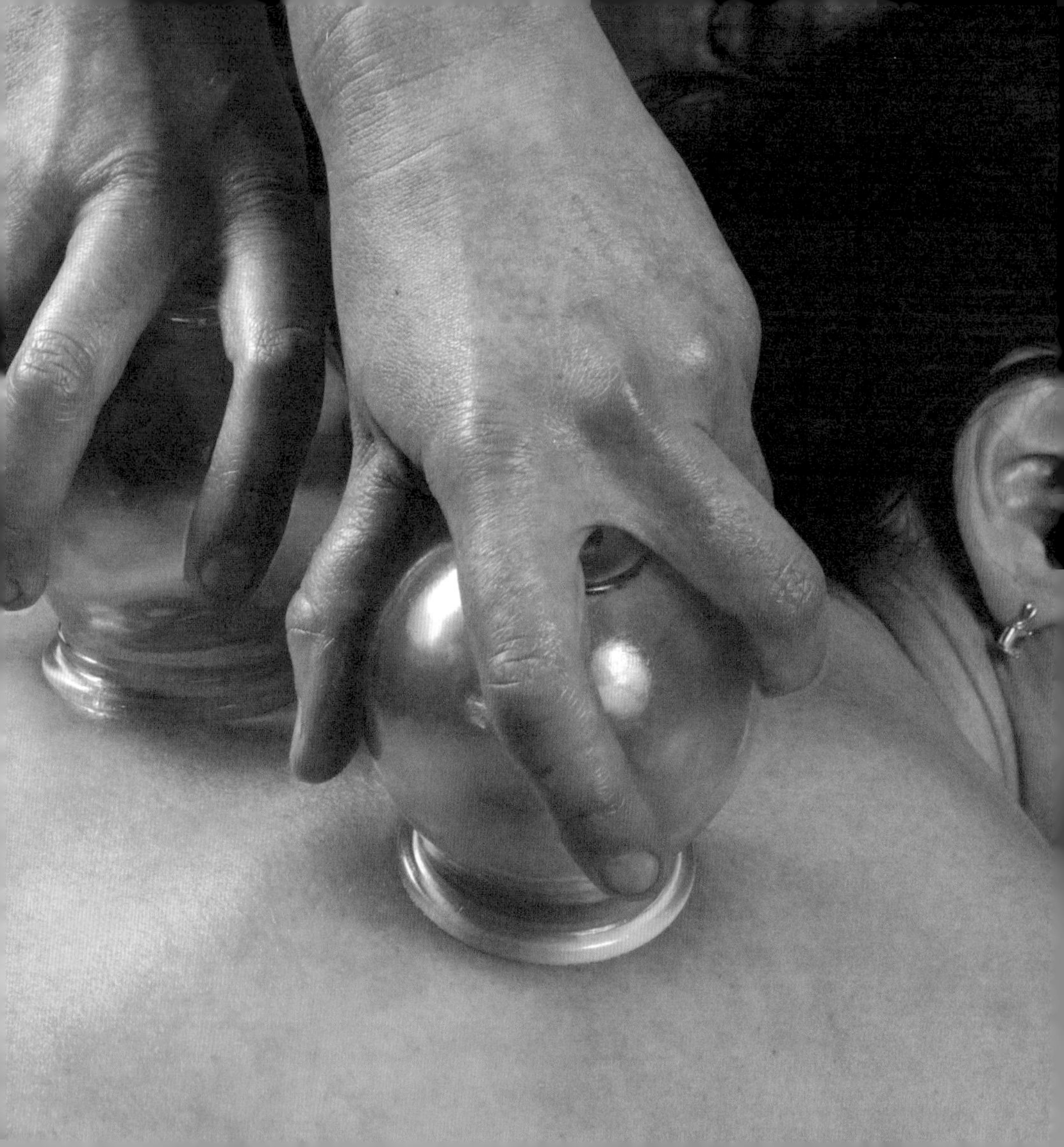

gut bei akuten Schmerzen, egal ob es sich um Rückenschmerzen oder Kopfschmerzen handelt, durchgeführt werden, da der Schmerz dadurch meist rasch vergeht. Bei dem Schröpfen, das in der Hildegard-Heilkunde durchgeführt wird, handelt es sich um das so genannte blutige Schröpfen. Dabei wird die Haut ganz leicht angeritzt, bevor der Schröpfkopf aufgesetzt wird. Neben einer verstärkten Durchblutung erreicht man auch den Abbau eines eventuellen Lymphstaus sowie die Verringerung von Verspannungen.

In der Alternativmedizin wird das Schröpfen heute bei einer Vielzahl von Erkrankungen angewendet, etwa bei Migräne, Rheuma, Hexenschuss, Bandscheibenproblemen und Bluthochdruck. Aus schulmedizinischer Sicht ist die Heilwirkung des Schröpfens nicht bewiesen.

Brennen

Das Brennen ist aus heutiger Sicht eine der am wenigsten zeitgemäßen Behandlungsmethoden und wird – in der Form, wie Hildegard von Bingen sie beschreibt – auch nicht mehr angewendet. Hildegard schreibt darüber Folgendes: „Das Brennen, also die Verwendung eines Brenneisens, ist jederzeit gut und von Vorteil, da es, wenn es vorsichtig erfolgt, die schlechten Flüssigkeiten und schleimigen Säfte unter der Haut verringert …" Außerdem warnt sie davor, das Brennen zu häufig und zu lange auf einmal durchzuführen, da sonst eiternde Wunden entstehen. Als Brennmittel werden von ihr der Zunderschwamm, das Sindelbaummark und Leinentücher empfohlen, da diese beim Brennen die Haut nicht durchdringen.

Aus heutiger Sicht ist die Moxa-Therapie wohl diejenige Behandlungsmethode, die dem Brennen am nächsten kommt. Dabei werden Brennkegel,

Bild links: Eine Schröpfbehandlung

die meist aus Beifuß bestehen, über Akupunktur- oder Schmerzpunkten abgebrannt. Anstelle der Brennkegel kann man auch speziell beschichtete Wärmepflaster verwenden. Die Moxa-Therapie (oder Moxibustion) hat vor allem in der Traditionellen Chinesischen Medizin (TCM) eine große Bedeutung, kommt aber auch bei anderen alternativen Medizinformen zum Einsatz. Durch die Wärme werden an den behandelten Stellen die Durchblutung und der Stoffwechsel angeregt. Außerdem stimuliert der Wärmereiz das körpereigene Immunsystem. Die Moxibustion darf nicht im Gesicht, am Kopf oder in der Nähe von Schleimhäuten durchgeführt werden.

Bäder

Die vierte Behandlungsform, die Hildegard in ihren Werken erwähnt, ist die Badekur. Diese empfiehlt sie aber vor allem für sehr magere Menschen, da dicke Menschen innerlich ohnehin schon warm und feucht seien: „Es ist für einen Menschen nicht von Vorteil, oft im Wasser zu baden, es sei denn, er ist mager und dürr (...); ein solcher soll im Wasser baden, damit er seinem Körper Wärme und Feuchtigkeit verschafft (...); Menschen, die fettes Fleisch haben, schaden Wasserbäder, weil sie innerlich ohnehin schon warm und feucht sind und ihrem Körper schaden, wenn sie ihm noch mehr Wärme und Feuchtigkeit zuführen ...“ Diese Menschen sollen lediglich selten baden, um den Schmutz abzuwaschen. Bei der Auswahl des Badewassers legt Hildegard strenge Maßstäbe an, da nur Wasser, das gut zum Trinken ist, auch gut zum Baden ist. Für dicke Menschen empfiehlt Hildegard wiederum Schwitzbäder, da diese die überreichlichen Säfte in ihm verringern. Außerdem empfiehlt sie Dampfbäder für Menschen, die unter Gicht leiden.

Bild rechts: Baden ist eine von Hildegard empfohlene Behandlungsform.

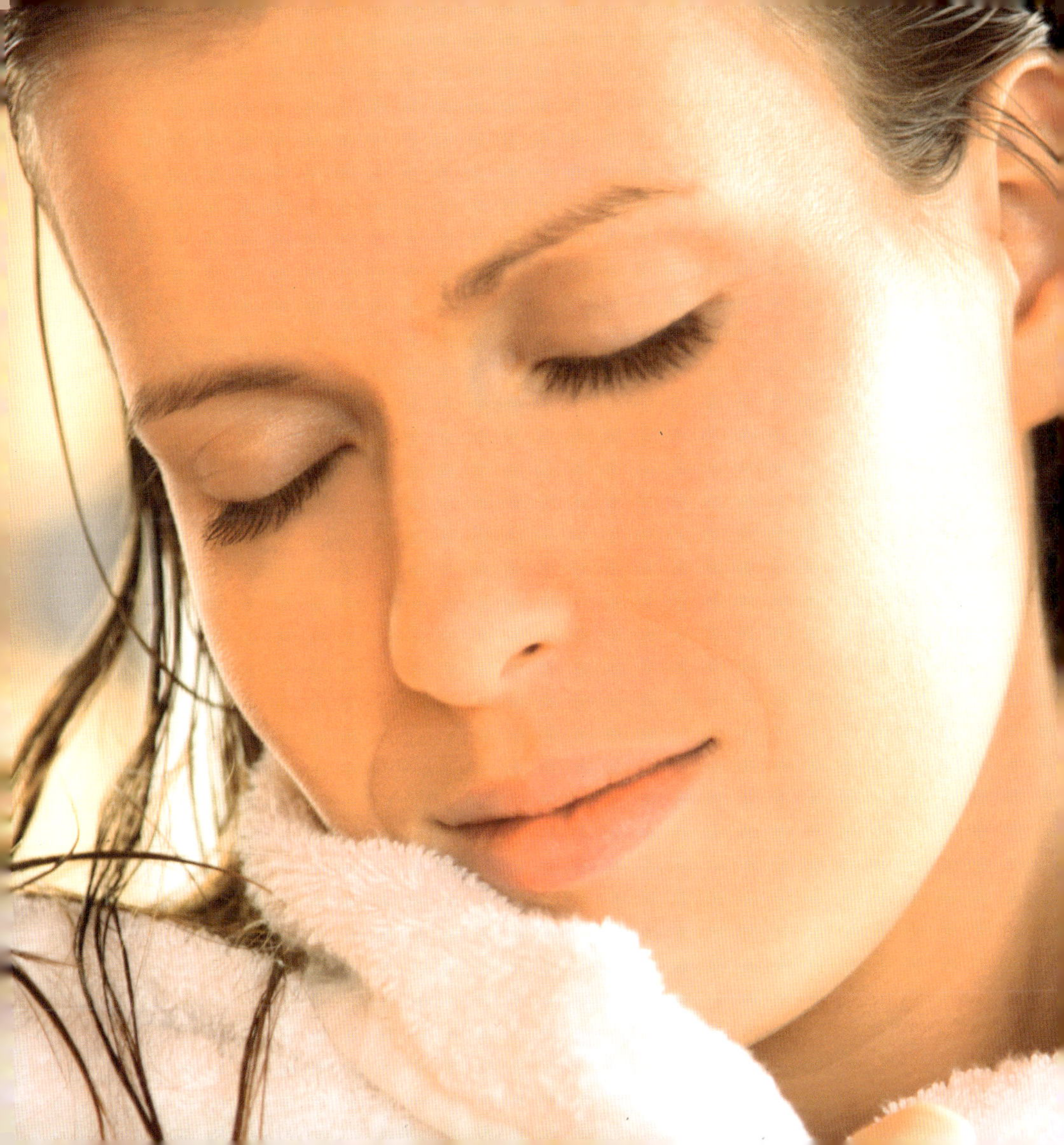

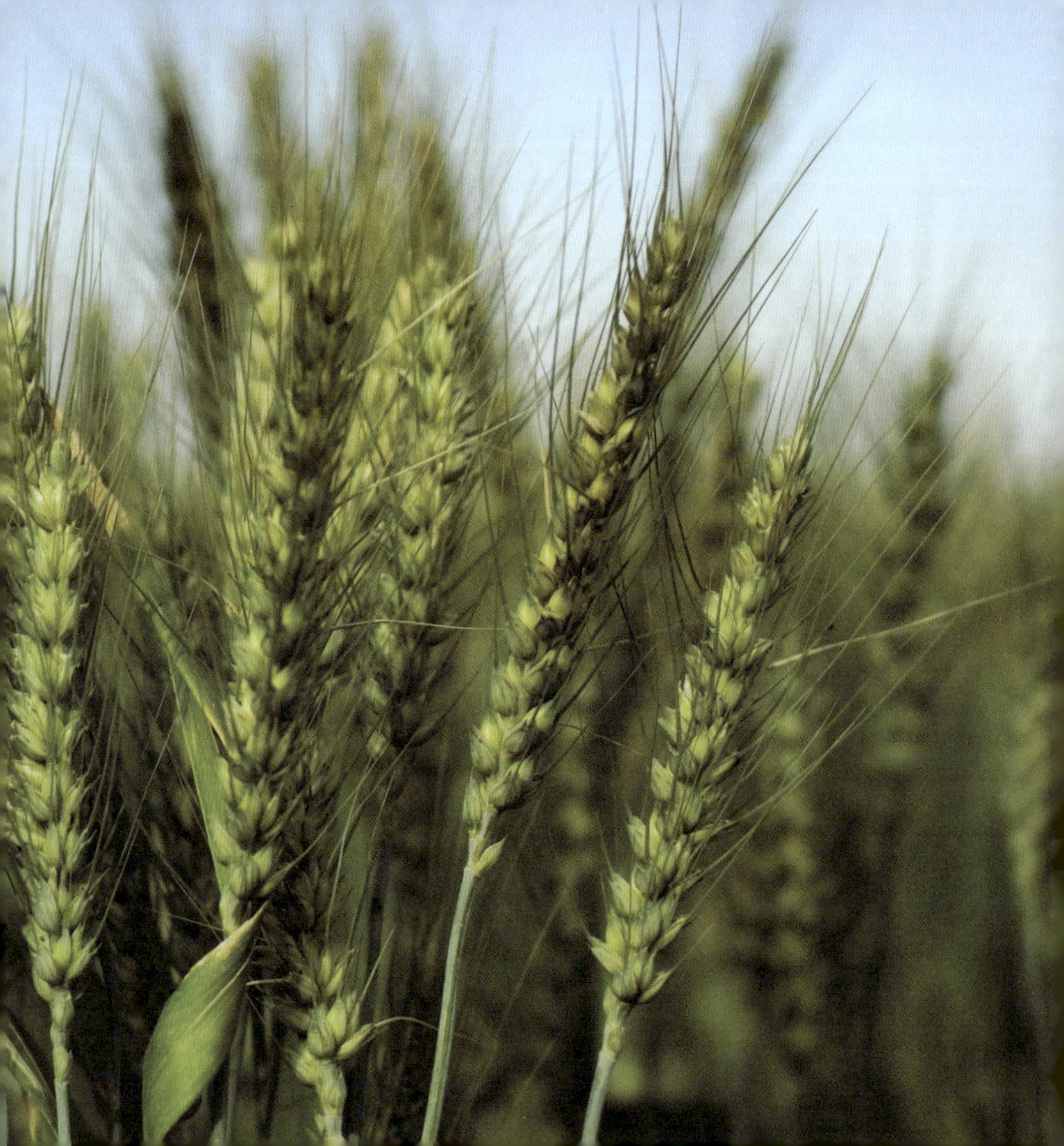

Gesunde Ernährung nach Hildegard von Bingen

Wertvolle Ernährungslehre

Neben den Heilpflanzen war Hildegards wichtigstes Heilmittel eine gesunde, maßvolle Ernährung. Vieles von dem, was sie damals als gut und richtig propagierte, ist heute widerlegt, insbesondere was den Nährwert und Vitamingehalt vieler Nahrungsmittel angeht. Und vieles von dem, was heute ein wichtiger Bestandteil einer gesundheitsbewussten Ernährung geworden ist, konnte Hildegard in ihr Ernährungsprogramm nicht einbeziehen, da man diese Lebensmittel – z. B. Tomaten, Kartoffeln, Paprika und viele exotische Früchte – im Mittelalter in Deutschland noch gar nicht kannte. Deshalb kritisieren viele Ernährungsexperten ihre Diätetikratschläge als nicht mehr zeitgemäß, und sicher haben sie damit zum Teil auch recht. Trotzdem ist ihre grundsätzliche Ernährungslehre durchaus immer noch wertvoll und richtig. Man muss sie nur an die heutige Zeit anpassen.

Die Ernährung im Mittelalter

Wenn man von der Ernährung der Menschen im Mittelalter spricht, muss man zuallererst die Unterscheidung zwischen der Oberschicht und dem einfachen Volk treffen, denn die Ernährung dieser beiden Schichten unterschied sich drastisch voneinander. Die einfachen Bauern lebten immer am Rande der Hungersnot, denn ihre Ernährung basierte auf Getreide. So waren sie extrem von Erfolg oder Misserfolg der Ernte abhängig. Angebaut wurden vor allem Roggen, Hafer, Gerste, Dinkel, Emmer, Einkorn und Rispenhirse. Das Grundnahrungsmittel der Bauern war ein grobes Schwarzbrot aus Roggen- und Hafermehl; das feine Weißbrot aus Weizenmehl war nur für die Oberschicht erschwinglich – in dieser Hinsicht war die

Bild rechts: Ein dunkles Brot, wie es die Bauern im Mittelalter gegessen haben könnten.

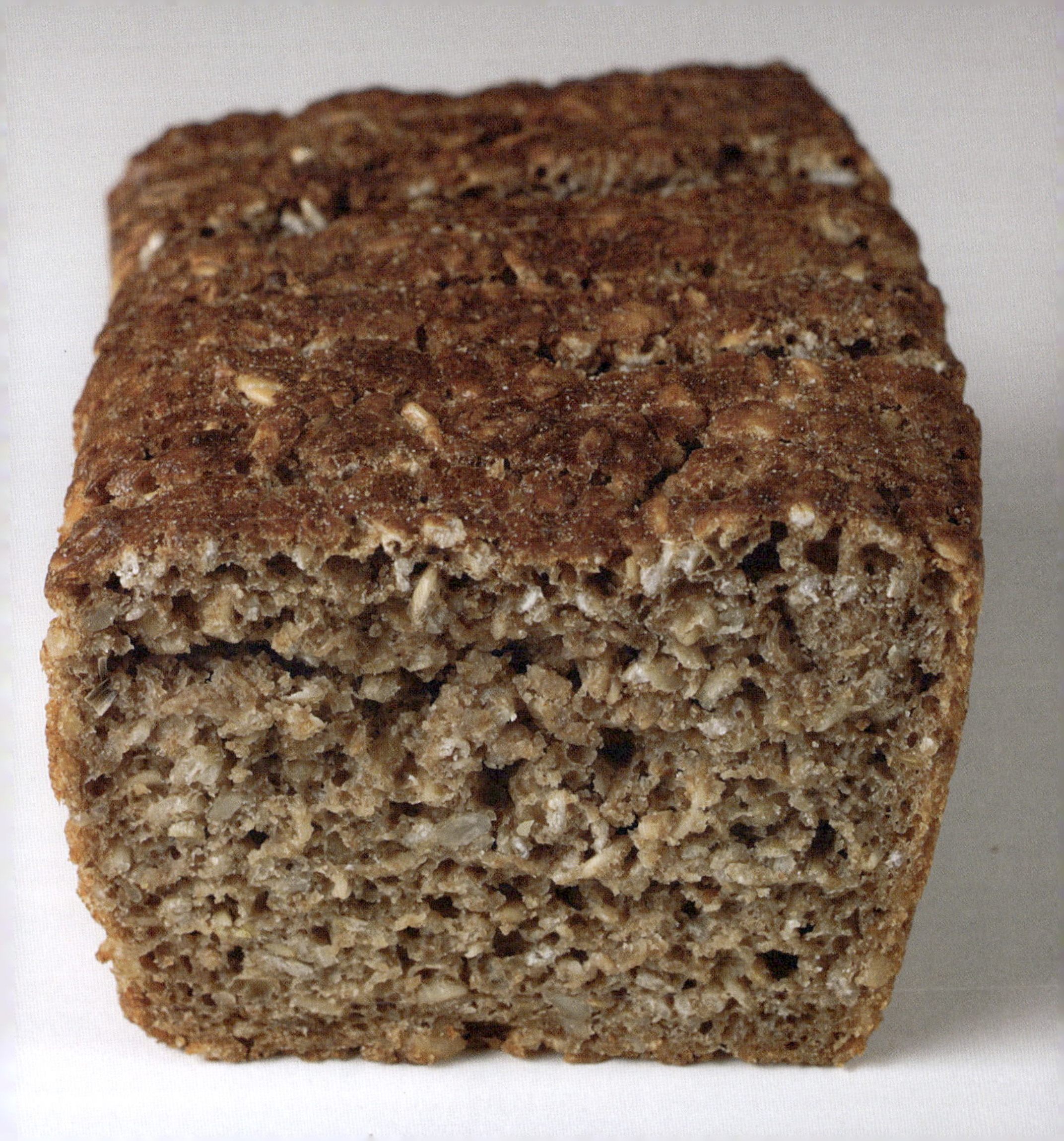

Ernährung der Bauern also in jedem Fall gesünder. Neben dem Brot war der Getreidebrei die am häufigsten gegessene Speise, die nahezu jeden Tag auf den Tisch kam.

Sobald es zu Missernten kam, was nicht selten geschah, war die Hungersnot quasi vorprogrammiert, denn die einfachen Leute hatten im Mittelalter nichts, worauf sie zurückgreifen konnten. Gemüsesorten wie Kartoffeln oder Mais waren noch unbekannt, und Reis war als Importgetreide für den kleinen Bauern unbezahlbar. Ein Importwesen, wie wir es heute kennen, gab es nicht – es wurde zwar reger Handel betrieben, aber dieser bezog sich nahezu ausschließlich auf Luxusgüter, die für die normale Bevölkerung ohnehin unerschwinglich waren.

Fleisch kam in einer Bauernfamilie nur zu besonderen Gelegenheiten auf den Tisch. An Feiertagen aß man, sofern vorhanden, Schweine-, Schaf- oder Ziegenfleisch. Die Tiere wurden samt ihrer Innereien verwertet, denn damals konnte man es sich nicht erlauben, etwas Essbares zu verschwenden. Obwohl es reichlich Wild in den Wäldern gab, fand man es auf dem Speiseplan der einfachen Leute nicht, denn das Jagdprivileg war einzig und allein dem Adel vorbehalten und Wilderei wurde streng bestraft. Die edlen Herren nutzten dieses Recht dann auch weidlich aus und brachten alles auf den Tisch, was sie im Wald finden und erlegen konnten. Neben typischem Wild wie Hirsch, Reh, Wildschwein und Hase waren auch Tiere dabei, die man sich heutzutage gar nicht mehr auf dem Speiseplan vorstellen kann, nämlich Bär, Dachs, Eichhörnchen, Gämse, Steinbock und sogar Igel. Auch an Federwild wurde alles gegessen, was erlegt werden konnte: Fasane, Rebhühner, Wildenten, Tauben und Wachteln, aber auch Kraniche, Reiher und Schwäne, die nach heutiger Vorstellung als völlig ungenießbar gelten. Sogar vor kleinen Vögeln wie Drosseln, Sperlingen und Kiebitzen schreckte man nicht zurück. Daneben kamen natürlich auch die normalen Fleischlieferanten Rind, Kalb, Schwein, Schaf, Ziege, Huhn, Kapaun, Ente, Gans und hin und wieder auch Pfau auf den Tisch.

Fisch stand im Mittelalter sowohl bei den einfachen Leuten als auch bei der Oberschicht auf den Speiseplan. Die einfachen Leute hatten meist jedoch nur Zugang zu den einheimischen Flussfischen wie Forellen und Neunaugen, während sich die Herren gern auch Lachs, Hecht, Barsch, Aal, Kabeljau oder Hering schmecken ließen.

Die einheimischen Obst- und Gemüsesorten standen gerade den Bauern reichlich zur Verfügung, und so leisteten diese einen wichtigen Beitrag zur Ernährung. Gegessen wurden neben viel Kohl und Rüben auch Zwiebeln, Lauch, Möhren, Rettich, Kürbis, Fenchel und Gurken sowie Erbsen, Linsen und Bohnen. An Obstsorten kannte man Äpfel, Birnen, Pflaumen, Kirschen, Erdbeeren, Blaubeeren, Weintrauben und Stachelbeeren. Bei den Reichen hatte Obst und Gemüse keinen besonders hohen Stellenwert in der Ernährung, was dazu führte, dass gerade die vermeintlich Bessergestellten oft unter ernährungsbedingten Leiden wie Verstopfung (aufgrund des Ballaststoffmangels) und Erkrankungen wie Rachitis oder Skorbut (aufgrund des Vitaminmangels) litten.

Gesüßt wurde bis weit ins Spätmittelalter hinein beinahe ausschließlich mit Honig, da die Zuckerrübe erst Mitte des 18. Jahrhunderts zur Zuckergewinnung genutzt werden konnte und Rohrzucker damals noch aus Italien importiert werden musste. Damit war der Zucker ein absolutes Luxusgut, das nur für wenige Reiche erschwinglich war. Gewürzt wurde vor allem mit einheimischen Kräutern wie Petersilie, Minze, Dill, Schalotten und Kümmel. Die Oberschicht verwendete zudem ausländische Importgewürze wie Pfeffer, Zimt, Ingwer, Muskat und Safran. Die mediterranen Gewürze Majoran, Rosmarin, Basilikum und Thymian wurden erst ab dem 15. Jahrhundert regelmäßig auch in deutschen Küchen verwendet.

Da die Ernährung der gesamten Bevölkerung stark saisonabhängig war, kam der Konservierung von Lebensmitteln eine große Bedeutung zu. Dafür kamen drei Konservierungsmöglichkeiten in Frage, da das Kühlen von Lebensmitteln zur Aufbewahrung noch so gut wie unmöglich war. Sowohl die Bauen- als auch die Herrenhaushalte machten ihre Lebensmittel daher durch Trocknen, Räuchern oder Einsalzen haltbar. Getrocknet wurden vor allem mageres Fleisch, Fisch, Gemüsesorten wie Erbsen, Linsen und Bohnen sowie Obstsorten wie Äpfel, Birnen, Kirschen und Weintrauben. Fettes Fleisch, fetter Fisch und Würste wurden geräuchert. Seefisch, dicke Bohnen und manchmal auch Fleisch und Erbsen wurden zur Aufbewahrung eingesalzen. Außerdem wurde Obst oft eingekocht. Kohl wurde eingesäuert, um ihn in Form von Sauerkraut länger haltbar zu machen. Von Zeit zu Zeit wurden Fisch und Fleisch auch mit Essig oder Wein gebeizt. Trotz dieser Möglichkeiten war die Haltbarkeit der Nahrungsmittel natürlich begrenzt, sodass es vor allem im Frühjahr oft zu Nahrungsmittelengpässen kam.

Eine große Bedeutung für die Ernährungsgewohnheiten der Menschen im Mittelalter hatten die vielen Fastentage der damaligen Zeit. Heutzutage kennt man als Christ im Grunde nur noch die 40-tägige Fastenzeit zwischen

Bild rechts: Neben Wasser war Bier im Mittelalter das wichtigste Getränk für das einfache Volk.

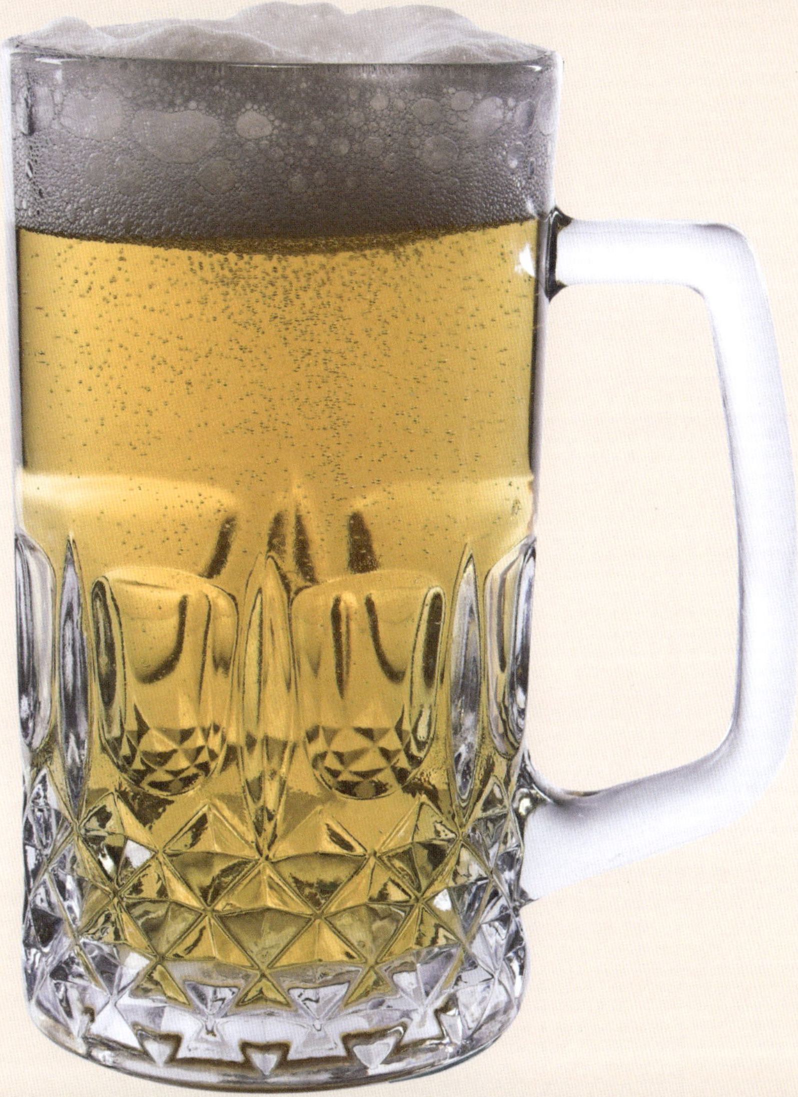

Aschermittwoch und Ostersonntag, die von den meisten Menschen aber ohnehin nicht oder nur ansatzweise beachtet wird. Im Mittelalter war das anders: Damals gab es gut 150 fest vorgeschriebene Fastentage, die Fastengebote waren streng und galten für alle gleichermaßen, ob arm oder reich, Edelmann oder Bauer. Wer sich nicht daran hielt und entlarvt wurde, musste mit drakonischen Strafen rechnen, die nicht nur von der Kirche, sondern auch von den weltlichen Herrschern verhängt werden konnten. In manchen Regionen standen neben Fleisch und Genussmitteln, die während der Fastentage niemand essen durfte, auch Eier, Milch und Milchprodukte auf der Verbotsliste. Erlaubt waren dagegen Gemüse und Fisch, und als Fastenspeisen der „gehobenen Art“ galten Mandeln, Mandelmilch und Feigen.

Neben Wasser, dem wichtigsten Getränk, trank das Volk vor allem Bier, das damals noch aus unterschiedlichen Getreidesorten gebraut wurde. Bei der Oberschicht galt Bier bis weit ins 15. Jahrhundert hinein als verpönt. Dort trank man Wein, der oftmals gewürzt oder gesüßt angeboten wurde, da das Originalprodukt meist doch sehr „trocken“ war. Wein, Obstwein und Met wurden auch von den einfachen Leuten gern getrunken. Allerdings stammte der Wein, der bei ihnen auf den Tisch kam, häufig aus der zweiten Pressung der Traubenreste und war somit von minderer Qualität.

Gegessen wurde im Mittelalter mit den Händen, einem Löffel, der meist aus Holz oder Horn geschnitzt war, oder einem Messer. Gabeln, die damals noch gerade Zinken hatten, wurden nur zum Aufspießen von Fleisch verwendet. Die Teller und Schüsseln bestanden aus Holz, und oft aßen in einfachen Familien alle aus einer Schüssel. Auch die Trinkgefäße waren meist aus Holz, bei reichen Familien auch aus Keramik oder Metall. Trinkgefäße aus Glas besaßen nur die Allerwohlhabendsten.

Die Grundlagen der Ernährungslehre

Die Ernährungslehre Hildegards, die sie selbst übrigens nie als solche betrachtete, basiert auf drei Grundregeln:

1. Beim Essen soll man die Heilkräfte und Wirkungen der Nahrungsmittel beachten.

2. Man soll seinen Körper regelmäßig entschlacken, damit sich die unerwünschten Rückstände auflösen.

3. Man soll in einem harmonischen Rhythmus aus Ruhe und Aktivität leben, damit die gesunde Ernährung ihre positive Wirkung entfalten kann.

Die wichtigste Aussage, die Hildegard von Bingen über die Ernährung tätigte, ist Folgende: „Eure Lebensmittel sollen Heilmittel und eure Heilmittel Lebensmittel sein.“ So wahr diese Aussage vor 900 Jahren war, so wahr ist sie auch heute noch – und vielleicht sogar wichtiger denn je. In einer Zeit, in der den meisten Menschen in den Industrienationen ein derartiges Überangebot an Nahrungsmitteln aller Art zur Verfügung steht, haben viele von ihnen völlig verlernt, was es bedeutet, sich bewusst und gesund zu ernähren. Bei Hildegard war die gesunde Ernährung ein integrales Element ihres ganzheitlichen Weltbildes.

Der Gründer des Benediktinerordens, Benedikt von Nursia, bezeichnete das Maßhalten *(Discretio)* als „Mutter aller Tugenden“. Als überzeugte Benediktinerin wurde Hildegards Werk in allererster Linie von dieser Tugend geprägt. Ferner stellten Benedikts Verhaltensregeln für das Leben im Kloster, die *Regula Benedicti,* die Grundlage und das Rückgrat ihres Werkes dar. Maß zu halten in allen Dingen – eine ausgewogene Lebensführung – beugt Krankheiten vor. Der Mensch sollte immer danach streben, ein Gleichgewicht zwischen Aktivität und Passivität, Schlafen und Wachen, Essen und Trinken zu erreichen. Der große Unterschied zwischen Hildegards Ernährungslehre und den meisten modernen Diäten oder Ernährungsprogrammen liegt darin, dass sie nicht vorschreibt, wie das rechte Maß nun eigentlich aussieht. Hildegard ist der Ansicht, dass es kein rechtes Maß gibt, das für alle Menschen gleichermaßen gilt, da kein Mensch wie der andere ist und jeder sein eigenes, persönliches Maß finden muss. Auch hier orientiert sie sich am heiligen Benedikt, der sagte: „Jeder hat seine Gnadengabe von Gott, der eine so, der andere so."

Das Heilfasten

Bereits seit Jahrtausenden wird in unzähligen Kulturen auf der ganzen Welt das Fasten praktiziert – meist aus religiösen oder spirituellen Gründen. Es ist auch ein wichtiger Bestandteil in Hildegards Ernährungskonzept, da es nicht nur den Körper reinigt und entschlackt, sondern auch die Seele von ihren Lasten befreit. Das Fasten hat, wenn es richtig gemacht wird, viele positive Effekte auf den Körper, wobei die Gewichtsabnahme nur einer von vielen ist. Der gesamte Verdauungsapparat wird entlastet und hat Zeit, sich zu regenerieren. Der Stoffwechsel muss auf seine im Körper eingelagerten Reserven zurückgreifen, da kein Energienachschub von außen mehr kommt. Das führt nicht nur zum Fettabbau, sondern auch zum Ausschwemmen von Stoffwechselschlacken und anderen Rückständen, die sich zum Teil schon über Jahre im Körper angesammelt haben. Da die sonst mit der Verdauung beschäftigten Organe nicht mehr so viel Blutzufuhr benötigen, wird auch die Arbeit von Herz und Kreislauf erleichtert.

Es gibt viele Gründe zum Fasten, für die meisten Menschen steht jedoch die Gewichtsreduktion im Vordergrund. Leider verbinden die meisten von ihnen das Fasten nicht mit einer dauerhaften Umstellung der schlechten Ernährungsgewohnheiten, sodass sich der positive Effekt, den das Fasten auf den ganzen Körper und nicht nur auf das Gewicht, hat, schnell wieder relativiert. Wer ernsthaft vom Fasten profitieren will, sollte sich vorher damit beschäftigen und nachher bereit sein, sein Leben tatsächlich zu verändern. Das Heilfasten darf man im Übrigen nicht mit dem Hungern vergleichen, da man im Normalfall beim Fasten durchaus leistungsfähig bleibt, auch wenn man die Dinge in dieser Zeit lieber langsamer angehen sollte. Wie bei allem anderen gibt es auch beim Fasten für Hildegard keine fest vorgeschriebene Fastendauer. Manchen Menschen fällt es leicht, mehrere Wochen zu fasten, anderen reichen schon ein paar Tage aus, um die positive Wirkung zu verspüren.

In der Hildegard-Heilkunde muss man zwischen drei Fastenkuren unterscheiden, die unterschiedlich streng sind: das Dinkelfasten, die Dinkel-Reduktionskur und das so genannte Hildegard-Fasten. Dinkel hat, wie man bereits anhand der Namen sieht, eine große Bedeutung in der Hildegard-Ernährung. Die einfachste Form des Heilfastens nach Hildegard von Bingen ist das Dinkelfasten. Eine Kur dauert etwa vier bis sechs Wochen, und in dieser Zeit nimmt man täglich drei Mahlzeiten zu sich, die nur aus Dinkel, Gemüse und Obst bestehen. Fleisch, Fisch, Milchprodukte, Genussgifte aller Art (Schokolade, Alkohol, Koffein, Nikotin usw.) und Ähnliches sind verboten. Dinkel kann man in Form von Dinkelbrot, Dinkelbrötchen, Dinkelnudeln, Dinkelgrieß, Dinkelbrei, Dinkelsuppe usw. essen. Ergänzt wird das Ganze mit Obst und Gemüse, wobei man allerdings darauf achten sollte, auf saisonale und regionale Waren zurückzugreifen.

Die zweite Art des Fastens, eine Dinkel-Reduktionskur, kann man problemlos über mehrere Monate hinweg durchführen, da man hierbei im zweitägigen Wechsel die Reduktionskost und die „normale" Hildegard-Ernährung zu sich nimmt. An den Hildegard-Tagen isst man eine normal portionierte, abwechslungsreiche Mischkost, bestehend aus Getreide, Gemüse und Obst, aber auch Fleisch, Fisch und Milchprodukten, wobei Letztere eher als Beilage und nicht als Hauptbestandteil der Mahlzeit dienen sollten. An den Tagen mit der Reduktionskost nimmt man nur Dinkelbrot, Dinkelkaffee und Fencheltee zu sich, wobei zum Mittagessen auch eine Salatbeilage erlaubt ist. Auf alle anderen Nahrungsmittel verzichtet man an diesen Tagen. Wie Sie bereits gesehen haben, geht es bei diesen beiden Fastenformen tatsächlich nicht um das Hungern, sondern schlicht um den Verzicht bzw. teilweisen Verzicht auf ungesundere Nahrungsmittel. Das ist bei der dritten Fastenform anders.

Das Hildegard-Fasten ist die strengste der drei Fastenformen der Hildegard-Ernährung und sollte daher auch nicht länger als acht bis zehn Tage durchgeführt werden. In dieser Zeit nimmt man keinerlei feste Nahrung zu sich. Getrunken werden dürfen Fenchel- und andere Kräutertees, Dinkelkaffee und Obstsäfte (vor allem Apfel- und Traubensaft). Ergänzend steht eine Dinkelgrieß-Gemüsesuppe zur Auswahl. Diese Getränke und die Suppe sind vor allem basisch, um den bei den meisten Menschen übersäuerten Körper wieder ins Säure-Basen-Gleichgewicht zu bringen. Es ist die Zeit, um einmal richtig in sich hineinzuhören und ganz bewusst auf Körper und Seele zu achten.

Bevor das eigentliche Fasten beginnt, gibt es zwei so genannte Einleitungstage, an denen der Körper auf den Nahrungsverzicht vorbereitet wird, indem man erst einmal auf eiweißreiche Nahrungsmittel, auf alle Genussgifte und – wenn irgendwie möglich – auch auf alle Medikamente verzichtet. Zusätzlich wird der Darm mit einem milden Abführmittel auf Ingwerbasis gereinigt. Zu Beginn einer Fastenkur kann es übrigens zu einigen mehr oder weniger unangenehmen Begleiterscheinungen wie schlechtem Körpergeruch, Mundgeruch, Durchfall, Schweißausbrüchen und Hautausschlägen kommen. Keine Sorge, das ist sind völlig normale Anzeichen dafür, dass sich der Körper entgiftet.

Das Heilfasten ist bei vielen Erkrankungen hilfreich, hat sich aber besonders bei chronischen Erkrankungen bewährt. Wichtig ist es immer, eine Fastenkur (vor allem, wenn es um das Hildegard-Fasten geht) vorher mit seinem Arzt abzustimmen und bei Bedarf auch während des Fastens unter ärztlicher Aufsicht zu bleiben. Heilfastenkuren werden z. B. in vielen Kurkliniken angeboten. Ganz wichtig ist neben dem eigentlichen Fasten auch eine leichte körperliche Bewegung und Entspannung. Die Fastenzeit ist eine Zeit der Erneuerung, in der man seinem Körper und seiner Seele die Chance gibt, sich von Grund auf zu erholen. Lassen Sie es also ruhig angehen und genießen Sie diese Zeit ganz bewusst.

Nahrungsmittel der Hildegard-Ernährung

Für eine Ernährung nach Hildegard von Bingen braucht man keine komplizierten, exotischen Zutaten. Man verwendet leichte, gesunde Nahrungsmittel, vorzugsweise in Bioqualität und, zur Vermeidung langer Transportwege, aus der Region. Einige ihrer ernährungstechnischen Erkenntnisse und Ansichten sind zwar nicht mehr zeitgemäß oder wurden längst widerlegt (Stichwort: Rohkost), grundsätzlich handelt es sich aber um eine gesunde Ernährungsweise, die sich im Alltag leicht verwirklichen lässt.

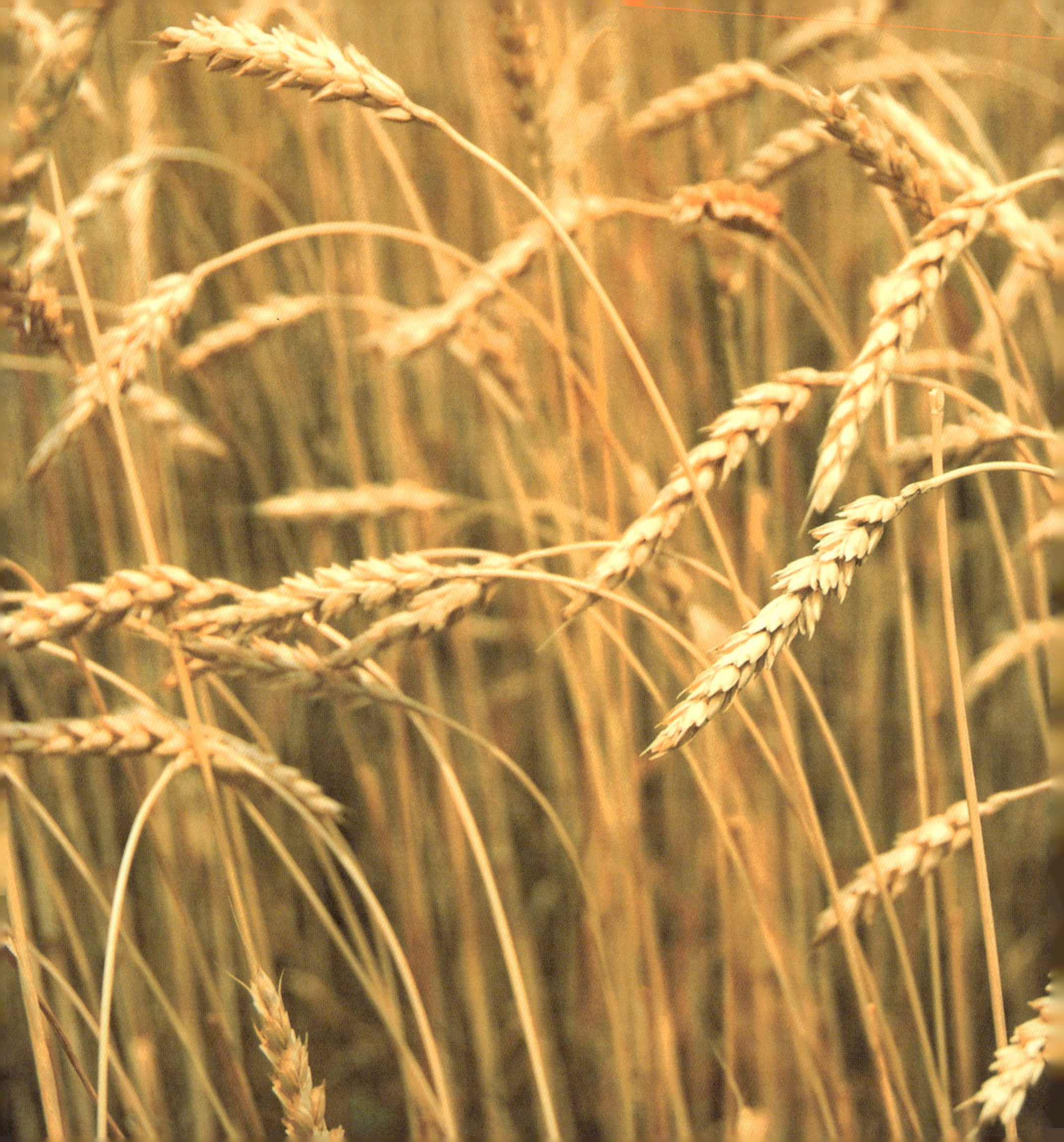

Getreide

Noch vor gar nicht langer Zeit war Getreide auf der ganzen Welt das Nahrungsmittel Nummer eins. In Europa ernährte man sich hauptsächlich von Roggen, Weizen, Hafer und Gerste, in Afrika von Hirse, in Asien von Reis und in Mittel- und Südamerika von Mais. In vielen Ländern, vor allem in der Dritten Welt, ist das auch heute noch der Fall. Jede Getreidesorte enthält Kohlehydrate, Eiweiß, Fett, Mineralien, Vitamine und Faserstoffe, jeweils in einer anderen Zusammensetzung. Ernährungstechnisch wertvoll sind sie aber alle. Im letzten Jahrhundert nahm der Getreidekonsum in Europa jedoch immer weiter ab, bis Getreide schließlich fast nur noch in Form von Brot konsumiert wurde – und hierbei zu einem hohen Prozentsatz in stark verarbeiteter Form als Weißbrot. Heute erlebt es im Rahmen der immer beliebteren Vollwertküche eine Art Renaissance.

Dinkel

Dinkel war für Hildegard von Bingen die wertvollste aller Getreidesorten. Er ist eine sehr genügsame, winterharte Pflanze, die praktisch keine Düngung benötigt. Die Dinkelkörner sind einzeln von einem harten Spelz umgeben, der erst mühsam entfernt werden muss, weshalb Dinkel kein wirklich rentables Anbauprodukt ist und heute vorwiegend von Biobauern gepflanzt wird. Der große Vorteil des Dinkels ist nämlich, dass er im Verhältnis zu anderen Getreidesorten kaum von Umweltgiften belastet ist, da der Großteil bereits mit dem Spelz entfernt wird. Dinkel kann wie Weizen verarbeitet werden.

Bild links: Getreide ist ein wichtiger Bestandteil der Ernährung nach Hildegard von Bingen.

Gerste

Die robuste Gerste ist eng mit dem Roggen und dem Weizen verwandt, wird hierzulande heute aber fast nur noch zum Bierbrauen oder als Viehfutter verwendet. Da Bier auch im Mittelalter schon ein beliebtes Getränk war, schätzte Hildegard die Gerste in erster Linie aus diesem Grund. Als Nahrungsmittel wurde sie von ihr allerdings schon damals als wenig wertvoll angesehen.

Hafer

Auch Hafer erfreut sich in der Hildegard-Heilkunde eines hohen Stellenwerts, ist jedoch weitaus schwerer verdaulich als Dinkel. Daher empfiehlt Hildegard ihn eher als Nahrungsmittel für gesunde Menschen und rät Kranken und Schwachen vom Verzehr ab. Bis ins 18. Jahrhundert hinein war Hafer neben Roggen eines der wichtigsten Grundnahrungsmittel in den nördlichen Gebieten Europas, vor allem in Skandinavien. Heutzutage ist Hafer als Grundbestandteil nahezu aller Müslisorten sprichwörtlich wieder in beinahe jedermanns Munde.

Hirse

Hirse war in Deutschland und im Osten Europas lange Zeit ein wichtiges Getreide zur Herstellung von Getreidebrei, wurde aber im Lauf der Jahre vom Weizen immer mehr verdrängt. Nachdem auch Kartoffeln und Mais ihren Weg nach Europa gefunden hatten, wurde die Hirse als Grundnahrungsmittel nahezu bedeutungslos. In Afrika gehört sie jedoch auch heute noch zu den wichtigsten Nahrungsmitteln. In der Hildegard-Ernährung spielt sie keine große Rolle.

Bild rechts: Eine Roggenähre

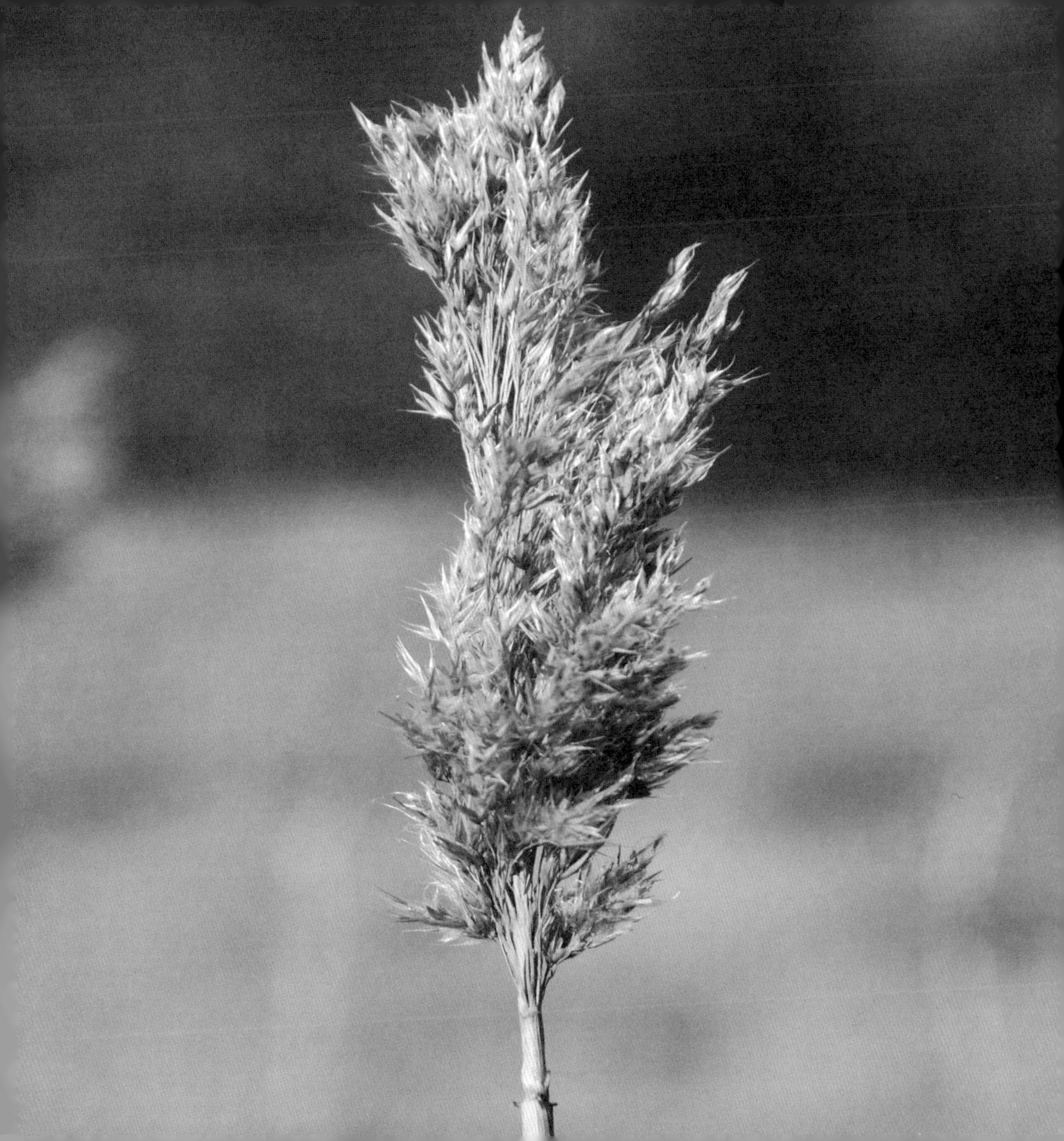

Roggen

Zu Lebzeiten Hildegard von Bingens war der Roggen das am meisten gegessene Getreide. Bereits damals wurde der Roggen als Schlankmacher empfohlen, da er nur einen minimalen Prozentsatz an Fett enthält. Da er aber relativ schwer verdaulich ist, sollten Menschen mit Magenproblemen laut Hildegard besser darauf verzichten. Bei uns wird Roggen heute in erster Linie in Form von Roggenbrot verzehrt.

Weizen

Weizen ist heute das weltweit am häufigsten angebaute Getreide, weil es mit Abstand das ertragreichste ist – und das, obwohl Weizen eigentlich eine recht anspruchsvolle Pflanze ist. Insgesamt gibt es gut 12.000 Weizensorten! Weizen ist der Grundstoff schlechthin für unser Brot – allerdings fehlen ihm in dieser Phase bereits fast alle wichtigen Vitalstoffe wie Kleie und Keime. Weizenmehl wird nämlich fast nur als wertloses Auszugsmehl verwendet, und zwar nicht erst in unserer Zeit. Bereits im Mittelalter war feines Weißbrot eine Delikatesse, die sich nur die reiche Oberschicht leisten konnte. In der Hildegard-Ernährung wird, wenn überhaupt, nur Vollkornweizenmehl verwendet. Ein weiterer Nachteil des Weizens ist sein hohes Allergiepotenzial.

Was ist mit Grünkern?

Der aus der vegetarischen Küche bekannte Grünkern ist das noch unreif geerntete Dinkelkorn, das durch Trocknung haltbar gemacht wird. Zu Zeiten Hildegards war er noch unbekannt, daher findet Grünkern in ihren Ernährungstipps keine Erwähnung. Er ist jedoch besonders reich an Nährstoffen und zudem sehr wohlschmeckend.

Bei allen folgenden Rezepten beziehen sich die Mengenangaben, falls nicht anders angegeben, auf vier Personen.

Getreiderezepte

Habermus:

4 Tassen Dinkelschrot,
8 Tassen Wasser,
4 Äpfel (in Stücke geschnitten),
4 Msp. Galgantpulver,
4 Msp. Bertrampulver,
8 TL Honig,
Zimt

Rühren Sie den Dinkelschrot in das kalte Wasser und lassen Sie das Ganze unter Rühren fünf Minuten vorsichtig aufkochen. Fügen Sie die Äpfel, die Gewürze und den Honig hinzu. Lassen Sie die Mischung bei kleiner Hitze zehn Minuten quellen, und streuen Sie etwas Zimt über das Habermus.

Brotsuppe mit Kräutern:

9 Scheiben altes Dinkelbrot,
300 g Zwiebeln (in Streifen),
30 g Butter,
1/2 l Weißwein,
1 1/2 l Rinderfond,
Salz,.Pfeffer, Muskatnuss (frisch gerieben) zum Würzen,
1/2 TL Galgantpulver,
3 Tomaten (entkernt, geviertelt),
2 Bund Schnittlauch,
1 Bund Petersilie (glatt),
1 Bund Kerbel,
2 Eigelb,
200 ml Sahne

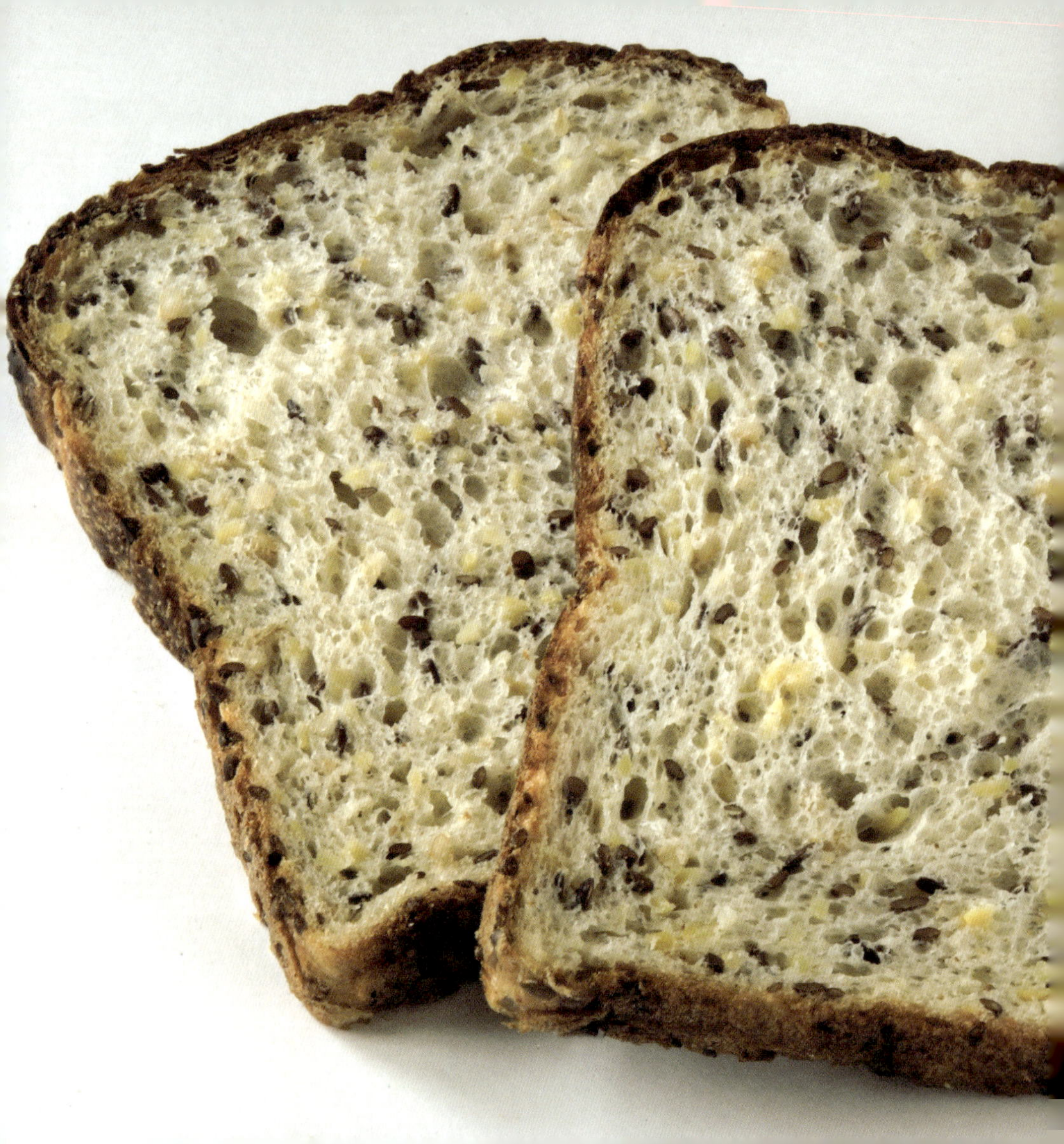

Toasten Sie die Brotscheiben goldbraun. Zerlassen Sie die Butter in einem Topf und bräunen Sie die Zwiebeln darin an. Fügen Sie nun den Wein und den Fond hinzu und würzen Sie das Ganze mit Pfeffer, Salz, Muskatnuss und Galgant. Vierteln Sie die Brotscheiben, geben Sie sie in die Suppe und lassen Sie alles 15 Minuten köcheln. Schneiden Sie die Kräuter klein, geben Sie sie in die Suppe und lassen Sie die Mischung noch einmal zwei Minuten kochen. Verquirlen Sie das Eigelb mit der Sahne, legieren Sie damit die Suppe und nehmen Sie den Topf vom Herd. Kurz vor dem Servieren geben Sie die Tomaten hinzu und lassen sie kurz in der Suppe aufwärmen.

Gemüse

Gemüse wird in der Hildegard-Ernährung sehr häufig verwendet, allerdings hatte Hildegard zur Rohkost eine ausgesprochen negative Einstellung, die heutzutage ernährungsphysiologisch nicht mehr haltbar ist. Sie war der Ansicht, rohes Gemüse und teilweise auch Obst könne nicht richtig verdaut werden, da es nicht zubereitet wurde. Allerdings reichte für sie als „Zubereiten" teilweise bereits das Beifügen von Kräutern aus. Einen großen Teil der Gemüsesorten, die für uns heute selbstverständlich sind, kannte man zu Hildegards Lebzeiten noch gar nicht. Tomaten, Auberginen oder Paprika hielten erst später Einzug in die europäische Küche – trotzdem muss man auf sie aber auch im Rahmen der Hildegard-Ernährung nicht vollständig verzichten.

Bild links: Dinkelbrot ist nahrhaft und lecker.

Bohnen

Dicke Bohnen waren im Mittelalter ein weit verbreitetes Nahrungsmittel, und Hildegard widmete ihnen in einem ihrer Werke gar ein ganzes Kapitel. Alle Bohnensorten sind sehr gute und gleichzeitig preiswerte Proteinquellen. Sie können, wenn sie zusammen mit Getreide verzehrt werden, durchaus eine Fleischmahlzeit ersetzen. Aufgrund ihrer komplexen Kohlehydrate machen Bohnen zudem lange satt.

Brennnesseln

Für die meisten von uns sind Brennnesseln nach wie vor Unkraut – ein höchst unangenehmes Unkraut noch dazu. Wer erinnert sich nicht an die schmerzhaften Erfahrungen, die man als Kind mit der Brennnessel gemacht hat? Damit tun wir ihr jedoch Unrecht. Schon Hildegard wusste um ihre nützliche Wirkung, denn damals galt die Brennnessel als magenreinigend. Heute wissen wir, dass Brennnesseln reich an Vitaminen (vor allem Vitamin C), Mineralsalzen und Enzymen sind. Zudem entschlacken und entgiften sie den gesamten Organismus. In der Hildegard-Ernährung wird die Brennnessel gern als Salat oder wie Spinat zubereitet, aber man kann auch leckere Suppen daraus kochen.

Edelkastanien (Maronen)

Die Edelkastanien waren im Mittelalter für viele einfache Menschen in Süddeutschland eines der wichtigsten Grundnahrungsmittel. In der Hildegard-Ernährung findet man Edelkastanien sowohl als Suppe als auch als Creme, pur oder als Beilage. Sie sind reich an Vitaminen, besonders des B-Komplexes, und enthalten viele wertvolle Mineralien und Spurenelemente. Hierzulande findet man Maronen oder auch Maroni vor allem als geröstete Leckerei auf Weihnachtsmärkten.

Fenchel

Fenchel war für Hildegard sozusagen der König des Gemüses, der von allen Menschen oft und reichlich gegessen werden sollte und geradezu als Universalheilmittel gegen Magen-Darm-Erkrankungen galt. Da er von benediktinischen Mönchen nach Mitteleuropa gebracht worden war, wurde Fenchel anfangs nur in Klostergärten angebaut. Fenchel ist reich an Vitamin A und C, an ätherischen Ölen, Mineralien und Spurenelementen. Aufgrund seiner entblähenden, krampflösenden Wirkung kommt er gerade bei der Behandlung von Kindern oft zum Einsatz.

Knoblauch

Knoblauch wurde von Hildegard sehr geschätzt und im Gegensatz zu den meisten anderen Gemüsesorten roh gegessen. Sie warnte sogar davor, ihn zu kochen, da er „beim Kochen fast wie verdorbener Wein" würde. Schon damals wusste Hildegard also um seine Heilwirkung, die heute längst wissenschaftlich bestätigt ist. Knoblauch wirkt vor allem fett- und cholesterinsenkend, und ein regelmäßiger Knoblauchkonsum hat positive Auswirkungen auf den Blutdruck. Krankheiten wie Arteriosklerose kommen in Ländern, in denen viel Knoblauch gegessen wird, seltener vor.

Kohl

Obwohl Kohl ein im Mittelalter sehr häufig gegessenes Gemüse war, hielt Hildegard nicht viel davon, weil er ihrer Ansicht nach sehr schwer verdaulich war und somit nur Gesunden als Nahrungsmittel empfohlen werden konnte. Auch heutzutage wird Kohl in seinen verschiedenen Varianten noch gern gegessen, und inzwischen weiß man, dass z. B. Sauerkraut extrem viel Vitamin C enthält und deshalb sehr gesund ist – was Hildegard natürlich nicht bewusst war, da sie keine Vitamine kannte.

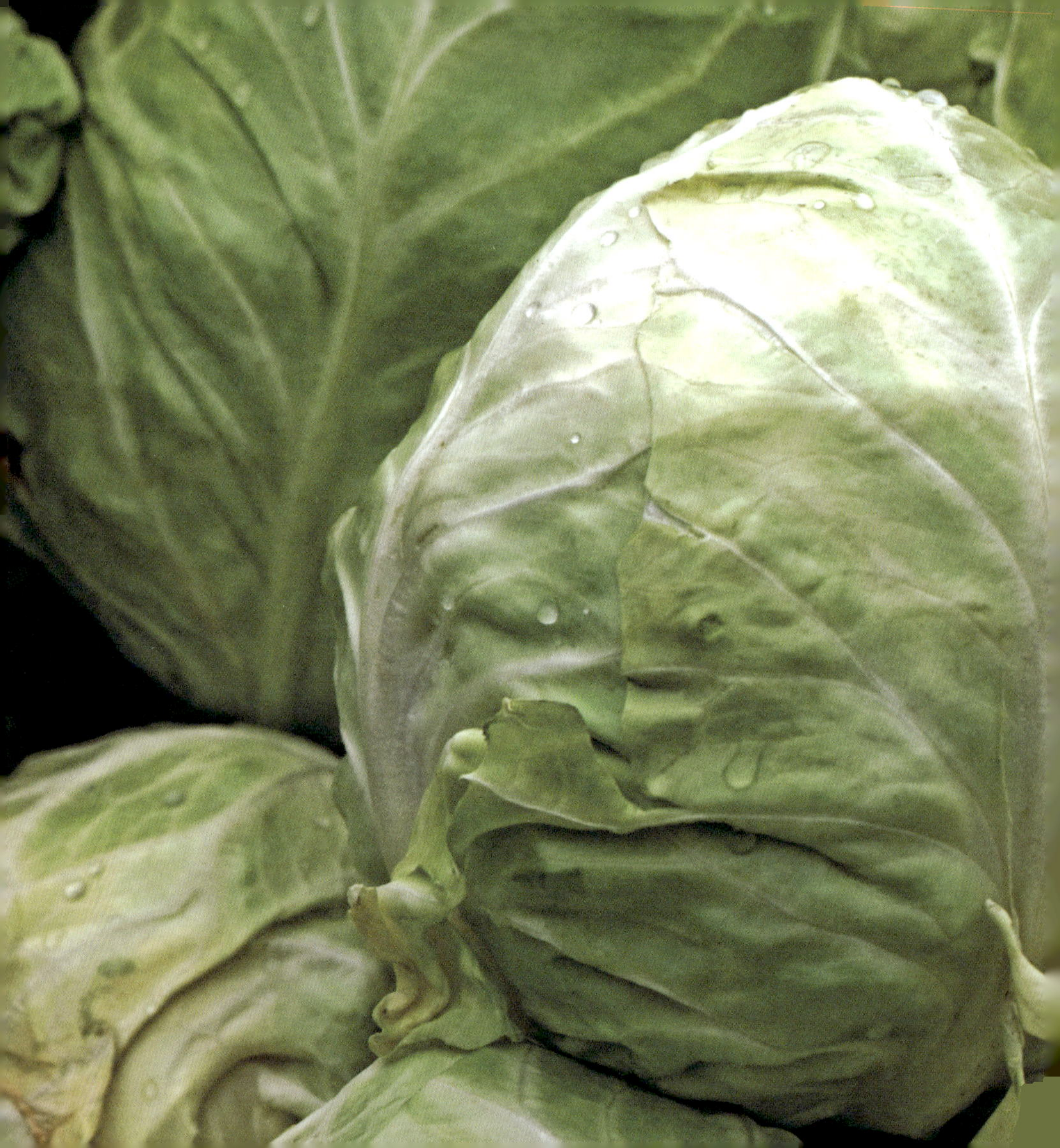

Meerrettich

Meerrettich wird in der modernen Hildegard-Ernährung aufgrund seiner natürlichen, antibiotischen Eigenschaften zur Vorbeugung grippaler Infekte sehr geschätzt.

Rettich

Auch den Rettich empfiehlt Hildegard roh, aber nur in Verbindung mit Kräutern und Gewürzen. Vor allem übergewichtige Menschen sollten Rettich essen, da er sie „ausheilt und von innen reinigt".

Rüben

Rüben in all ihren Ausprägungen, z. B. Karotten oder Kohlrüben, hatten bei Hildegard eher den Nutzen eines Magenfüllers, sonst aber keine große Bedeutung. Allerdings waren sie im Mittelalter ein weit verbreitetes Nahrungsmittel, gerade bei der ärmeren Bevölkerung. Heute weiß man, dass gerade Karotten reich an Vitaminen und Mineralien sind und somit einen durchaus wertvollen Beitrag zur gesunden Ernährung leisten.

Salat

Salat wurde von Hildegard als verdauungsförderndes Nahrungsmittel sehr geschätzt, allerdings sollte er immer in Kombination mit Dill oder Essig gegessen werden. Auch in der modernen Hildegard-Küche gilt grüner Salat als wertvoller Vitaminlieferant. Eine Mahlzeit, die aus gekochtem Dinkel und grünem Salat besteht, versorgt einen Menschen mit fast allen lebenswichtigen Vitaminen.

Bild links: Hildegard empfahl den Genuss von Kohl nur gesunden Menschen.

Sellerie

Sellerie wird seit dem Mittelalter in Mitteleuropa angebaut, galt aber schon in der Antike als wertvolles Gemüse, das vor allem die Nerven stärkt. Auch in der Volksmedizin hatte Sellerie eine große Bedeutung – hier allerdings als potenzsteigerndes Mittel. Roh sollte er laut Hildegard jedoch nicht gegessen werden: „Roh gegessen ist der Sellerie für den Menschen nicht bekömmlich, weil er üble Säfte in ihm bereitet."

Zwiebeln

Unsere heutige Praktik, Zwiebeln z. B. roh im Salat zu essen, war für Hildegard gänzlich undenkbar, gekocht hielt sie Zwiebeln aber für ein wertvolles Gemüse, vor allem für Menschen, die unter Gicht oder Fieber litten. Auch heute noch kennt man die fiebersenkenden Eigenschaften der Zwiebeln. Zusätzlich wissen wir inzwischen aber, dass sie cholesterin- und blutdrucksenkend wirken und das Herz stärken.

Gemüserezepte

Fenchelsalat:

750 g Fenchel (kleinere Knollen),
1/8 l trockener Weißwein,
1/2 l Wasser,
1 TL Rohrzucker,
1/2 Bund Petersilie (glatt),
3 EL Weinessig,
4 EL Sonnenblumenöl,
je 1 Prise Salz, Bertram, Pfeffer und Fenchelgewürzmischung

Bild rechts: Für Hildegard von Bingen war der Fenchel der König der Gemüsesorten.

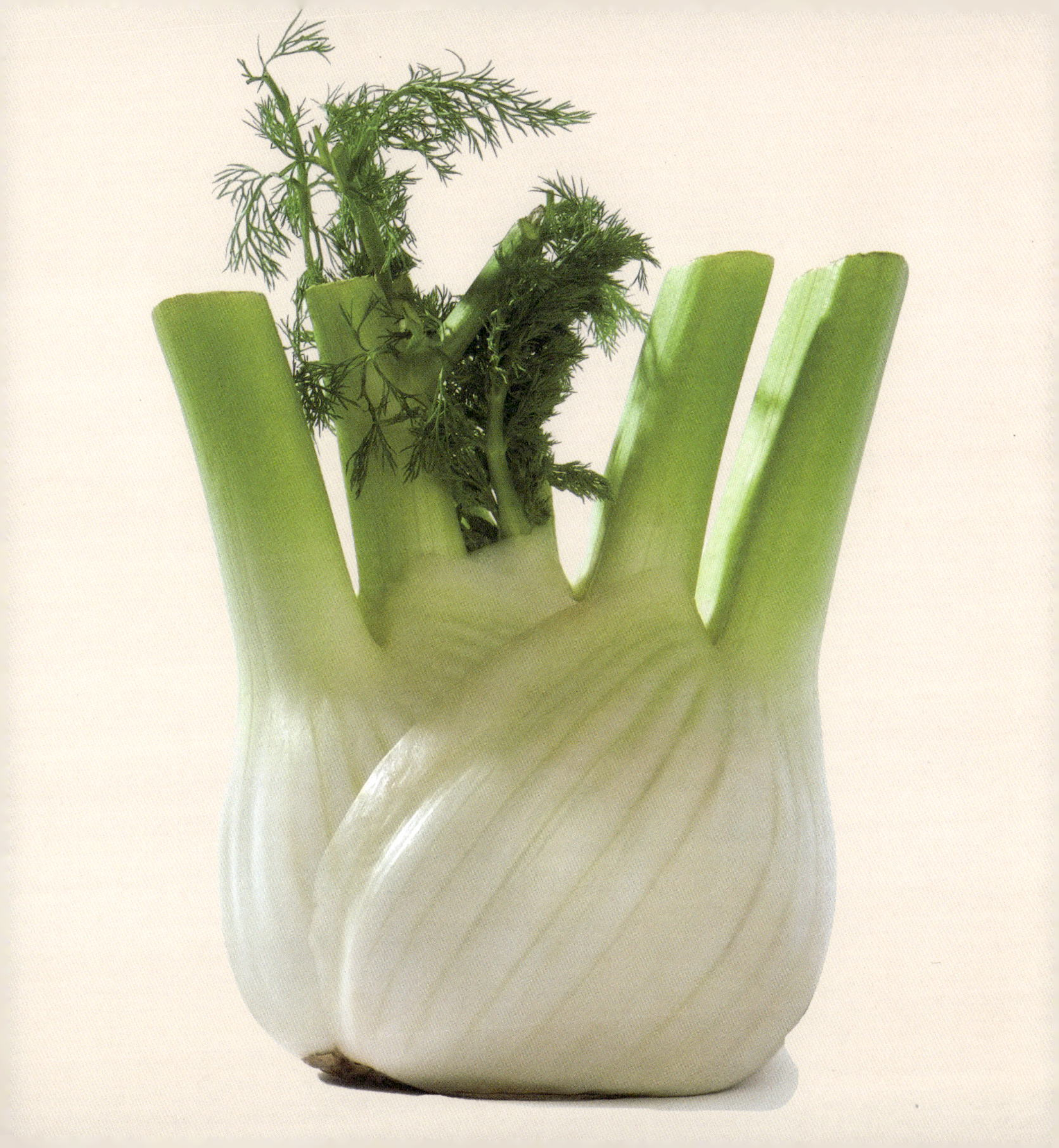

Entfernen Sie die harten Stiele und das Kraut von den Fenchelknollen, heben Sie das Kraut aber auf. Waschen und halbieren Sie die Fenchelknollen. Lassen Sie den Wein zusammen mit Wasser, Salz und Zucker aufkochen. Anschließend legen Sie die Fenchelstücke hinein und garen sie halbweich (ca. 15 Minuten). Dann lassen Sie den Fenchel abtropfen und abkühlen. In der Zwischenzeit hacken Sie das Fenchelkraut und die Petersilie klein. Schneiden Sie die halbierten Fenchelknollen jeweils in vier Streifen. Dann legen Sie die Fenchelstreifen auf eine tiefe Platte und richten sie mit Essig, Öl, den zerhackten Kräutern, Pfeffer und Gewürzen an.

Brennnesselsuppe:

8 Hand voll Brennnesseln,
750 ml Gemüsebrühe,
2 Schalotten,
1 Knoblauchzehe,
2 EL Butter,
2 EL Dinkelmehl,
250 ml Milch,
2 Kartoffeln,
1 EL Öl,
Salz, Pfeffer,
4 EL Sauerrahm

Waschen Sie die Brennnesseln gründlich (Vergessen Sie aber nicht, sich mit Handschuhen zu schützen!) und lassen Sie sie in der Brühe sieben Minuten köcheln. Nun sind die Brennnesseln ungefährlich für Ihre Haut, und Sie können Sie beruhigt anfassen. Anschließend gießen Sie die Brennnesseln in ein Sieb und bewahren die Flüssigkeit auf. Schälen und würfeln Sie die Schalotten und den Knoblauch ganz fein und lassen Sie beides in der Butter glasig werden. Stäuben Sie das Mehl darüber, lassen Sie das Ganze kurz anschwitzen und fügen Sie dann die Milch unter Rühren hinzu. Geben Sie den Brennnesselsud hinzu und lassen Sie die Mischung 15 Minuten lang köcheln. In der Zwischenzeit schälen und würfeln Sie die Kartoffeln und braten sie im Öl goldbraun an. Nun geben Sie die Brennnesseln wieder in die Suppe und pürieren das Ganze mit einem Pürierstab. Zum Schluss wird die Suppe mit Salz und Pfeffer abgeschmeckt und mit dem Sauerrahm und den gebratenen Kartoffelwürfeln garniert.

Obst

Früchte aller Art werden bereits seit Jahrtausenden in Gärten und auf Plantagen kultiviert. Die meisten Obstsorten, die bei uns ursprünglich nicht heimisch waren, gelangten mithilfe der Römer nach Mitteleuropa. Dort wurden sie anfangs nur in den Gärten der Reichen und in Klostergärten angebaut, erst später bekam das einfache Volk Zugang zu ihnen.

Äpfel

Äpfel machen in Deutschland gut 60 % des angebauten Obstes aus. Unumstritten ist der Apfel des Deutschen liebstes Obst – viele wissen aber nicht, dass auch der Apfel erst mit den Römern nach Germanien kam. Auch bei Hildegard von Bingen war der Apfel beliebt, sollte roh jedoch hauptsächlich von gesunden Menschen verzehrt werden, während gekochte oder gebratene Äpfel sich auch für Kranke eigneten. Die Ausnahme von dieser Regel bildeten alte, runzelige Äpfel, die auch Kranken roh gut taten. Heute weiß man, wie gesund und wertvoll Äpfel tatsächlich sind. Sie enthalten über 30 verschiedene Mineralien und Spurenelemente sowie viele Vitamine, von denen die meisten direkt unter der Schale sitzen. Äpfel sind zudem äußerst kalorienarm.

Birnen

Auch die Birnen gelangten erst durch die Römer in unsere Breitengrade. Allerdings waren die damaligen Birnen nicht mit den uns heute bekannten Früchten zu vergleichen, da Birnen im Mittelalter ausschließlich gedünstet oder gekocht gegessen wurden. Hildegard schrieb über die Birnen: „Wer Birnen essen will, koche sie im Wasser oder dörre sie am Feuer." Heute kennen wir nahezu 5.000 Birnensorten, von denen man fast alle roh essen kann. Sie sind reich an Vitamin B und Folsäure und haben einen besonders hohen Kaliumgehalt.

Datteln

Datteln waren durchaus schon zu Zeiten Hildegard von Bingens bekannt. Allerdings handelte es sich dabei um teure Importware, die sich der durchschnittliche Bauer im Mittelalter kaum leisten konnte. Datteln enthalten zwar viel Zucker, aber auch viele B-Vitamine, Eisen und Kalzium. Hildegard schätzte sie als stärkendes Nahrungsmittel und empfahl sie Gesunden und Kranken gleichermaßen.

Hagebutten

Hagebutten werden von uns heute kaum noch als essbare Früchte wahrgenommen, dabei ist die Hagebutte (also die Frucht der Rosengewächse) , die für den Gebrauch in der Küche getrocknet und entkernt wird, eine wahre Vitamin-C-Bombe. Das konnte Hildegard damals noch nicht wissen, sie schätzte die Hagebutte jedoch aufgrund ihrer verdauungsfördernden Wirkung. Hagebutten schmecken hervorragend als Marmelade!

Bild rechts: Hagebutten sind kleine Vitamin-C-Bomben und lassen sich wunderbar zu Marmelade verarbeiten.

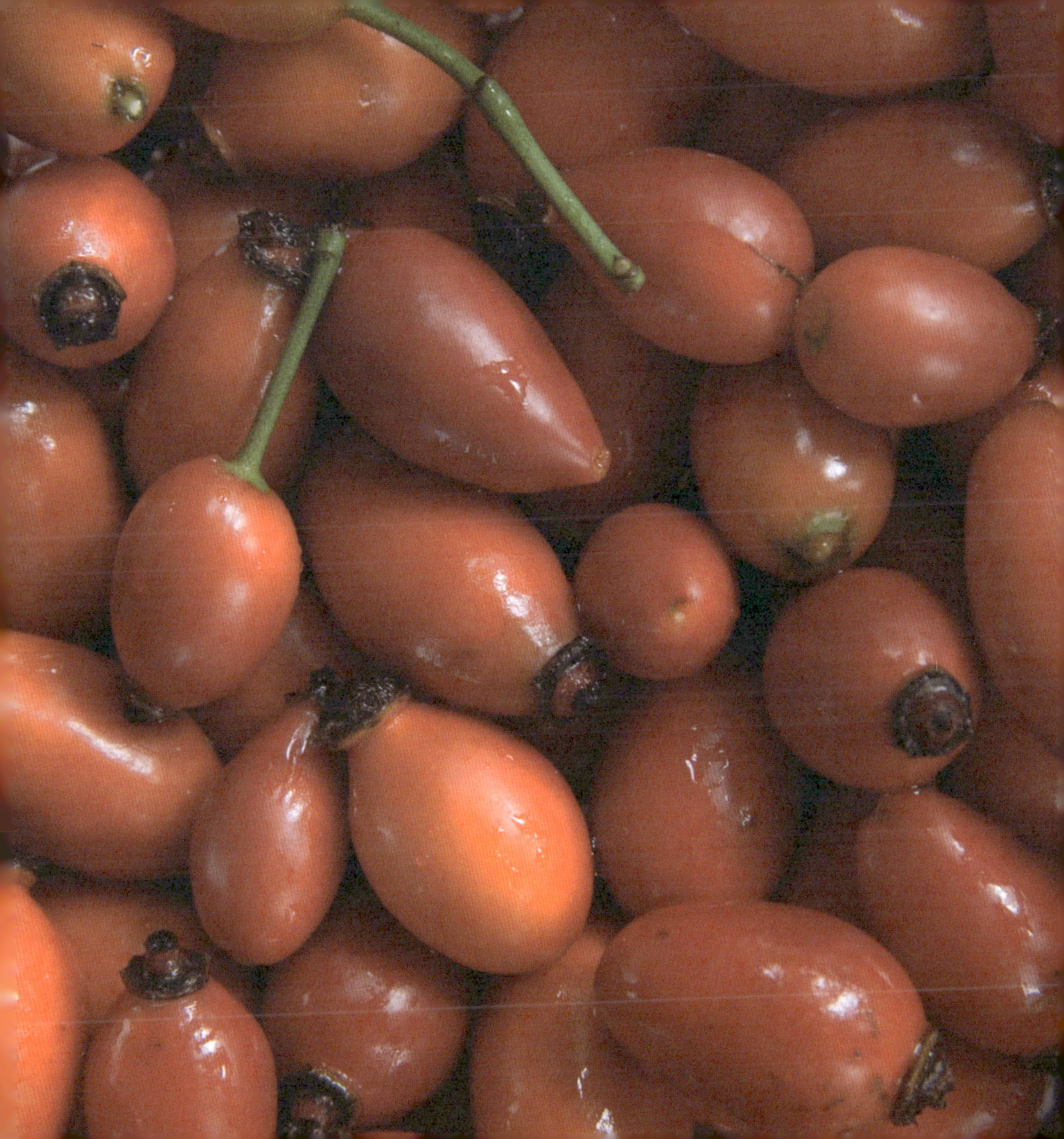

Kirschen

Von Steinobst hielt Hildegard grundsätzlich nicht viel, Kirschen „duldete“ sie aber in der Ernährung, auch wenn sie ihnen für eine gesunde Lebensweise keine Bedeutung beimaß. Kirschen sind reich an Vitaminen und Mineralien und werden aufgrund ihrer Süße heute von den meisten Menschen gern gegessen.

Mispeln

Mispeln waren im Mittelalter eine der wichtigsten Obstsorten und durften in keinem Klostergarten fehlen. Die Früchte kann man sowohl roh als auch zu Marmelade verarbeitet essen. Auch Hildegard schätzte die Mispel, der sie eine blutreinigende Wirkung zusprach, sehr. Heute wissen wir, dass die Mispel den höchsten Vitamin-C-Gehalt aller Früchte hat, was sie ernährungsphysiologisch sehr wertvoll macht. Trotzdem kennt man sie als Frucht hierzulande kaum noch.

Quitten

Die Quitte war im Mittelalter eine sehr beliebte Obstsorte. Lustigerweise ist sie eine der wenigen Sorten, bei denen Hildegard den rohen Verzehr ausdrücklich befürwortete, während Quitten heutzutage ausschließlich gekocht oder anderweitig verarbeitet auf den Tisch kommen.

Zitrusfrüchte

Orangen und Zitronen waren zu Lebzeiten Hildegard von Bingens durchaus bekannt, aber für die meisten Menschen völlig unerschwinglich. Hildegard lobte die Zitrusfrucht für ihren Wert bei der Bekämpfung von Erkältungskrankheiten.

Bild rechts: Hildegard empfahl, Quitten roh zu essen.

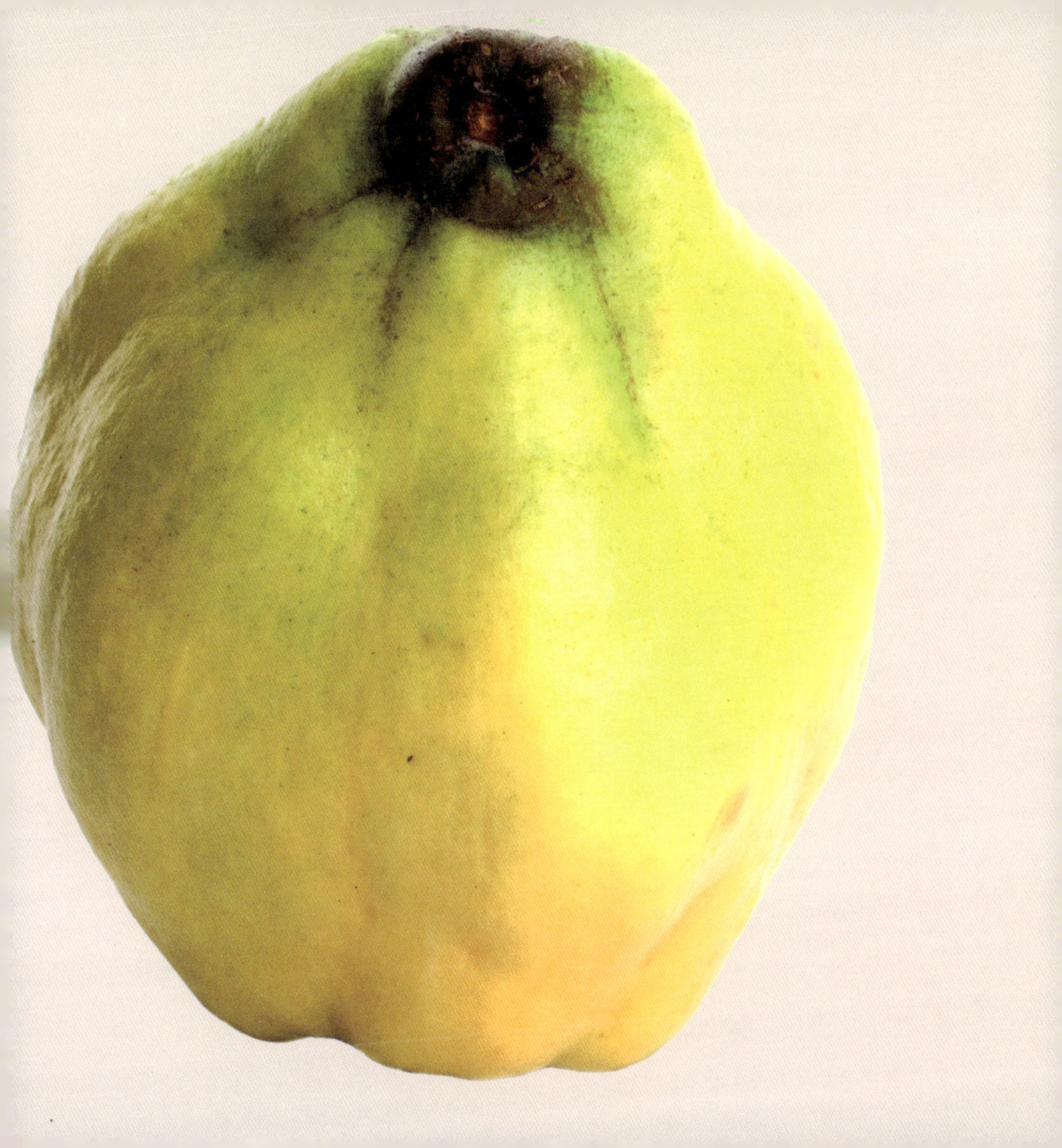

Obstrezepte

Ofenquitten:

4 Quitten,
Zimt,
Zucker,
Schlagsahne

Halbieren Sie die Quitten und legen Sie sie auf ein mit Backpapier belegtes Backblech. Garen Sie die Quitten im Ofen bei 180 °C 30–50 Minuten. Sie sind gar, wenn das Fruchtfleisch beim Nadeltest nachgibt. Schlagen Sie die Sahne steif. Entfernen Sie das Kerngehäuse, bestreuen Sie die Quittenhälften mit Zimt und Zucker und garnieren Sie das Ganze mit Schlagsahne.

Birnenkompott:

1 kg Birnen,
Wasser,
1/4 l Weißwein,
1/4 l Wasser,
1 EL Rohrzucker,
1/2 Zimtstange,
1 Gewürznelke

Schälen, entkernen und vierteln Sie die Birnen. Setzen Sie die Früchte in kaltem Wasser auf und bringen Sie das Ganze zum Kochen. Wenn die Birnen weich sind, schütten Sie sie in ein Sieb und brausen sie kurz mit kaltem Wasser ab. Das Kochwasser wird weggeschüttet. Geben Sie den Weißwein, das Wasser, den Rohrzucker und die Gewürze in einen Topf, lassen Sie die Mischung erst kurz aufkochen und dann auf etwa 200 ml einkochen. Erwärmen Sie die Birnenstücke nochmals kurz in der Soße, richten Sie die Birnen dann auf Tellern an und übergießen sie mit der restlichen Soße.

Fisch

Fisch ist in der Hildegard-Ernährung ein beliebtes Nahrungsmittel. Hildegard selbst hat sich ausführlich mit den Fischen an sich beschäftigt und unterteilte sie in drei Kategorien: Fische, die am Grund eines Gewässers leben, Fische, die in mittleren Tiefen leben, und Fische, die hauptsächlich in der Nähe der Wasseroberfläche schwimmen. Ideal für den menschlichen Verzehr geeignet sind für Hildegard nur die Fische der zweiten Kategorie, da sie sich von gesunden Pflanzen ernähren. Zu diesen Fischen zählt sie Barsch, Dorsch, Gold- und Rotbarsch, Hecht, Zander, Saibling, Wels, Äsche, Hering und Kabeljau. Gesunde Menschen können ihrer Ansicht nach außerdem Bachforelle, Karpfen, Blaufelchen und Lachs essen. Für völlig ungenießbar hielt sie Aal, Scholle, Salm und rohen Hering.

Fisch war im Mittelalter häufig Bestandteil einer Mahlzeit, da er auch an den vielen Fastentagen gegessen werden konnte. Viele Klöster unterhielten eigene Fischteiche, und das Angeln war – im Gegensatz zum Jagen – für jedermann erlaubt. Fisch bot daher eine willkommene Bereicherung des ansonsten zuweilen recht kargen Speiseplans.

Auch heute ist der ernährungsphysiologische Wert von Fisch unumstritten. Idealerweise sollte man mindestens einmal pro Woche Fisch essen, da Fisch viel hochwertiges, leicht verdauliches Eiweiß enthält. Zudem sind viele Fisch reich an Omega-3-Fettsäuren, denen die moderne Ernährungswissenschaft heute wahre Wunderdinge nachsagt. In Regionen bzw. Ländern, in denen besonders viel Fisch gegessen wird, ist das Risiko, an Herz-Kreislauf-Erkrankungen zu leiden, deutlich geringer als in Gegenden, wo Fisch nur selten auf dem Speiseplan steht. Fisch ist in letzter Zeit durch zunehmende Schadstoffbelastung in Verruf gekommen – kaufen Sie am besten Bioware.

Fischrezepte

Folienforellen:

4 mittelgroße Forellen,
Salz,
Zitronensaft,
2 EL Petersilie,
2 Knoblauchzehen,
1 Zitrone (unbehandelt),
je 2 EL Ysop, Quendel, Galgant und Bertram,
Sonnenblumenöl

Spülen Sie die Forellen gründlich mit kaltem Wasser ab und tupfen Sie die Fische trocken. Würzen Sie sie innen und außen mit Zitronensaft und Salz. Hacken Sie die Petersilie und schneiden Sie die Knoblauchzehe in feine Scheibchen. Die Zitrone schneiden Sie ebenfalls in Scheiben, die dann noch einmal geviertelt werden. Mischen Sie die Kräuter miteinander und füllen Sie damit die Forellen. Bestreichen Sie vier ausreichend große Stücke Alufolie mit dem Sonnenblumenöl und verpacken Sie die Forellen darin. Garen Sie die Fische bei 180 °C etwa 15 Minuten lang im Backofen.

Zander in Sesam-Mohnkruste:

4 Zanderfilets,
Zitronensaft,
je 1 Prise Salz, Galgant- und Bertrampulver,
8 EL Sesamsamen,
4 EL Mohnsamen,
1 TL grobes Meersalz,
Butterschmalz

Bild rechts: Forellen zählen zu den von Hildegard empfohlenen Fischarten.

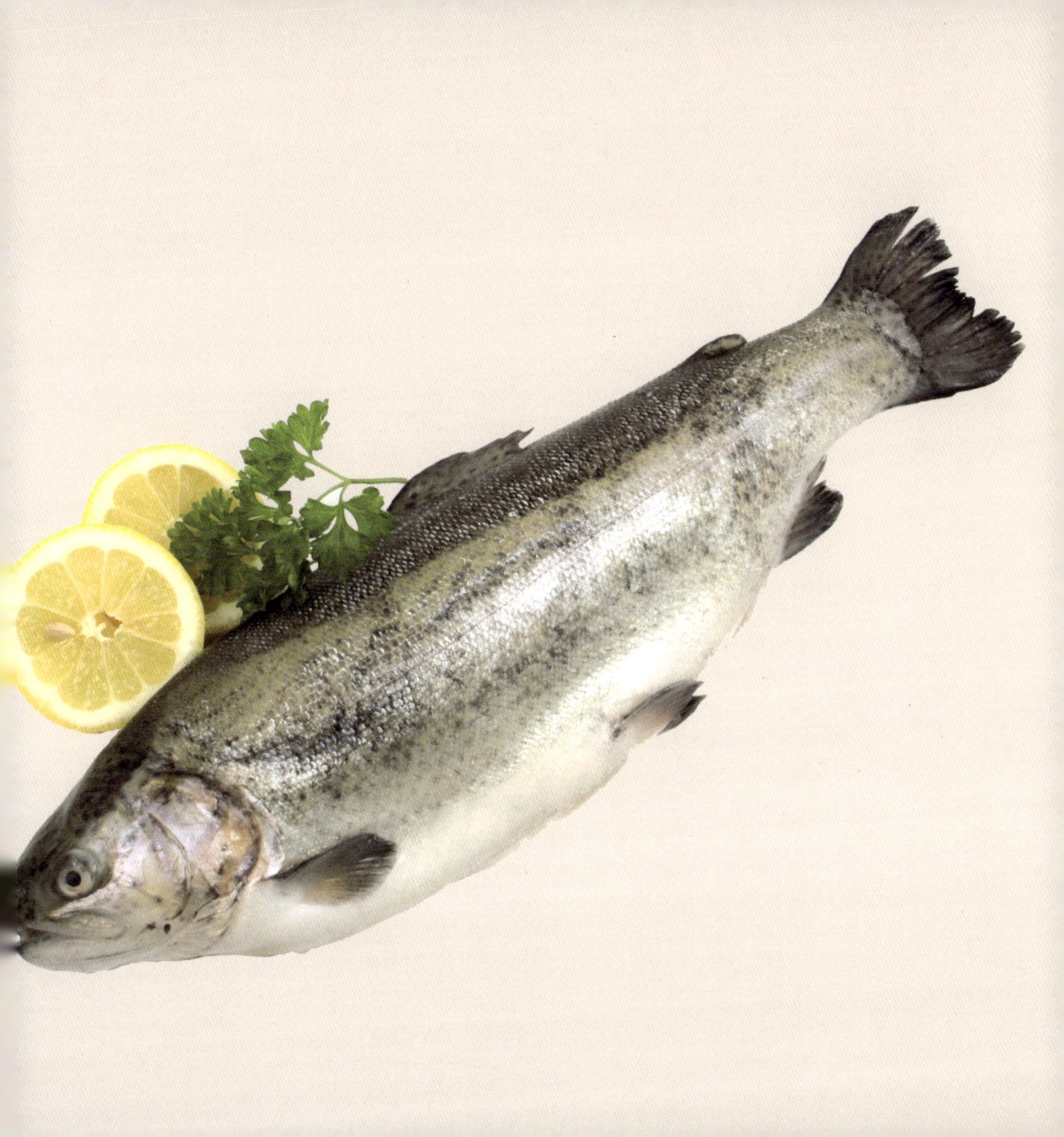

Waschen Sie die Zanderfilets sorgfältig und tupfen Sie sie ab. Reiben Sie die Filets mit Zitronensaft ein und würzen Sie mit Salz, Galgant und Bertram. Vermischen Sie die Sesam- und Mohnsamen sowie das Meersalz gründlich miteinander, wälzen Sie die Filets darin und drücken Sie die Körner gut an. Braten Sie die Filets in Butterschmalz auf beiden Seiten goldbraun.

Fleisch und Geflügel

Fleisch ist in der Hildegard-Ernährung ein Nahrungsmittel, das eher sparsam verwendet wird. Hildegards Ansicht nach ist aber die Konstitution eines jeden Menschen ausschlaggebend dafür, welches Fleisch er gut verträgt und essen sollte und welches nicht. Gerade die bei uns heute am häufigsten verzehrten Fleischsorten Rind und Schwein hielt Hildegard aber für wenig geeignet.

Geflügel hat schon seit Jahrtausenden einen hohen Stellenwert in der Ernährung der meisten Kulturen – nicht nur als Fleischlieferant, sondern auch aufgrund seiner Eier und der Federn. Auch Hildegard beschäftigte sich in ihrem Werk *Physica* ausgiebig mit dem Geflügel.

Insgesamt kann man sagen, dass sich ein Großteil der Menschen in den Industrienationen viel zu fleischlastig ernährt. Fleisch ist heute ein Grundnahrungsmittel, das jederzeit preiswert zu haben ist. So ist der Fleischkonsum in teilweise astronomische Höhen geschnellt – und die Ergebnisse ließen dann auch nicht lange auf sich warten. Viele Menschen leiden heute unter den so genannten Zivilisationskrankheiten, bei denen die Herz-Kreislauf-Erkrankungen an allererster Stelle stehen, dicht gefolgt von Krankheiten wie Rheuma oder Krebs. Selbstverständlich ist die Ernährung nicht der einzige Faktor, der bei der Entstehung dieser Krankheiten eine Rolle spielt, ihr Beitrag ist jedoch keinesfalls zu leugnen. Durch den hohen Fleischkonsum übersäuert der Körper, da tierische Eiweiße im menschlichen Körper zu Harnsäure abgebaut werden. Da Fleisch zudem auch noch schwer verdaulich ist und somit lange in unserem Verdauungssystem verbleibt, belastet es dieses erheblich.

Ente

Hausenten waren Hildegards Ansicht nach nur für den Verzehr gesunder Menschen geeignet, da ihre Nahrung „unrein" war. Wildenten, die in natürlicher Umgebung lebten, waren für Gesunde und Kranke gleichermaßen geeignet. Grundsätzlich empfahl sie, Entenfleisch immer zu braten und nicht zu kochen.

Gans

Gänsefleisch war, wenn überhaupt, nur für gesunde Menschen geeignet, da es gemäß Hildegard im Menschen Schleim und Geschwüre erzeugte. Gänsefett sollte man auf keinen Fall verzehren, da es krank mache. Aus ernährungsphysiologischer Sicht hatte Hildegard mit diesen Erkenntnissen nicht unrecht, da Gänsefleisch sehr fetthaltig ist. Hierzulande kommt Gänsebraten überwiegend in der Weihnachtszeit auf den Tisch.

Huhn

Huhn galt schon bei Hildegard als äußerst wertvolles Lebensmittel. Kranke Menschen sollten lieber gebratenes Hühnerfleisch essen, da es aus Hildegards Sicht leichter verdaulich ist als gekochtes. Besonders empfehlenswert ist Hühnerleber, da sie „gegen alle Krankheiten taugt, die den Menschen innerlich schädigen". Huhn ist heute auch hierzulande die mit Abstand beliebteste Geflügelsorte.

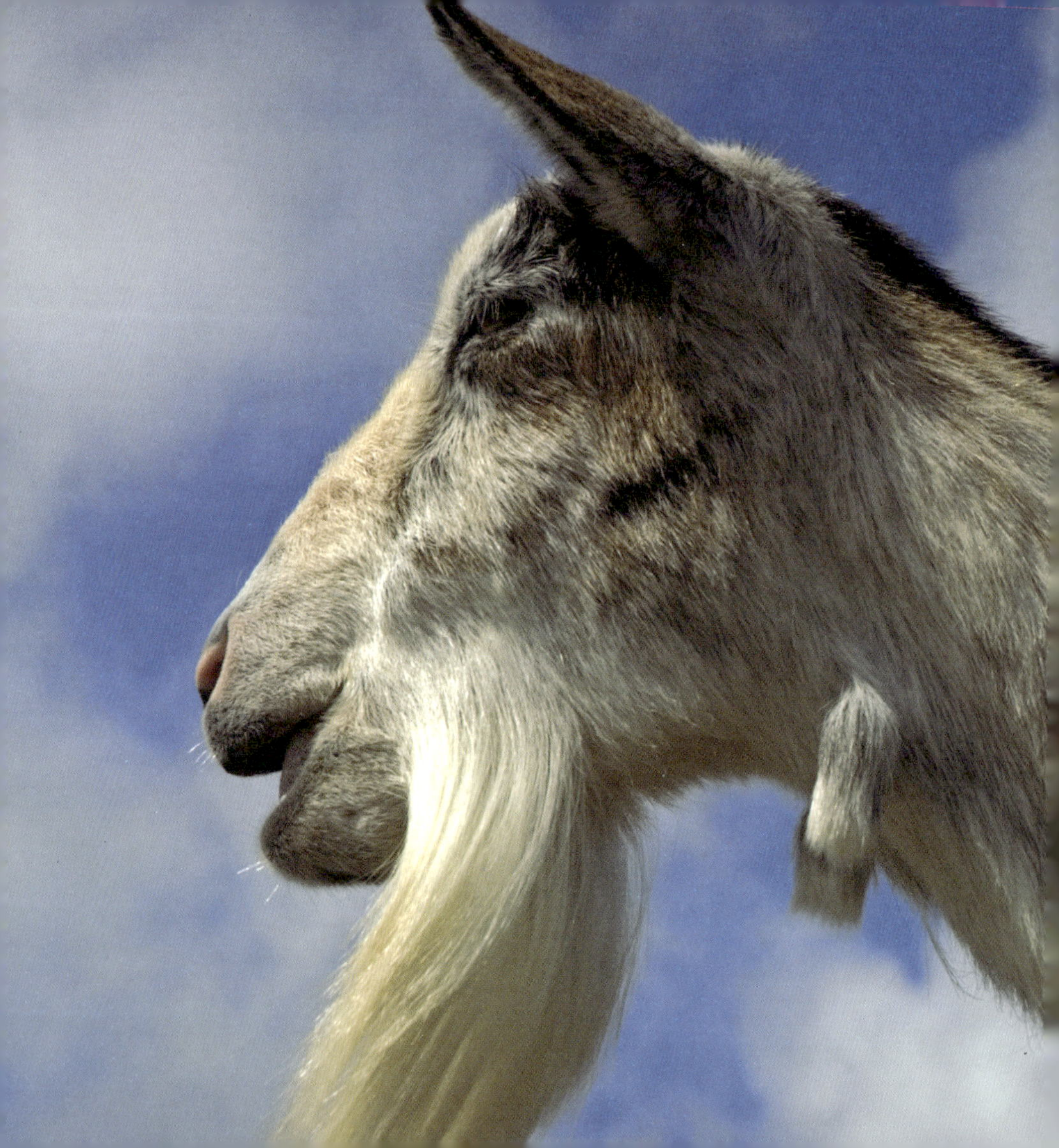

Reh/Hirsch

Reh- und Hirschfleisch kamen, wie auch alle anderen Wildsorten, fast nur bei den Wohlhabenden auf den Tisch. Für Hildegard war dieses Fleisch aber sehr wertvoll und sowohl für Gesunde als auch für Kranke zu empfehlen. Wild ist insgesamt sehr nährstoffreich und enthält viele B-Vitamine und Mineralien. Meist ist es auch recht fettarm.

Rind

Rindfleisch war für Hildegard eine der am wenigsten für den Verzehr geeigneten Fleischsorten. Wollte man es aber dennoch essen, sollte man es zumindest über Nacht in Wasser einlegen, um den Schleim im Fleisch zu entfernen. Heutzutage weiß man, dass Rindfleisch große Mengen gesättigter Fettsäuren und Cholesterin enthält, gleichzeitig aber auch ein wichtiger Eisen- und Vitamin-B-Lieferant ist. Auch wenn Sie sich nach den Regeln Hildegards ernähren wollen, müssen Sie natürlich nicht völlig auf Rindfleisch verzichten. Sie sollten hier aber möglichst Biofleisch kaufen.

Schwein

Der Konsum von Schweinefleisch macht den Menschen Hildegards Ansicht nach krank, weshalb man vollkommen darauf verzichten sollte. Da Schweinefleisch aber sehr fett ist, kann es von Kranken zur Kräftigung kurzfristig genossen werden; sobald sie genesen sind, sollten sie wieder vom Schwein ablassen. Hierzulande ist das Schweinefleisch das beliebteste Fleisch überhaupt, und es ist häufig auch das billigste. Das angebotene Fleisch ist aber meist von minderer Qualität. Deshalb sollte man, wenn man unbedingt Schweinefleisch essen will, nur auf Biofleisch zurückgreifen.

Bild links: Ziegenfleisch war im Mittelalter sehr beliebt.

Schaf/Lamm

Lammfleisch wurde von Hildegard sehr geschätzt, da es ihrer Meinung nach eine positive Wirkung bei allgemeiner Schwäche, Krampfadern und Bindegewebsschwäche hatte. Man sollte es jedoch nur in den Frühlings- und Sommermonaten verzehren. Ernährungsphysiologisch gesehen ist das Lammfleisch relativ wertvoll, das es viel Eiweiß, wenig Fett und reichlich Vitamine aus dem B-Komplex sowie Eisen enthält.

Wildschwein

Das Fleisch des Wildschweins wurde von Hildegard ebenfalls als sehr wertvoll eingestuft, da sich diese Tiere von gutem und gesundem Futter ernähren. Besonders hoch war ihrer Ansicht nach der Wert von Wildschweinen, die in Kastanienwäldern leben, da die Kastanie an sich ja bereits einen hohen Nährwert und viele heilende Eigenschaften hat.

Ziege

Ziegenfleisch war im Mittelalter eine beliebte und häufig gegessene Fleischsorte, während es heute hierzulande kaum noch auf den Tisch kommt. Auch Hildegard empfahl es, weil es „gestörte und beschädigte Eingeweide heilt und den Magen des Essers gesund und stark macht".

Fleischrezepte

Rehschnitzel:

4 Rehschnitzel (je etwa 150 g),
Butterschmalz, 1 Prise Galgant

Für die Beize:

1/4 l Rotwein,
1 EL Rotweinessig,

100 ml Wasser,
1 kleine Zwiebel (in Ringe geschnitten),
1 Knoblauchzehe,
5 Pfefferkörner,
3 Wacholderbeeren
einige Zitronenschalen

Für die Soße:

100 ml Rotwein,
nach Belieben Galgant, Bertram, Ysop und Quendel,
Salz, Zimt

Stellen Sie aus Wein, Essig, Zwiebelringen, Knoblauch, Gewürzen und Zitronenschale eine Beize her, in der Sie die Rehschnitzel 24 Stunden einlegen. Wenden Sie die Schnitzel dabei mehrmals. Lassen Sie die Schnitzel abtropfen und würzen Sie sie mit Galgant und Bertram. Braten Sie das Fleisch bei milder Hitze von beiden Seiten an und stellen Sie es anschließend warm. Löschen Sie die Bratenflüssigkeit mit dem Rotwein ab und geben Sie nach Geschmack die Gewürze hinzu. Legen Sie die Schnitzel vor dem Servieren noch einmal kurz in die Soße. Als Beilage passen Dinkelnudeln.

Lamm im Kräutermantel:

4 Lammkoteletts
nach Belieben Galgant, Bertram und Quendel

Für die Paste:

1 Tasse gehackte Kräuter (z. B. Petersilie, Quendel, Ysop, Gundelrebe, Melde),
Sonnenblumenöl,
1 Tasse Semmelbrösel,
2 Knoblauchzehen (gehackt),
2 TL Salz,
Bertram, Galgant

Legen Sie die Lammkoteletts in eine geölte Auflaufform und würzen Sie sie mit Galgant, Quendel und Bertram. Lassen Sie das Fleisch einige Minuten marinieren. Geben Sie in der Zwischenzeit die Kräuter für die Paste in einen Mixer und pürieren Sie alles zusammen mit dem Sonnenblumenöl, bis eine sämige Paste entsteht. Rühren Sie nun die Semmelbrösel, die gehackten Knoblauchzehen, das Salz und die Gewürze unter und bestreichen Sie die Lammkoteletts mit der Mischung. Überbacken Sie das Ganze im Ofen bei 180 °C etwa 15 Minuten lang.

Sonstiges

Milch- und Milchprodukte gelten in der Hildegard-Ernährung als wertvolle Nahrungsmittel, die aber nur in Maßen genossen werden sollen. Butter empfiehlt Hildegard für alle Menschen, da sie zur innerlichen Heilung beiträgt. Übergewichtigen rät sie aber, sich beim Butterkonsum einzuschränken, damit sie nicht noch dicker werden.

Eier enthalten viel leicht verdauliches Protein, aber auch sehr viel Fett. Zusätzlich sind sie wertvolle Vitaminlieferanten. Hildegard empfahl den Verzehr von Hühnereiern zwar, aber nur in Maßen und vorzugsweise weich gekocht, da hart gekochte Eier schwer verdaulich sind.

Bild rechts: Hildegard hielt hart gekochte Eier für schwer verdaulich.

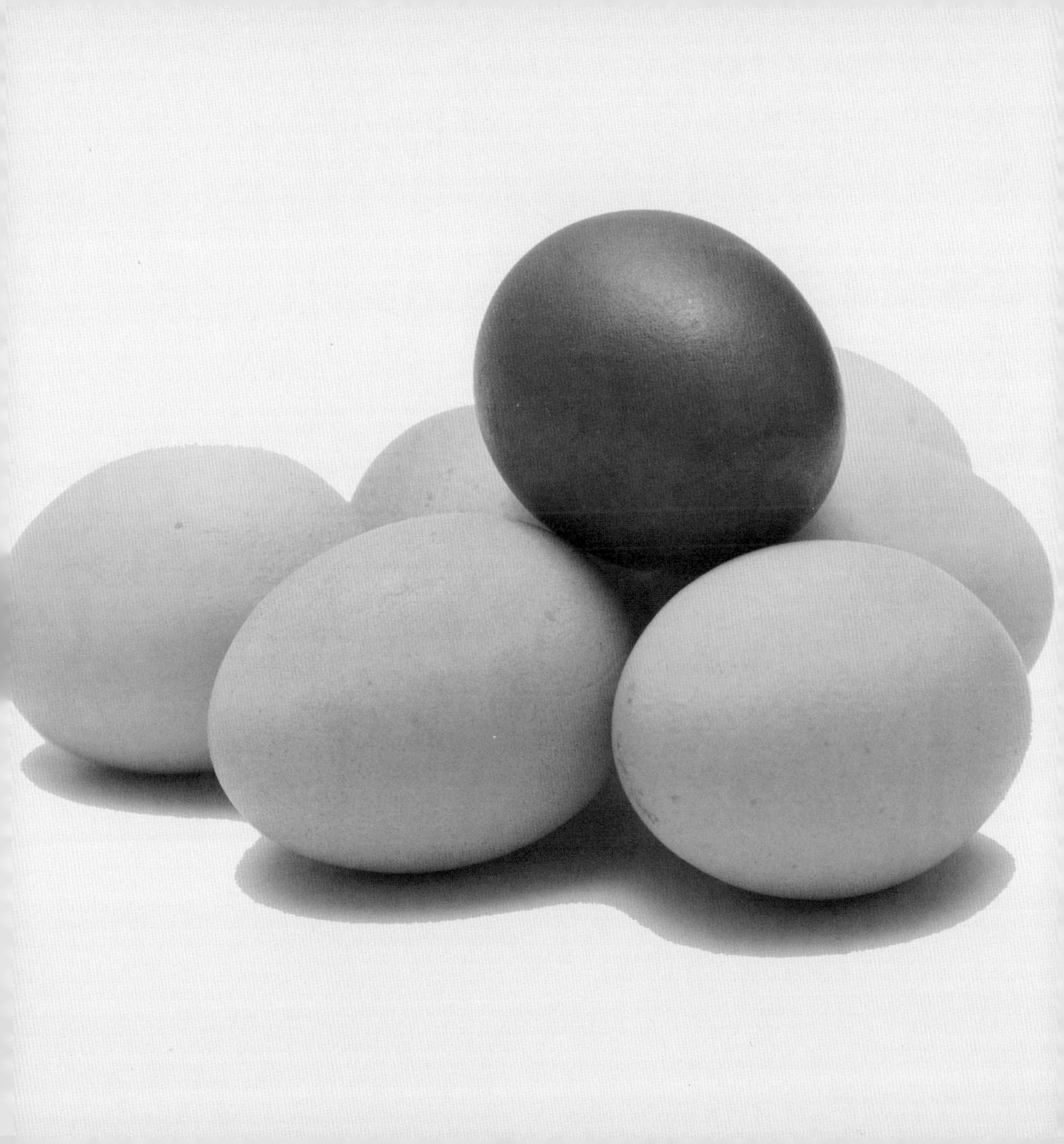

Wildkräuteromelette:

12 EL Dinkelmehl (fein),
800 ml Milch,
4 Eier,
Salz,
Galgant

Für die Füllung:

1 EL Butterschmalz,
4 kleine Zwiebeln (fein gehackt),
600 g gehackte Wildkräuter (z. B. Brennnessel, Löwenzahn, Minze, Wegerich, Melde, Kerbel),
Galgant,
Salz,
400 g Mozzarella (gewürfelt)

Verquirlen Sie die Eier mit dem Dinkelmehl und der Milch und schmecken Sie die Mischung mit Salz und Galgant ab, bevor Sie alles eine halbe Stunde lang quellen lassen. Backen Sie anschließend vier Omelettes daraus. Rösten Sie die Zwiebeln im Butterschmalz goldgelb an, geben Sie die Kräutermischung hinzu und dünsten Sie das Ganze drei Minuten. Anschließend schmecken Sie die Füllung mit Salz und Galgant ab und füllen sie zusammen mit den Mozarellawürfeln in die Omelettes.

Grieß-Zauber:

90 g Dinkelgrieß,
1/4 l Milch (kalt),
50 g Rohrzucker,
Salz,
1 EL Zitronensaft,
1 TL Zitronenschale (unbehandelt),
2 Msp. Safran,
2 Eier,
Zucker,
Früchte der Saison

Rühren Sie den Grieß in die kalte Milch, kochen Sie die Masse unter ständigem Rühren auf und lassen Sie sie dann auf der ausgeschalteten Herdplatte fünf Minuten quellen. Trennen Sie die beiden Eier und schlagen Sie die Eiweiße steif. Heben Sie den Rohrzucker, eine Prise Salz, den Zitronensaft, die Zitronenschale, den Safran und die Eidotter unter die Grießmasse. Ziehen Sie die Eiweiße unter die Grießmasse und lassen Sie das Ganze anschließend noch einmal kurz aufkochen. Dann spülen Sie eine Schale aus, streuen sie mit Zucker aus und geben den Grießbrei hinein. Stellen Sie den Grießbrei mindestens zwei Stunden kalt, bevor Sie in auf eine Platte stürzen und mit Früchten der Saison garniert servieren.

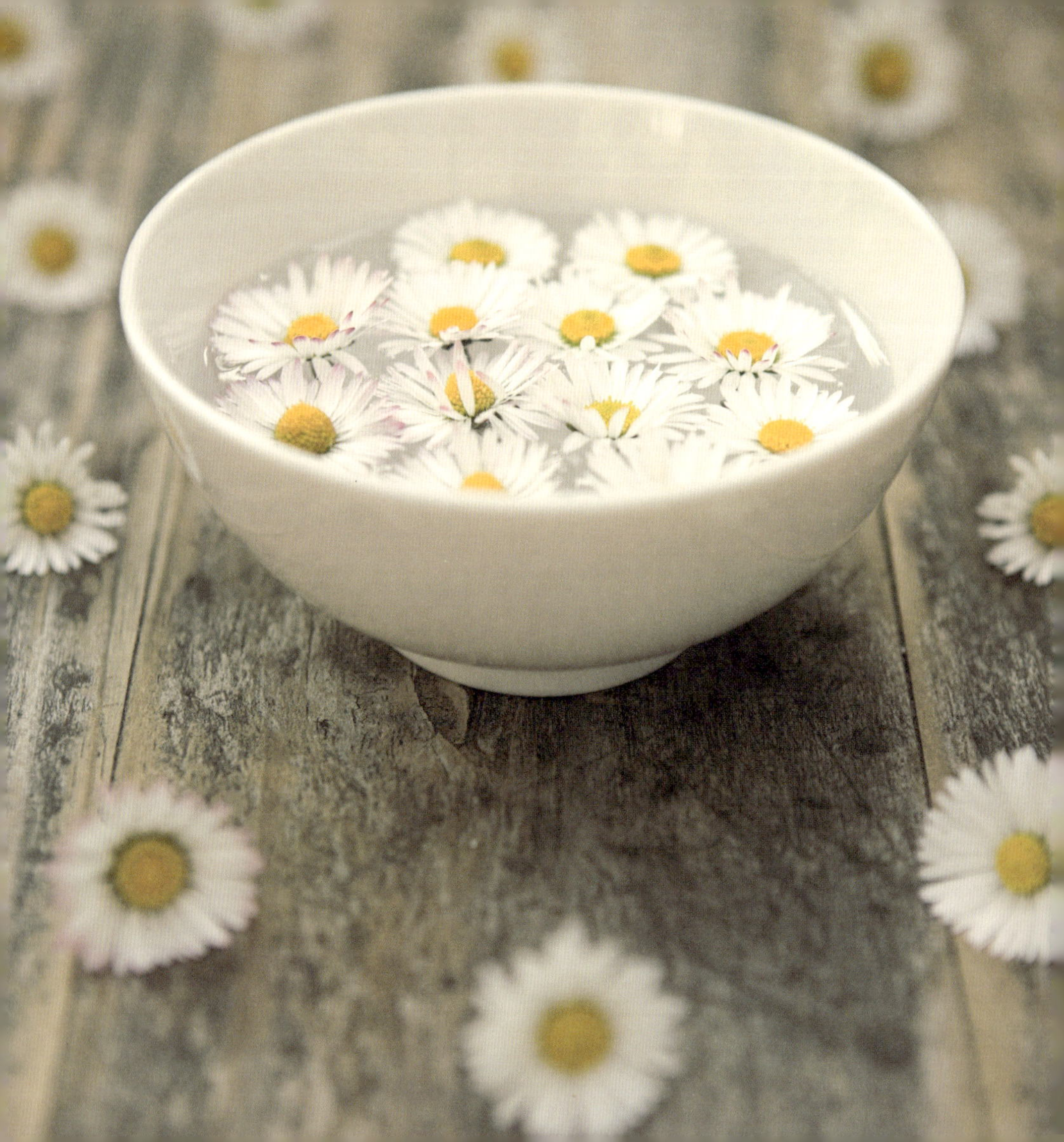

Anhang

Literatur

Hildegard-Heilkunde von A–Z. Kerngesund von Kopf bis Fuß – Wighard Strehlow (Droemer Knaur, München, August 2000)

Wisse die Wege. Ratschläge fürs Leben – Hildgard von Bingen (Insel, Frankfurt, November 1997)

Hildegard von Bingen. Das Buch vom Wirken Gottes. Liber Divinorum Operum – Hildegard von Bingen, Mechthild Heieck (Pattloch, München, Februar 1998)

Gesund mit Hildegard von Bingen. Ihre wichtigsten Lehren zu Gesundheit, Küche und Fasten – Heidelore Kluge (Moewig, Rastatt, März 2005)

Das große Gesundheitsbuch der heiligen Hildegard von Bingen. Ratschläge und Rezepte für ein gesundes Leben – Ellen Breindl (Bassermann, München, August 2004)

Große Hildegard-Apotheke – Gottfried Hertzka und Wighard Strehlow (Christiana-Verlag, Stein am Rhein, Schweiz, Januar 2005)

Denn ich bin krank vor Liebe. Das Leben der Hildegard von Bingen – Barbara Beuys (Piper, München, April 2003)

Die Psychotherapie der Hildegard von Bingen. Heilen mit der Kraft der Seele – Wighard Strehlow (Lüchow, Stuttgart, März 2004)

Die Heilsteine der Hildegard von Bingen – Michael Gienger (Neue Erde, Saarbrücken, September 2004)

Hildegards Lied. Hildegard von Bingen. Der Roman ihres Lebens – Petra Welzel (Fischer, Frankfurt, November 2006)

Hildegard von Bingen. Einfach fasten – Brigitte Pregenzer, Brigitte Schmidle (Tyrolia, Innsbruck, Österreich, Februar 2004)

Hildegard von Bingen. Einfach kochen – Brigitte Pregenzer, Brigitte Schmidle (Tyrolia, Innsbruck, Österreich, Oktober 2002)

Das Hildegard-von-Bingen-Kochbuch. Die besten Rezepte der Hildegard-Küche – Wighard Strehlow (Heyne, München, Januar 1996)

Die Ernährungstherapie der Hildegard von Bingen. Rezepte – Kuren – Diäten – Wighard Strehlow (Lüchow, Stuttgart, September 2003)

Eine Reise in den Rheingau finden Sie auf dieser DVD:

Auf den Spuren der heiligen Hildegard von Bingen (DVD) – Pixelmovie, April 2006

Und Hildegards Musik können Sie auf dieser Aufnahme genießen:

Voice Of Blood (Audio CD) – *Sequentia* (Künstler), Hildegard von Bingen (Komponistin)

Adressen und Bezugsquellen:

Die Lebensstationen der Hildegard von Bingen:

Die Abtei St. Hildegard hat das Erbe der Hildegard von Bingen sehr bewusst angetreten und bewahrt ihre Tradition. Das Kloster liegt auf einem Berg oberhalb Eibingens, einem Stadtteil Rüdesheims, und wurde im Lauf der Jahrhunderte immer weiter ausgebaut. Die Benediktinerinnen bieten Führungen durch die Abtei und die Kirche sowie Plätze für Übernachtungsgäste an. Hier können Sie auch einige der berühmten Miniaturen der *Scivias* besichtigen:

Benediktinerinnenabtei St. Hildegard Rüdesheim/Eibingen
Klosterweg
65385 Rüdesheim am Rhein
Tel.: 06722/499-0
E-Mail: benediktinerinnen@abtei-st-hildegard.de
www.abtei-st-hildegard.de

Hildegards Geburtsort Bermersheim in Rheinhessen in der Nähe von Alzey ist ein kleines romantisches Dorf, in dem allerdings nichts mehr auf Hildegards Familie hinweist.

Auf dem Disibodenberg am Zusammenfluss von Nahe und Glan finden Sie recht stimmungsvolle Ruinen der Klosteranlagen. Man kann hier gut einen Tag mit der Besichtigung des Ruinenparks verbringen, die auf Wunsch auch geführt werden. Das Gebiet des Disibodenbergs befand sich über lange Zeit in privater Hand und wurde nunmehr in die Disibodenberger Scivias-

Stiftung überführt. Das Ziel dieser Stiftung ist, für den Erhalt der Ruinen als Zeugen einer jahrhundertelangen christlichen Kulturtradition zu sorgen, und dazu zählt auch, das Gedankengut der heiligen Hildegard zu bewahren und zu pflegen:

Scivias-Stiftung
Disibodenberger Hof
55571 Odernheim am Glan
Tel.: 06755/9699188
E-Mail: stiftung@disibodenberg.de
www.disibodenberg.de
Ansprechpartner: Frau Hein

Hildegards erstes Kloster Rupertsberg gegenüber von Bingen wurde 1632 im Dreißigjährigen Krieg durch die Schweden zerstört. Die Ruinen wurden dann 1857 beim Bau der Nahetal-Eisenbahn gesprengt, sodass tatsächlich überhaupt nichts von dieser Wirkungsstätte erhalten geblieben ist.

Den Reliquienschrein der heiligen Hildegard und den Hildegardisaltar finden Sie in der Pfarrkirche „St. Hildegard und St. Johannes der Täufer“ in Eibingen. Die Hildegardisquelle befindet sich ebenfalls an der Kirche. Das Hildegardisfest wird in Eibingen jedes Jahr am 17. September gefeiert. Dabei können Sie einer Reliquienprozession der Benediktinerinnen zusehen und an einer Messe zu Ehren Hildegards teilnehmen. Der Reliquienschrein wird nur an diesem Tag geöffnet. Zum Abschluss des Festes gibt es noch die Hildegardisvesper in der Abtei St. Hildegard.

Weitere Adressen:

Klosterheilkunde nach Hildegard von Bingen
Jutta Claus, Heilpraktikerin
Ferdinandstr. 16
44799 Bochum
www.klosterheilkunde-hildegardpraxis.de

Bund der Freunde Hildegards
Am Weinberg 23
A – 4880 St. Georgen im Attergau
Tel.: 0043(0)7667/8131
www.hildegardvonbingen.info

Internationale Gesellschaft Hildegard von Bingen
CH – 6390 Engelberg
www.hildegard-gesellschaft.org

Dr. Wighard Strehlow
Hildegard-Praxis
Strandweg 1
78476 Allensbach
Tel.: 07533/7433
http://web.mac.com/wighardstrehlow1/iWeb/Deutsch/Home/Home.html

Bezugsquellen:

Wertachtal-Werkstätten GmbH
Hildegard-Lädele – Naturkostversand
Gablonzer Ring 10
D-87600 Kaufbeuren
Tel.: 08341/9600862
Fax: 08341/9600864
www.hildegard-naturprodukte.de

Maria Völkl, Hildegard-Laden – Ferienhaus „Hildegard"
Hildweinsreuth 3
92696 Flossenbürg
Tel.: 09636/1819
www.ferienhaus-hildegard.de/Laden

JURA Naturheilmittel
Nestgasse 2
78464 Konstanz
Tel.: 07531/31487
www.hildegard.de

Geschützte Pflanzen

Gesetztestexte sind zugegebenermaßen eine etwas trockene Lektüre, aber der Vollständigkeit halber möchten wir die für das Sammeln von Wildpflanzen relevanten Passagen des Bundesnaturschutzgesetzes sowie eine Liste der besonders streng geschützten Pflanzen aufführen. Oft ist einem Sammler ja gar nicht bewusst, dass er mit dem Pflücken einer bestimmten Pflanze tatsächlich gegen ein Gesetz verstößt. Diese Gesetze dienen jedoch der Erhaltung unseres Artenreichtums und somit langfristig auch Ihnen.

Auszug aus dem Gesetz über Naturschutz und Landschaftspflege (Bundesnaturschutzgesetz BnatSchG), Stand: Dezember 2006

Abschnitt 5

Schutz und Pflege wild lebender Tier- und Pflanzenarten

§ 39 Aufgaben des Artenschutzes

(1) Die Vorschriften dieses Abschnitts dienen dem Schutz und der Pflege der wild lebenden Tier- und Pflanzenarten in ihrer natürlichen und historisch gewachsenen Vielfalt. Der Artenschutz umfasst:

1. den Schutz der Tiere und Pflanzen und ihrer Lebensgemeinschaften vor Beeinträchtigungen durch den Menschen,

2. den Schutz, die Pflege, die Entwicklung und die Wiederherstellung der Biotope wild lebender Tier- und Pflanzenarten sowie die Gewährleistung ihrer sonstigen Lebensbedingungen. […]

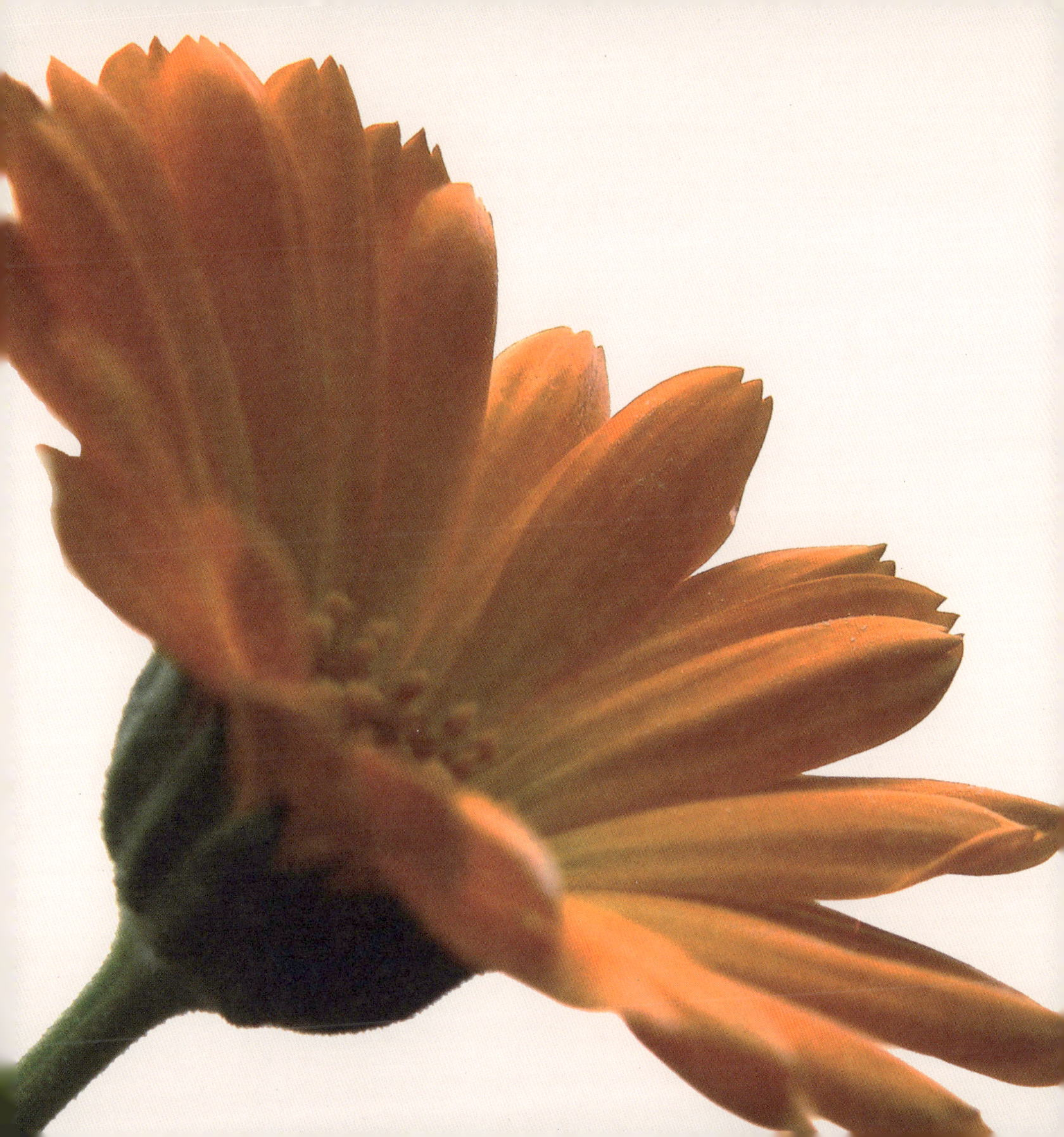

§ 41 Allgemeiner Schutz wild lebender Tiere und Pflanzen
(1) Die Länder erlassen Vorschriften über den Schutz der wild lebenden Tiere und Pflanzen. Dabei ist insbesondere zu regeln,

1. Tiere nicht mutwillig zu beunruhigen oder ohne vernünftigen Grund zu fangen, zu verletzen oder zu töten,

2. Pflanzen nicht ohne vernünftigen Grund von ihrem Standort zu entnehmen oder zu nutzen oder ihre Bestände niederzuschlagen oder auf sonstige Weise zu verwüsten,

3. Lebensstätten nicht ohne vernünftigen Grund zu beeinträchtigen oder zu zerstören, soweit sich aus § 42 Abs. 1 kein strengerer Schutz ergibt.

[…]

(3) Die Länder können weitere Vorschriften erlassen; sie können insbesondere die Voraussetzungen bestimmen, unter denen die Entnahme von Tieren oder Pflanzen wild lebender, nicht besonders geschützter Arten aus der Natur zulässig ist.

§ 42 Vorschriften für besonders geschützte und bestimmte andere Tier- und Pflanzenarten
(1) Es ist verboten,
4. Standorte wild lebender Pflanzen der streng geschützten Arten durch Aufsuchen, Fotografieren oder Filmen der Pflanzen oder ähnliche Handlungen zu beeinträchtigen oder zu zerstören.

(2) Es ist ferner verboten,
1. Tiere und Pflanzen der besonders geschützten Arten in Besitz oder Gewahrsam zu nehmen, in Besitz oder Gewahrsam zu haben oder zu be- oder verarbeiten (Besitzverbote),

2. Tiere und Pflanzen der besonders geschützten Arten im Sinne des § 10 Abs. 2 Nr. 10 Buchstabe b und c

a) zu verkaufen, zu kaufen, zum Verkauf oder Kauf anzubieten, zum Verkauf vorrätig zu halten oder zu befördern,

b) zu kommerziellen Zwecken zu erwerben, zur Schau zu stellen oder sonst zu verwenden (Vermarktungsverbote). Artikel 9 der Verordnung (EG) Nr. 338/97 bleibt unberührt.

(3) Die Besitz- und Vermarktungsverbote gelten auch für

1. Waren im Sinne des Anhangs der Richtlinie 83/129/EWG, die entgegen den Artikeln 1 und 3 dieser Richtlinie nach dem 30. September 1983 in die Gemeinschaft gelangt sind,

2. Tiere und Pflanzen, die durch Rechtsverordnung nach § 52 Abs. 4 bestimmt sind.

§ 43 Ausnahmen
(1) Von den Besitzverboten sind, soweit sich aus einer Rechtsverordnung nach § 52 Abs. 5 nichts anderes ergibt, ausgenommen

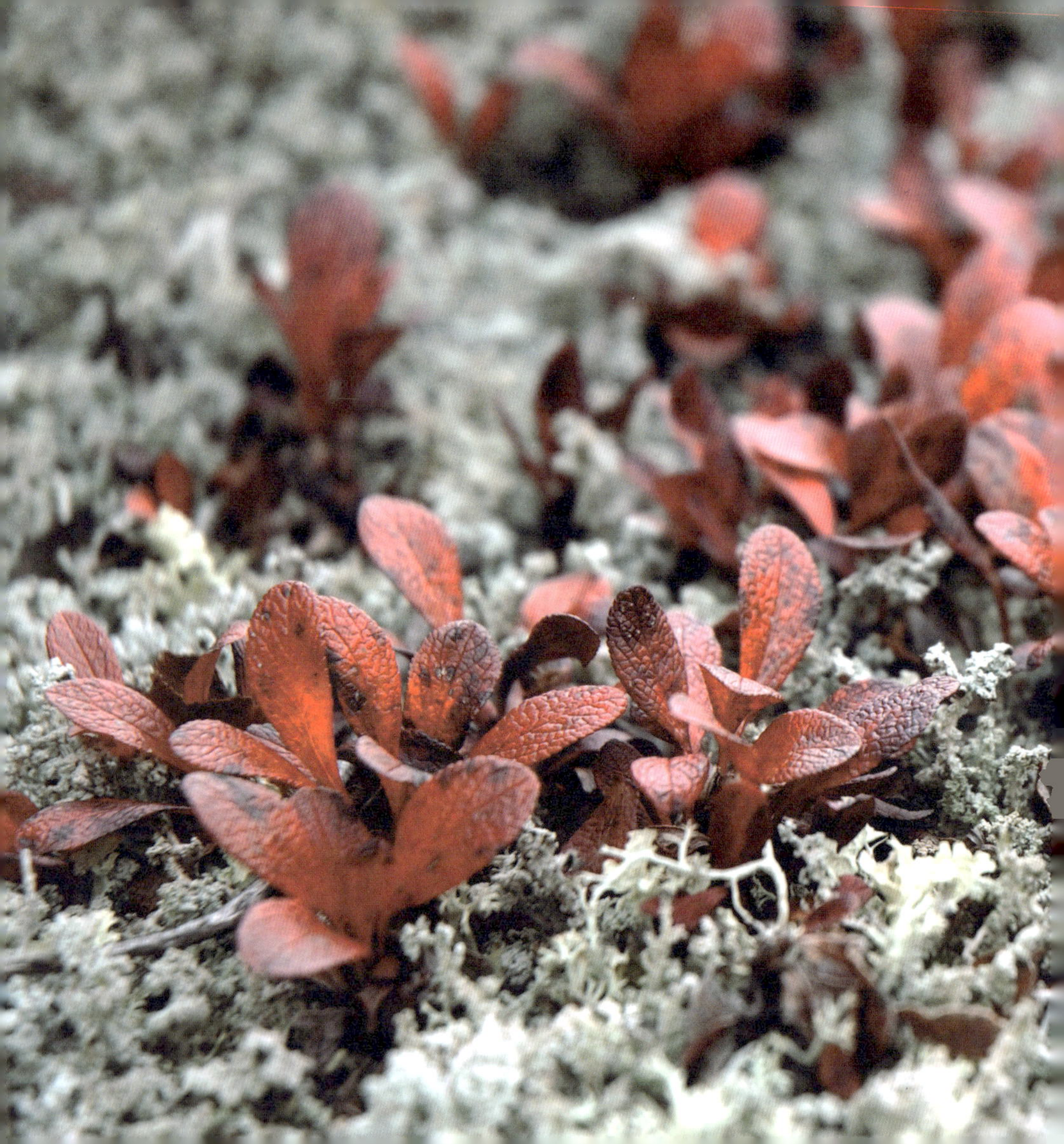

1. Tiere und Pflanzen der besonders geschützten Arten, die rechtmäßig

a) in der Gemeinschaft gezüchtet und nicht herrenlos geworden sind, durch künstliche Vermehrung gewonnen oder der Natur entnommen worden sind,

b) aus Drittländern in die Gemeinschaft gelangt sind,

2. Tiere und Pflanzen der in § 42 Abs. 3 Nr. 2 genannten Arten, die vor ihrer Aufnahme in eine Rechtsverordnung nach § 52 Abs. 4 rechtmäßig in der Gemeinschaft erworben worden sind. Satz 1 Nr. 1 Buchstabe b gilt nicht für Tiere und Pflanzen der Arten im Sinne des § 10 Abs. 2 Nr. 10 Buchstabe b, die nach dem 3. April 2002 ohne eine Ausnahmegenehmigung nach Absatz 8 Satz 2 oder eine Befreiung nach § 62 aus einem Drittland unmittelbar in das Inland gelangt sind. Abweichend von Satz 2 dürfen tote Vögel der in § 10 Abs. 2 Nr. 10 Buchstabe b Doppelbuchstabe bb genannten europäischen Vogelarten, soweit diese nach § 2 Abs. 1 des Bundesjagdgesetzes dem Jagdrecht unterliegen, zum persönlichen Gebrauch oder als Hausrat ohne eine Ausnahmegenehmigung oder Befreiung aus einem Drittland unmittelbar in das Inland verbracht werden.

(2) Soweit nach Absatz 1 Tiere und Pflanzen der besonders geschützten Arten keinen Besitzverboten unterliegen, sind sie auch von den Vermarktungsverboten ausgenommen. Dies gilt vorbehaltlich einer Rechtsverordnung nach § 52 Abs. 5 nicht für der Natur entnommene

Bild links: Die Bärentraube ist eine geschützte Art.

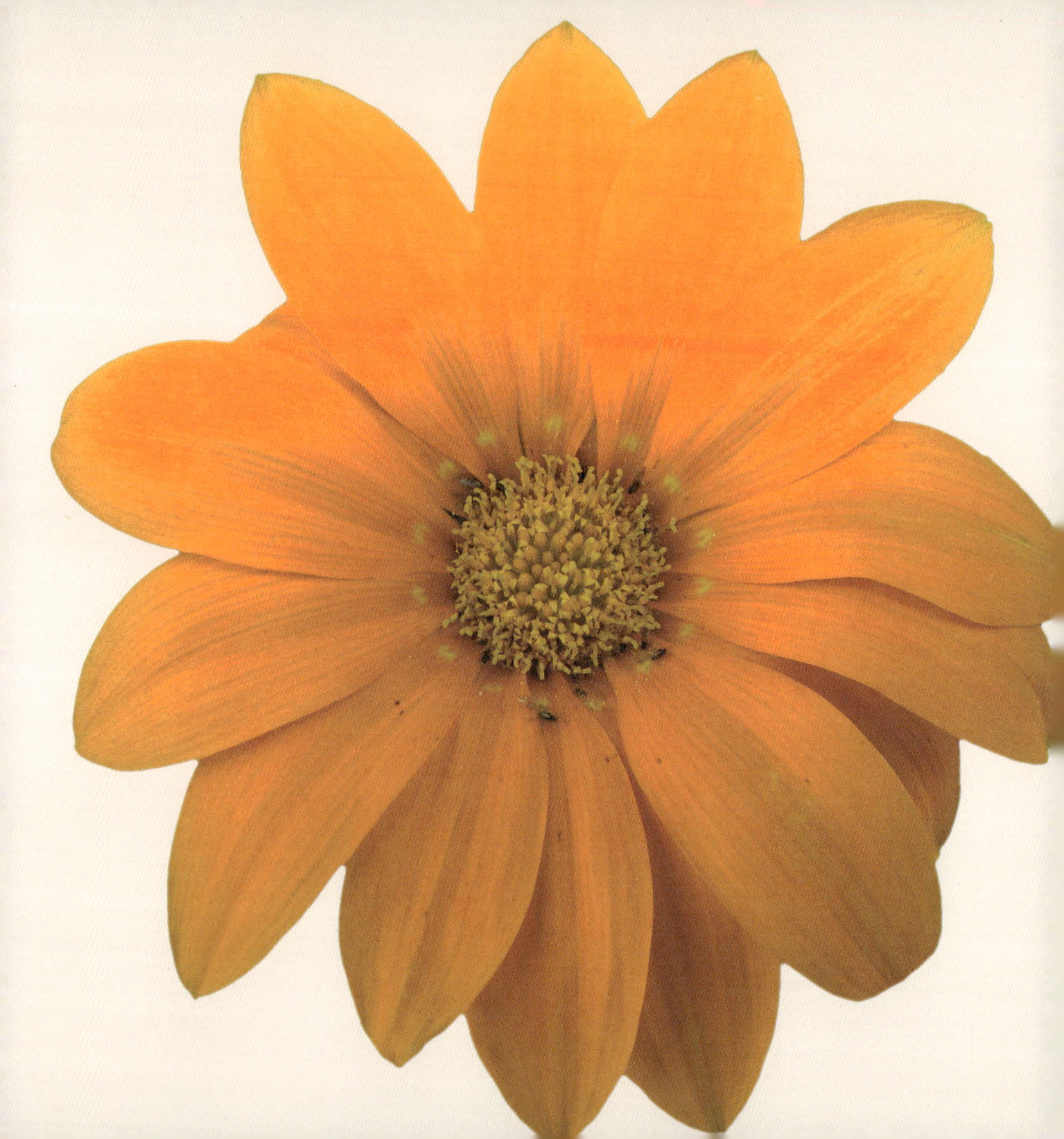

1. Tiere und Pflanzen der streng geschützten Arten, [...]

(3) Von den Vermarktungsverboten sind [...] ausgenommen

1. Tiere und Pflanzen der streng geschützten Arten, die vor ihrer Unterschutzstellung als vom Aussterben bedrohte oder streng geschützte Arten rechtmäßig erworben worden sind, [...]

3. Tiere und Pflanzen der den Richtlinien 92/43/EWG und 79/409/EWG unterliegenden Arten, die in einem Mitgliedstaat in Übereinstimmung mit den Richtlinien zu den in § 42 Abs. 2 Satz 1 Nr. 2 genannten Handlungen freigegeben worden sind. [...]

(5) Abweichend von den Besitz- und Vermarktungsverboten ist es vorbehaltlich jagd- und fischereirechtlicher Vorschriften zulässig, tot aufgefundene Tiere und Pflanzen der Natur zu entnehmen und an die von der nach Landesrecht zuständigen Behörde bestimmte Stelle abzugeben oder, soweit sie nicht zu den streng geschützten Arten gehören, für Zwecke der Forschung oder Lehre oder zur Präparation für diese Zwecke zu verwenden. [...]

(7) Die nach den §§ 44 und 45 Abs. 1 oder nach Landesrecht zuständigen Behörden können Ausnahmen von den Besitz- und Vermarktungsverboten zulassen, soweit dies für die Verwertung beschlagnahmter oder eingezogener Tiere und Pflanzen erforderlich ist und Rechtsakte der Europäischen Gemeinschaften nicht entgegenstehen.

Bild links: Ringelblumen dürfen Sie sammeln.

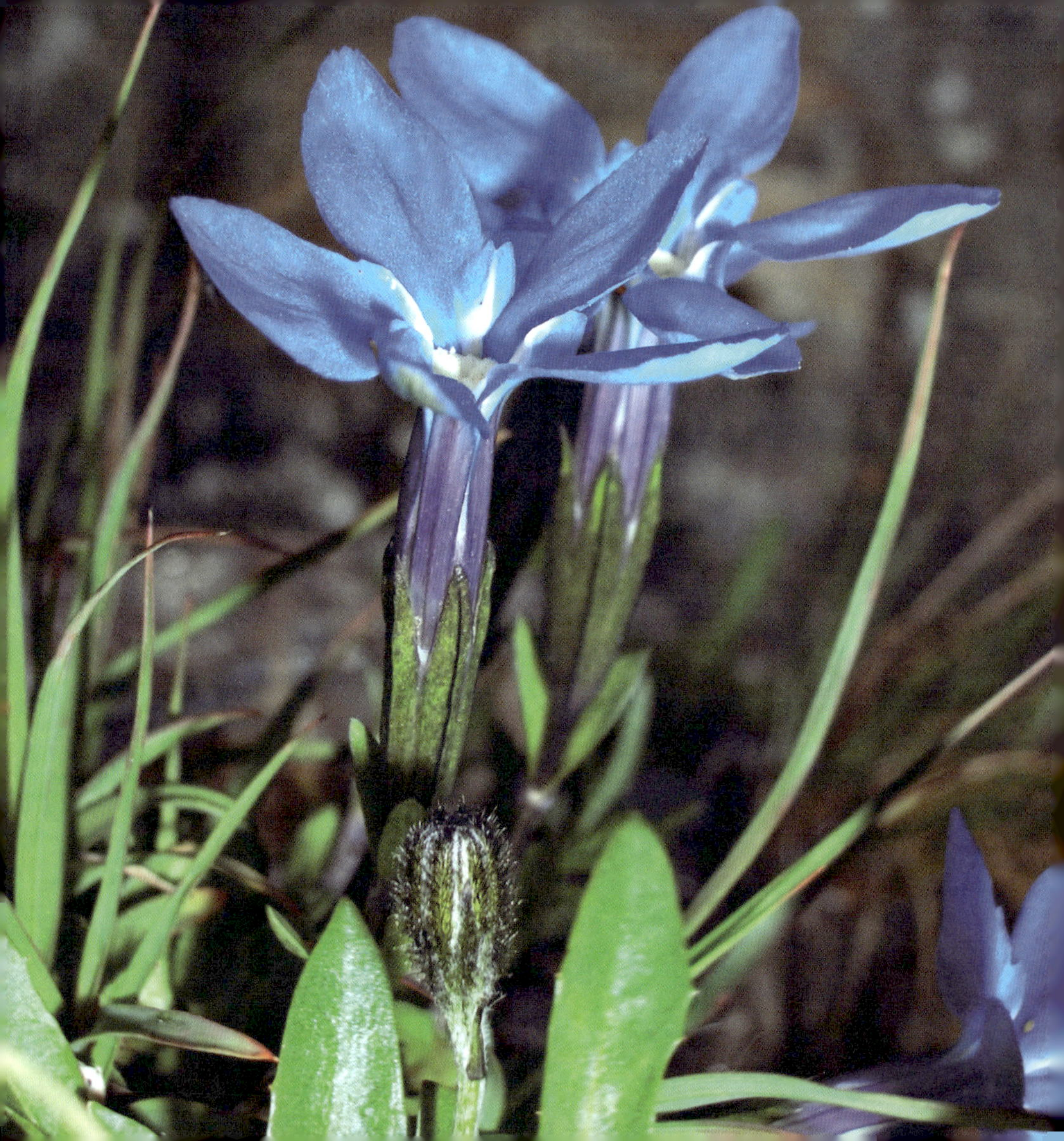

§ 44 Zuständigkeiten

(1) Vollzugsbehörden im Sinne des Artikels 13 Abs. 1 der Verordnung (EG) Nr. 338/97 und des Artikels IX des Washingtoner Artenschutzübereinkommens sind

1. das Bundesministerium für Umwelt, Naturschutz und Reaktorsicherheit für den Verkehr mit anderen Vertragsparteien und mit dem Sekretariat (Artikel IX Abs. 2 des Washingtoner Artenschutzübereinkommens), mit Ausnahme der in Nummer 2 Buchstabe a und c sowie Nummer 4 genannten Aufgaben, und die in Artikel 12 Abs. 1, 3 und 5, den Artikeln 13 und 15 Abs. 1 und 5 und Artikel 20 der Verordnung (EG) Nr. 338/97 genannten Aufgaben,

2. das Bundesamt für Naturschutz

a) für die Erteilung von Ein- und Ausfuhrgenehmigungen und Wiederausfuhrbescheinigungen im Sinne des Artikels 4 Abs. 1 und 2 und des Artikels 5 Abs. 1 und 4 der Verordnung (EG) Nr. 338/97 sowie von sonstigen Dokumenten im Sinne des Artikels IX Abs. 1 Buchstabe a des Washingtoner Artenschutzübereinkommens sowie für den Verkehr mit dem Sekretariat, der Kommission der Europäischen Gemeinschaften und mit Behörden anderer Vertragsstaaten und Nichtvertragsstaaten im Zusammenhang mit der Bearbeitung von Genehmigungsanträgen oder bei der Verfolgung von Ein- und Ausfuhrverstößen sowie für die in Artikel 15 Abs. 4 Buchstabe a und c genannten Aufgaben,

Bild links: Enzian ist eine geschützte Art.

b) für die Zulassung von Ausnahmen nach Artikel 8 Abs. 3 der Verordnung (EG) Nr. 338/97 im Falle der Einfuhr,

c) für die Anerkennung von Betrieben, in denen im Sinne des Artikels VII Abs. 4 des Washingtoner Artenschutzübereinkommens Exemplare für Handelszwecke gezüchtet oder künstlich vermehrt werden sowie für die Meldung des in Artikel 7 Abs. 1 Nr. 4 der Verordnung (EG) Nr. 338/97 genannten Registrierungsverfahrens gegenüber dem Sekretariat (Artikel IX Abs. 2 des Washingtoner Artenschutzübereinkommens),

3. die nach § 45 Abs. 3 bekannt gegebenen Zollstellen für die Kontrolle des grenzüberschreitenden Verkehrs mit Drittländern,

4. die Bundeszollverwaltung für den Informationsaustausch mit dem Sekretariat in Angelegenheiten der Bekämpfung der Artenschutzkriminalität,

5. die nach Landesrecht zuständigen Behörden für alle übrigen Aufgaben im Sinne der Verordnung (EG) Nr. 338/97.

(2) Wissenschaftliche Behörde im Sinne des Artikels 13 Abs. 2 der Verordnung (EG) Nr. 338/97 ist das Bundesamt für Naturschutz.

[…]

Liste der in Deutschland unter Naturschutz stehenden Heilpflanzen:

Akelei (Aquilegia vulgaris)
Alpenveilchen *(Cyclamen purpurescens)*
Arnika *(Arnica montana)*
Aronstab *(Arum maculatum)*
Bärentraube *(Arctostaphylos uva-ursi)*
Bärlapp *(Lycopodium clavatum und annotinum)*
Bilsenkraut *(Hyoscyamus niger)*
Bitterklee *(Menyanthes trifoliata)*
Diptam *(Dictamnus albus)*
Eberwurz *(Carlina acaulis)*
Eisenhut *(Aconitum napellus)*
Enzian *(Gentiana lutea)*
Fettkraut *(Pinguicula vulgaris)*
Fingerhut, Roter *(Digitalis purpurea)*
Fingerhut, Wolliger *(Digitalis lanata)*
Frühlings-Adonisröschen *(Adonis vernalis)*
Gottesgnadenkraut *(Gratiola officinalis)*
Hauswurz *(Sempervivum tectorum)*
Herzgespann *(Leonurus cardiaca)*
Isländisches Moos *(Cetraria islandica)*
Kalmus *(Acorus calamus)*
Katzenpfötchen *(Antennaria dioica)*
Knabenkraut *(Orchis morio)*
Kornblume *(Centaurea cyanus)*
Küchenschelle *(Pulsatilla vulgaris)*

Leberblümchen *(Hepatica nobilis)*
Lein *(Linum usitatissimum)*
Maiglöckchen *(Convallaria majalis)*
Rhododendron *(Rhododendron ferrugineum)*
Sadebaum *(Juniperus sabina)*
Sanddorn *(Hippophaea rhamnoides)*
Schlüsselblume *(Primula veris)*
Schmerwurz *(Tamus communis)*
Schwertlilie *(Iris pallida)*
Seidelbast *(Daphne mezereum)*
Silberdistel *(Carlina acaulis)*
Sonnentau *(Drosera rotundifolia)*
Sumpfporst *(Ledum palustre)*
Tausendgüldenkraut *(Centaurium erythraea)*
Wacholder *(Juniperus communis)*
Wintergrün *(Chimaphila umbellata)*.

Diese Liste bezieht sich nur auf Wildvorkommen dieser Pflanzen. Die meisten Arten werden auch gezüchtet und über den Kräuterhandel oder Apotheken vertrieben, sodass Sie nicht auf ihre Anwendung verzichten müssen. Sie dürfen sie aber nicht in freier Natur sammeln.

Bild rechts: Wild wachsende Schlüsselblumen dürfen Sie nicht pflücken!

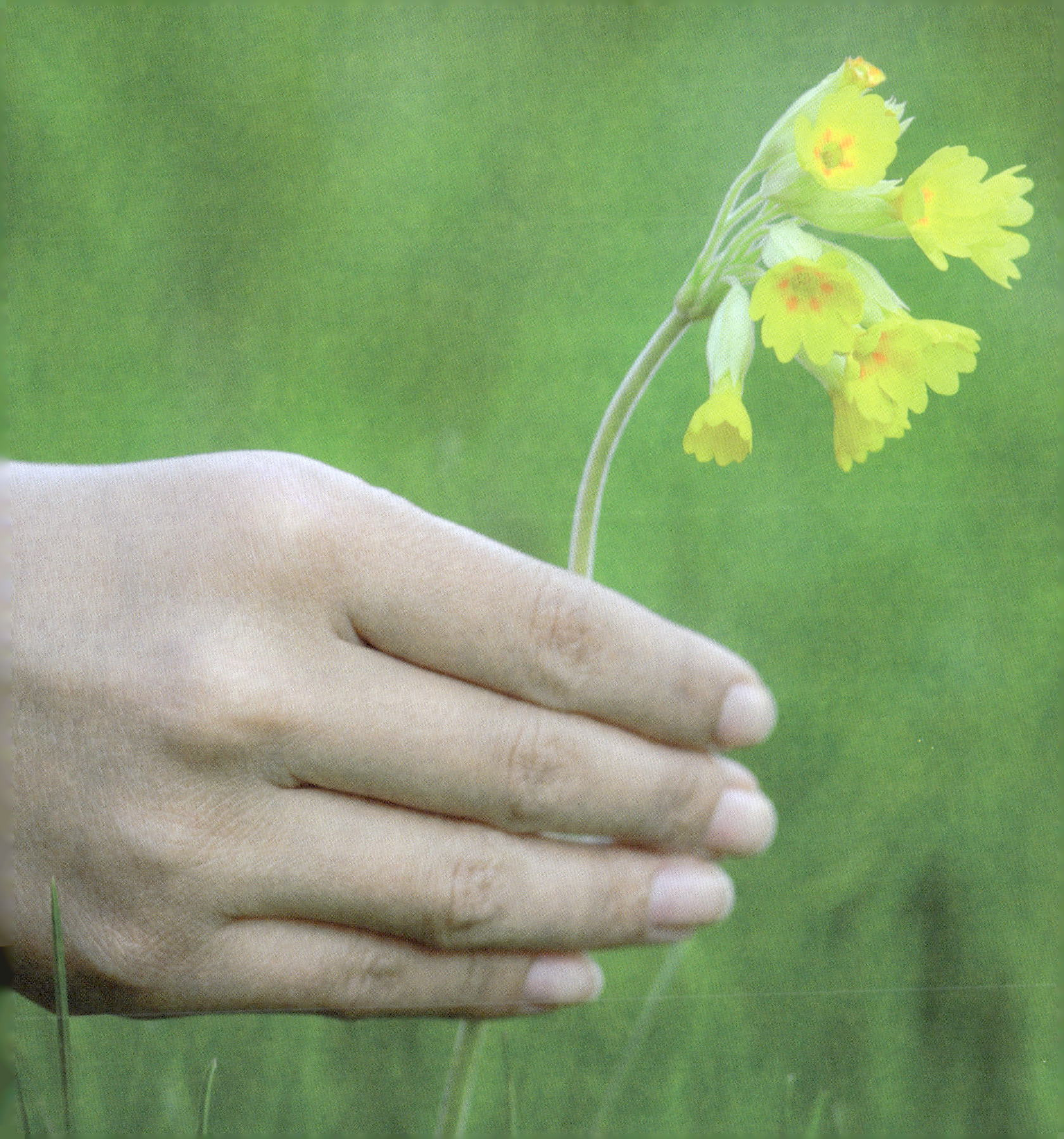

Glossar

Adstringieren

Der Begriff „adstringieren" stammt vom lateinischen *adstringere* = zusammenziehen ab. Medikamente, die Gewebe oder Schleimhäute zusammenziehen, werden in der Medizin als adstringierend bezeichnet.

Ausleitungsverfahren

Mit Ausleitungsverfahren sind Behandlungsmethoden der Alternativmedizin gemeint, die zur Entgiftung der Körpersäfte dienen sollen. Ausleitungsverfahren sind der Aderlass und das Schröpfen.

Bader

Der Bader ist ein Berufsstand aus dem Mittelalter. Bader machten die Arbeit der heutigen Friseure, führten gleichzeitig aber auch kleinere medizinische Behandlungen durch, z. B. zogen sie Zähne oder ließen Menschen zur Ader.

Benediktinerorden

Der Benediktinerorden ist ein kontemplativ ausgerichteter Orden der römisch-katholischen Kirche, der als Grundlage des westlichen Ordenswesens gilt. Gegründet wurde dieser Orden vom heiligen Benedikt von Nursia (ca. 480–547 n. Chr.).

Einsiedler

Der Einsiedler oder Eremit ist ein Mensch, der freiwillig ein völlig abgeschiedenes Leben in der Einsamkeit führt. In den meisten Fällen wird diese Entscheidung aus religiös oder spirituell motivierten Gründen getroffen.

Elemente

Bei den vier Elementen Erde, Feuer, Wasser und Luft handelt es sich um die Bausteine, aus denen alles im Universum, inklusive des Menschen, besteht. Die Elemente sind nicht mit den wissenschaftlich erklärbaren Elementen zu verwechseln, sondern stellen eher Energieformen dar.

Homöopathie

Die Homöopathie ist eine zunehmend beliebte alternative Heilmethode, in der versucht wird, getreu des von ihrem Begründer Samuel Hahnemann aufgestellten Grundsatzes „Ähnliches mit Ähnlichem zu heilen". Dabei werden überwiegend pflanzliche und mineralische Substanzen eingesetzt, die bei einem gesunden Menschen der zu behandelnden Krankheit ähnliche Symptome hervorrufen würden.

Humorallehre

Bei der Humorallehre oder Humoralpathologie handelt es sich um eine inzwischen widerlegte Lehre, die von den Hippokratikern als Krankheitskonzept entwickelt und von Galenus niedergeschrieben wurde.

Klause

Die Klause ist eine im Kloster gelegene oder an das Kloster angeschlossene Zelle, in die sich der Klausner bzw. die Klausnerin einschließen oder sogar einmauern ließ, um innerhalb der Gemeinschaft in völliger Abgeschiedenheit leben zu können.

Kulturpflanze

Kulturpflanzen sind Nutz- oder Zierpflanzen, die aus ursprünglich wild wachsenden Pflanzenarten gezüchtet wurden.

Mystiker

Ein Mystiker ist ein Mensch, der bereits im Diesseits danach strebt, die Vereinigung mit einer Gottheit bzw. die Erleuchtung zu erlangen. Die Mystik ist eine in den meisten Weltreligionen mögliche Haltung innerer spiritueller Erfahrung.

Phytotherapie

Die Phytotherapie oder Pflanzenheilkunde ist eine der ältesten medizinischen Behandlungsmethoden der Menschheit, die weltweit in allen Kulturen praktiziert wird. Dabei werden ausschließlich Pflanzen mit all ihren Bestandteilen zum Heilen verwendet.

Rhizom

Ein Rhizom oder Wurzelstock bezeichnet ein meist unterirdisch wachsendes Sprossachsensystem (kein Wurzelsystem), in dem Reservenährstoffe gespeichert werden und von dem aus die eigentlichen Wurzeln nach unten und die Triebe nach oben wachsen.

Synode

Als Synode (altgriechisch *synodos* = Zusammenkunft, gemeinsamer Weg) oder Konzil wird eine Versammlung in zumeist kirchlichen Angelegenheiten bezeichnet.

Temperament

Das Temperament bezeichnet die spezifische Verhaltensweise eines Lebewesens. Die klassische Einteilung in die vier Temperamente Choleriker, Sanguiniker, Melancholiker und Phlegmatiker geht zurück auf die hippokratische Humoralpathologie.

Tonikum

Ein Tonikum (griechisch *tonikos* = gespannt) ist ein medizinisches Stärkungsmittel. Tonika dienen weniger der Heilung als der Vorbeugung. Bekannte Tonika sind z. B. Ginseng oder Lebertran.

Vogt

Ein Vogt war ein hochherrschaftlicher, oft adliger Beamter im Mittelalter, der kirchliche Würdenträger oder Institutionen in weltlichen Angelegenheiten, z. B. bei Gerichtsverhandlungen, vertrat.

Register

A

Absud, siehe auch Abkochung 65, 71
Abszess 104, 151
Adel 18, 24, 27, 204
Aderlass 12, 195 f., 270
Akelei 74
Abkochung, siehe
auch Absud 64 f., 149 f.
Alant 75, 77, 134
Antike 37 f., 52, 78, 82, 226
Äpfel 205 f., 219, 229
Appetitlosigkeit 91, 114, 163
Arteriosklerose 155, 157
Arthritis 168
Asthma 132, 134
Atemwegserkrankungen 75, 132–138
Aufguss, für Schlafstörungen 168
Aufguss, siehe auch Kräutertee 64, 71, 155, 168
Augeninnendruck, erhöhter 139
Augenleiden 91, 138 ff.
Ausfluss 185
Ausleitungsverfahren 12, 270

B

Bad 64, 70 f., 131, 184, 194 f., 198
Badezusatz,
entzündungshemmender 189
Barbarossa, Friedrich 24
Bärwurz-Birnenhonig-Kur 162
Basilikum 56, 60, 77, 206
Bauchkrämpfe 185, 186
Bauern 202, 204 f., 215
Behandlungsmethoden 12, 14, 131, 151, 194–198, 270, 273
Beifuß 60, 78, 142, 198
Beifuß-Honig-Kompresse 142
Beinerkrankungen 140–143
Beingeschwüre, infizierte 140
Bermersheim, Hildebert von 18
Bermersheim, Mechthild von 18
Bertrammischpulver 146
Betonienwein 180
Bier 206, 208, 216
Bindehautentzündung 139

Bingen, Hildegard von 7, 10, 12, 14, 18, 27 f., 33 f., 38, 40 f., 49–52, 60, 64, 74, 126, 128, 131 f., 137 f., 140, 146, 150, 157,159, 162, 165, 168, 172, 178, 180, 189, 192, 194, 197, 201 f.,209, 211, 213, 215, 218, 226, 229 f., 232, 250 ff., 254
Birkenblättertee 186
Birnen 162, 205 f., 230, 234
Birnenkompott 234
Blasenentzündung 148, 186
Blut 34, 37, 38 ff., 42 f., 45 f., 48, 96 f., 107, 123, 128, 162, 174, 176, 178, 180, 194 f.
Bluthochdruck 155, 197
Blutwurz 79
Brennen 194, 197
Brennnessel 61, 80, 142, 222, 228 f., 246
Brennnesselsaft-
Hanf-Kompresse 142
Brennnesselsuppe 228
Bronchitis, 116, 121, 132, 134
Brot 83, 90, 126, 202, 207, 211f., 215, 218 f., 221
Brotsuppe mit Kräutern 219
Brustschmerzen 102, 136

C

Causae et Curae 10, 26, 34, 176 f.
Choleriker/in 40 f., 45, 173, 274

D

Datteln 230
Depressionen 38, 166
Deutschland 14, 83 f., 92, 97,105, 202, 216, 222, 229, 267
Dill 60, 82, 174, 206, 225
Dinkel 10, 83, 132, 155, 158, 166 f., 185, 193, 202, 211 f., 215 f., 218 f., 221, 225, 228, 243, 246 f.
Dinkelfasten 211
Dinkel-Reduktionskur 211 f.
Disibod 18
Disibodenberg,
Kloster 18 f., 22f.,252 f.
Dost 84, 149 f.
Durchfall 79, 83, 163 f., 213

E

Eberwurz 136, 267
Eberwurz-Zimt-
Bertram-Pulver 136
Edelkastanie 86, 222
Eibingen 24, 26, 252 f.
Eibisch 87, 149
Einleitungstage 212
Einschlaftee 192
Eisenkraut 88, 146, 151, 171
Eisenkrautkompresse 151
Ekzeme 78, 151
Elemente 34 f., 37, 45, 51, 172, 271
Elixier aus der
Krausen Minze 170
Ente 204 f., 239
Enzian 92, 265, 267
Enzian, Gelber 92
Erde (Element) 34 f., 37, 45, 51, 172, 271
Erkältung 70, 96, 132, 159, 232
Erkältungskopfschmerzen 159
Ernährung 10, 51, 64, 143, 146,
149, 154, 160, 162, 166, 201–247
Eugen III., Papst 23
Europa 75, 78 f., 83, 86, 92, 94, 96, 104 f., 109, 111–114, 116 ff., 120, 123, 215 f., 223, 226, 229
Extrakt, siehe
auch Tinktur 64, 68, 71, 189

F

Fasten 12, 206, 208, 210–213, 235
Fenchel 90 f., 132, 137, 158, 160, 163, 165 f., 177, 192, 205, 212, 223, 226, 228
Fenchelmischpulver 165
Fenchelsalat 226
Feuer (Element) 34 f., 27, 51, 271
Fisch 82, 93 f., 123, 132, 205 f., 208, 211 f., 235 f.
Fleisch 78, 94, 123, 132, 204 ff., 208, 211 f., 222, 238 f., 241–244
Folienforellen 236
Frauenheilkunde 172–193
Frauenklause 18, 23
Frühlingsapfelbaumkur 140

G

Galgant 91, 143, 157, 162, 164 ff., 219, 236, 238, 243 f., 246
Galgantmus 157
Galle, gelbe 37, 40
Galle, schwarze 37 f., 40, 43, 48, 143
Gallenkolik 91, 143 f.
Gallenleiden 143–146
Gallensteine, kleine 123, 143 f.
Gans 205, 239
Gastritis 101, 107, 164
Gebärmutterentzündungen 191
Gebet 12, 21
Gelbsucht 143 f.
Gemüse 90, 94, 107, 117, 132, 166, 204 ff., 208, 211, 221–229
Genitalbereich, Entzündungen im 187
Genussgifte 132, 211, 213
Gerste 148 f., 202, 215 f.
Gerstenwasser 148
Geschlechtsreife 172
Getreide 83, 137, 204, 208, 212, 215–219, 222
Gewürze 78, 84, 91, 93 f., 98, 107 f., 113, 120, 123, 205 f., 219, 225, 228, 234, 243 f.
Gewürzessig 174
Gewürzpflanzen 73, 82, 93, 98, 108, 120, 123
Gicht 38, 80, 82, 86, 97, 108 f., 113, 117 f., 146, 198, 226
Gott 7, 14, 18 f., 22 f., 26 ff., 30 f., 35, 43, 50, 126, 128, 177, 210
Gregor IX., Papst 26
Griechen 84, 104
Grünkern 218
Grünkraft 30

H

Habermus 219
Hafer 166, 202, 215 f.
Hagebutten 230
Hainbuchensprossensuppe 193
Harnwegserkrankungen 148 f.
Hautausschlag 80, 104, 109, 153
Hauterkrankungen 150–154
Heckerosenelixier 134

Heidelbeer-Kräuter-Wein 181
Heilfasten 210 f., 213
Heilkräuter 7, 56, 58, 61–64
Heilpflanzen 14, 59, 61 f., 64, 70–123, 189, 202, 267
Heinrich, Erzbischof von Mainz 24
Heiserkeit 136
Hertzka, Dr. Gottfried 10, 250
Herz-Kreislauf-
Erkrankungen 126, 154–159,235
Herzsaft (Fencheltrank) 158
Herzschmerzen 91, 157
Herzschwäche 91, 157
Heuschnupfen 137
Hildegard-Fasten 211 ff.
Hildegard-Heilkunde, siehe auch
Hildegard-Medizin 7, 125–198, 211, 216, 250
Hildegard-Medizin, siehe auch
Hildegard-Heilkunde 10, 12, 14 f., 63, 72, 83, 151, 164
Hippokrates 40
Hirschzungenelixier 185, 191
Hirse 202, 215 f.
Hitzewallungen 184
Hochmittelalter 27
Homöopathie 80, 107, 272
Honig 65, 86, 90 f., 134, 137, 140, 142, 146–149, 157 f., 162 ff., 181, 183, 185, 205, 219
Huhn 205, 239
Humorallehre, siehe auch
Humoralpathologie 40, 272
Humoralpathologie, siehe auch
Humoralllehre 272, 274

I

Importware 230
Industrienationen 209
Ingwer 91, 93, 143, 146, 206, 213
Ingwermischpulver 143
Inhalation 64, 70 f.
Ischiasschmerzen 169

J

Johanniskraut 187 f.
Johanniskrauttee 187

K

Kaltauszug 64 f., 67, 70 f.
Kamillensalbe 191

Kamillensuppe 178
Kerbel 60, 94, 170, 221, 246
Kinder 18, 40, 42, 46, 74, 167, 176, 187, 195, 223
Kirschen 205 f., 232
Knoblauch 96 f., 146, 223, 228, 236, 243 f.
Königskerzentrank 137
Kopfschmerzen 87, 93, 113, 116, 121, 159–162
Kopfschmerzen, durch Ernährungsfehler 160
Kopfschmerzen, nach einem Unfall 160
Körpersäfte 34, 37 f., 40, 51, 270
Kräuterabkochung, bei Prostataleiden 150
Kräuterabkochung, zum Steinauflösen 149
Kräuteraufguss, bei Bluthochdruck 155
Kräutertee, siehe auch Aufguss 64 f., 68, 71, 131, 212
Kreislaufschwäche 157
Kreuzkümmel 98
Krieg, Dreißigjähriger 24, 253
Kulturpflanzen 73, 77, 83, 94, 96, 101, 106, 109, 273

L

Lamm im Kräutermantel 243
Lärchensalbe 151
Lattichmischpulver 158
Lavendel 61, 100, 187
Lein 101
Liber Divinorum Operum 21, 26, 172, 250
Liber Vitae Meritorum 26, 52
Liebstöckel 60, 102, 181
Liebstöckel-Dotter-Suppe 181
Lilie 61, 104, 268
Lorbeeröl 169
Lorbeerwein 165
Luft (Element) 35, 46, 51, 271

M

Magen-Darm-Erkrankungen 83, 162–165, 223
Magenschmerzen 86, 111, 113, 165

Makrokosmos 30, 51
Malven-Salbei-Olivenöl 159
Mariendistel 105
Maß halten 173, 209
Maulbeerblätterkompresse 153
Meerrettich 225
Melancholie 116, 121, 166
Melancholiker/in 40 f., 43, 48, 173
Melisse 60 f., 106, 138, 187
Menopause 183
Menstruation, ausbleibende 181
Menstruation, übermäßige 178
Menstruationsstörungen 178–183
Migräne 75, 116, 159, 162, 197
Mikrokosmos 30
Mineralien 10, 109, 215, 222 f., 225, 229, 232, 241
Minze, Krause 97, 169 f.
Mispeln 232
Mittelalter 7, 14, 27 f., 74, 84, 94, 117, 123, 128, 173, 176 f., 194 f., 202, 204 ff., 208, 216, 218, 222 f., 225 f., 230,, 235, 241 f., 270, 275
Moxa-Therapie, siehe auch Moxibustion 197 f.
Moxibustion, siehe auch Moxa-Therapie 198
Musik 12, 21, 251
Muskatellersalbei-Elixier 163
Muskatnuss 107, 167, 219, 221
Muskat-Zimt-Kekse 166 f.
Mutterkrautsalbe 183
Mutterkrautsuppe 185
Mystiker 7, 28, 30, 273

N

Narbenbehandlung 153
Naturmedizin 63, 72, 109
Naturschutz 59, 74, 92, 101, 104, 116, 256, 265, 267
Nervenleiden 165 ff.
Nervosität 74, 109, 191
Neuralgien 167
Nierengrieß 102, 149
Nierensteine 108, 149
Nursia, Benedikt von 209 f., 271

O

Obst 132, 166, 205 f., 211 f., 221, 229–234

Ofenquitten 234
Öle, ätherische 62, 77 f., 97, 102, 120, 132, 223

P

Petersilie 56, 60, 108, 146 f., 157, 206, 221, 226, 228, 236, 243
Petersilien-Honig-Wein 146 f., 157
Petersilien-Weinraute-Olivenöl-Packung 147
Pfennigkrautmischung 144, 146
Pfingstrosenelixier 164
Phlegma, siehe auch Schleim 37 f., 40
Phlegmatiker/in 40 ff., 46, 174, 274
Physica 10, 26, 238
Phytotherapie 91, 273
PMS, siehe auch Prämenstruelles Syndrom 183
Prämenstruelles Syndrom, siehe auch PMS 183
Presssaft 64, 67, 71
Prostatabeschwerden 150
Pulver 64, 67, 71

Q

Quitte 109, 232, 234

R

Rautentee 184
Rebtropfen 139 f.
Regula Benedicti 210
Reh/Hirsch 204, 241 ff.
Rehschnitzel 242 f.
Reizblase 186
Reizhusten 137
Reizhustentee 138
Rettich 110, 205
Rheuma 38, 51, 80, 121, 197, 238
Rheumaschmerzen, ganz allgemein 169
Erkrankungen, Rheumatische 93, 168 ff.
Rind 205, 238, 241
Ringelblume 111, 189, 191, 263
Ringelblumenblütensitzbad 189
Ringelblumenblütenumschlag 191
Roggen 202, 215 f., 218
Rohkost 213, 221
Römer 229 f.

Rose 61, 79, 109, 112, 153, 158, 230
Rupertsberg, Kloster 18, 24, 26, 253

S

Salat 80, 90, 102, 116 f., 121, 170, 212, 222, 225 f.
Salat-Kerbel-Wein 170
Salbei 60 f., 113, 159 f., 184, 189
Salbeibad 184
Salbeibutter 160
Sanguiniker/in 40 f., 45, 174, 274
Sanikelelixier 163
Saphirbehandlung 139
Schaf/Lamm 204 f., 242
Schafgarbe 114, 154 f., 181, 186, 189, 192
Schafgarbekompressen 154
Schafgarbetee 154, 186
Schlafstörungen 100, 106, 116, 168, 184, 191 f.
Schleim, siehe auch Phlegma 37 f., 40, 42, 74, 110, 113, 128, 194, 239, 241
Schlüsselblume 61, 116, 268
Schmerzen,
in der weiblichen Brust 192 f.
Schröpfen 12, 194 f., 197, 270
Schulmedizin 72, 96, 197
Schwangerschaft, schwierige 193
Schwein 204 f., 238, 241
Schweißausbrüche 184, 213
Schwitzbäder 198
Scivias 22, 26, 128, 252 f.
Sellerie 117, 178, 180, 226
Selleriekompresse 180
Sexualität 172 f.
Sitzbad 189
Spitzwegerich 118
Sponheim, Jutta von 18 f., 21 f.
Stabwurzsalbe 147
Stade, Richardis von 24
Steinbrechsamen 144, 146

Bild rechts: Die heilende Kraft der Petersilie war für Hildegard unverzichtbar.

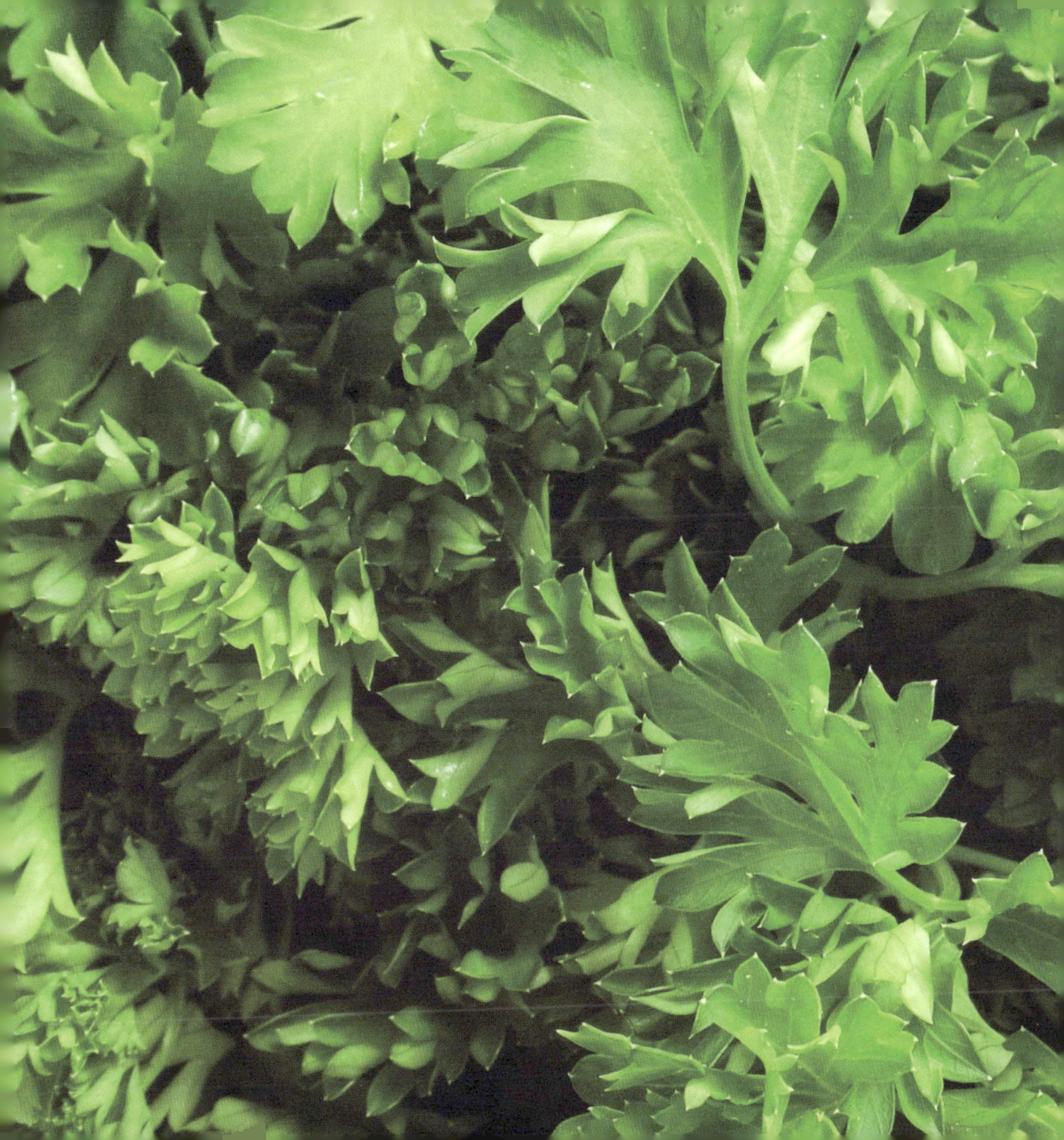

Steinbrechsamenwein 144
Strehlow, Dr. Wighard 10, 250 f., 254
Stress 52, 143, 154, 159, 162, 166, 187

T

Tausendgüldenkraut 155, 157, 268
Tausendgüldenkrautkekse 155
Temperamente 40–49, 274
Thymian 60, 120, 206
Tinktur, siehe auch Extrakt 64, 68, 71, 74, 111 f., 158, 164, 170, 181, 183, 192 f.
Tonikum 92, 275
Trierer Synode 23

U

Umschlag 64, 68, 70 f., 189, 191

V

Veilchen 121, 123, 138 f., 153, 166 f., 192
Veilchenelixier 166
Veilchenöl 139
Veilchen-Oliven-Rosenöl-Creme 153
Veilchensalbe 167, 192
Venenentzündungen 105, 142
Verband 71, 84, 154
Verdauungsbeschwerden 78, 91, 98,
Verstimmungen, depressive 187 f.
Visionen 18, 21–24, 26, 28, 30, 172
Volksmedizin 14,117,226
Volmar, Mönch 21 f.

W

Wacholderbeerelixier 134
Wasser (Element) 34 f., 37 f., 51, 271
Wein 65, 67, 75, 91, 134, 137, 143 f., 146 f., 157, 160, 163, 165 f., 170 f., 180 f., 183, 185, 206, 208, 219, 221, 223, 226, 228, 234, 242 f.
Weißkohlauflage 193
Weizen 83, 202, 215 f., 218
Weltanschauung 27–31
Wermut 78, 136 f., 160, 169, 171

Wermut-Eisenkraut-Wein 171
Wermutöl 136
Wermutsaft-Einreibung 160
Wermutsalbe 168 f.
Wermutwein 137
Wild 204, 241
Wildkräuteromelette 246
Wildschwein 204, 242
Wunden 88, 104, 109, 111 f., 114, 153 f., 197

Y

Ysop 123, 236, 243

Z

Zahnfleisch 79, 88, 120, 170
Zahnschmerzen 88, 171
Zander in Sesam-Mohnkruste 236
Ziege 204 f., 241 f.
Zitrusfrüchte 232
Zivilisationskrankheiten 126, 238

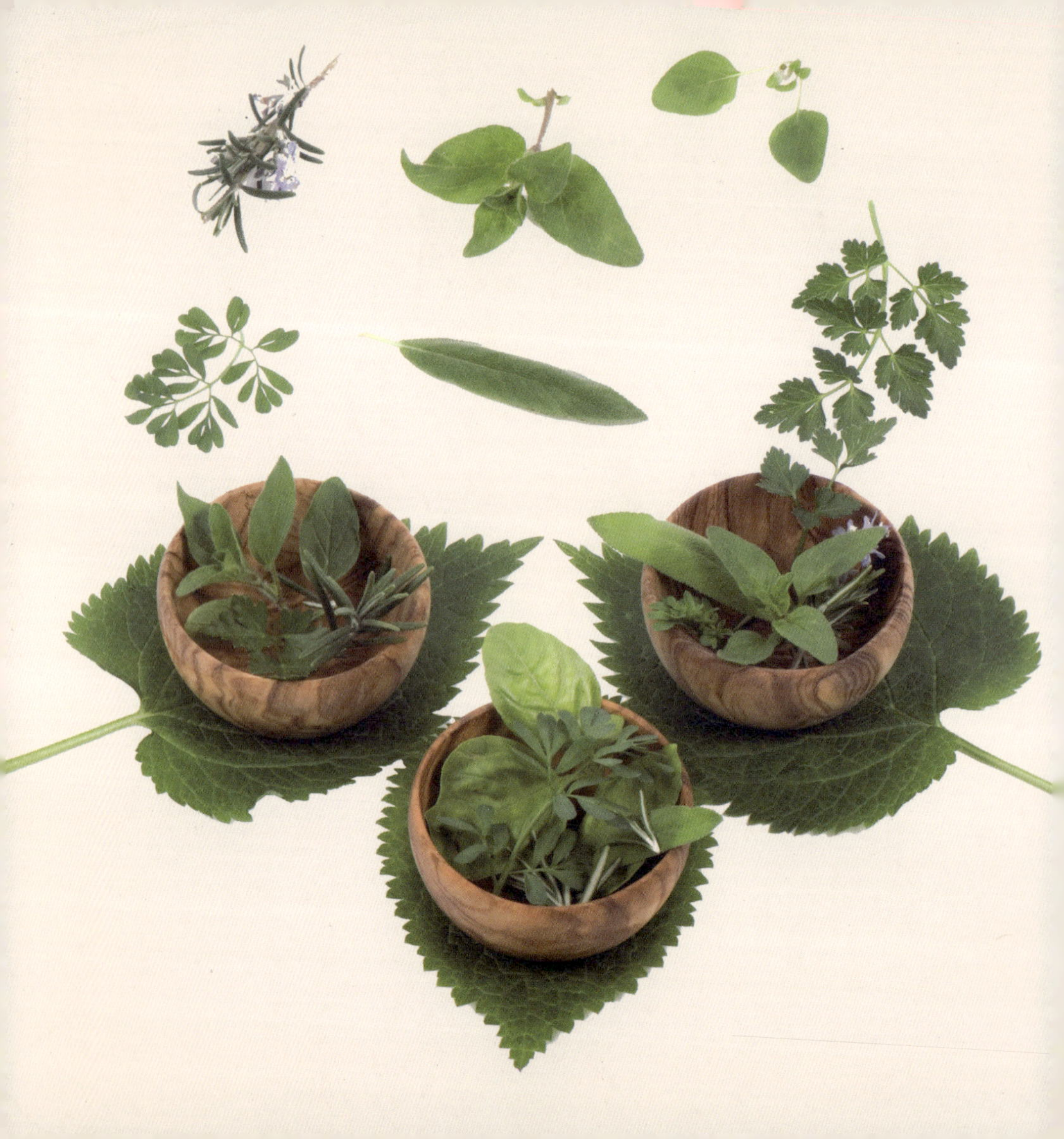